拂去中医的尘埃

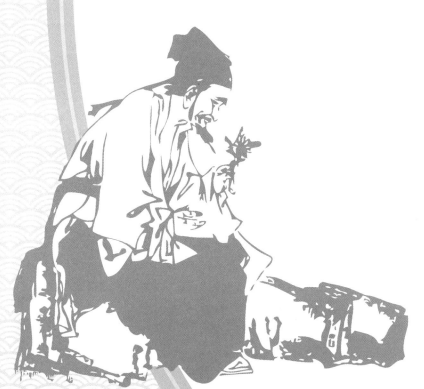

◇

主编　孟毅

郑州大学出版社

图书在版编目(CIP)数据

拂去中医的尘埃 / 孟毅主编. -- 郑州 : 郑州大学
出版社, 2024. 10. -- ISBN 978-7-5773-0532-5

Ⅰ. R2-49

中国国家版本馆 CIP 数据核字第 2024E9L087 号

拂去中医的尘埃
FUQU ZHONGYI DE CHEN'AI

策划编辑	张 霞	封面设计	王 微
责任编辑	吕笑娟	版式设计	苏永生
责任校对	刘 莉	责任监制	李瑞卿

出版发行	郑州大学出版社	地　　址	郑州市大学路 40 号(450052)
出版人	卢纪富	网　　址	http://www.zzup.cn
经　销	全国新华书店	发行电话	0371-66966070
印　刷	河南龙华印务有限公司		
开　本	787 mm×1 092 mm　1 / 16		
印　张	12	字　　数	248 千字
版　次	2024 年 10 月第 1 版	印　　次	2024 年 10 月第 1 次印刷
书　号	ISBN 978-7-5773-0532-5	定　　价	59.00 元

作者名单

主　编　孟　毅

副主编　李　莉　王　森

编　委　（按姓氏拼音排序）

关佳怡　李　冰　李聪伟　王弘玮

魏子龙　尹芳蕊　朱　沛

前　言

　　承岐黄薪火,扬中医文化。中医作为中国传统医学的重要组成部分,源远流长,经历了数千年的发展和演变。其独特的理论体系、丰富的治疗经验与中华文化紧密相连,使得中医在中国乃至世界范围内都有着广泛的影响。中医的起源可以追溯到古代的黄帝时期,该时期是中医理论和实践的重要奠基阶段。中医的哲学依据主要基于阴阳五行理论和气血津液的观念。阴阳五行理论是中医理论的核心之一。阴阳是描述事物相对性的概念,它们相互依存、相互转化,构成了宇宙万物的基本要素;五行包括木、火、土、金、水,代表了宇宙中各种物质和现象的发展和变化规律。中医通过阴阳五行理论来解释人体的生理、病理变化,以及疾病的发生和演变。气血津液同样是中医理论中重要的组成部分。气是人体的基本能量,血是滋养和营养身体的物质,津液是保持体内液体平衡和滋润组织的重要物质。中医强调气血津液的平衡和流动,认为疾病的发生是由气血津液的不平衡或阻滞造成的。

　　中医强调以人为本,注重整体观察与个体化的治疗。它与西方医学中的病因学、病理生理学等观点有显著区别。当下,中医面临着一系列的挑战,其中之一是传统医学与现代医学之间的融合。现代科学技术发展迅速,为人们带来了更多先进的医疗技术和药物。因此,有些人对中医产生了质疑,他们认为中医缺乏科学证据支持,只是一种安慰剂效应。然而,我坚信中医有其独特的价值,它不仅仅是一套治疗方法,更是关于人体和自然之间相互关系的哲学体系。事实上,中医的某些方面已经得到了现代科学的认可和验证。例如,针灸疗法在缓解疼痛、促进血液循环和平衡身体能量方面发挥着积极作用。此外,一些中草药的药理学特性已被研究证实,成为许多现代新药物的来源。且中医更注重人与自然的和谐,通过调整膳食、作息、情绪等方面的因素,维持人体内部的阴阳平衡,增强机体的抵抗力,预防疾病的发生。这种观点在现代生活中具有重要的意义,尤其在预防慢性病和提高整体健康水平方面更突出。在如今人口逐渐步入老龄化的阶段,中医在慢性病管理与预防方面具备独特的优势,患者可以根据自身的特点和需求,获得更加个性化的治疗方案。在危急重症的治疗方面,中医也并非"慢郎中",古代早有温病学说治疗瘟疫等急性传染病,并且中医在新型冠状病毒感染辨证施治和整体调节方面也做出了突出的贡献。针对流行传染病,中医具有治疗个体化、整体观念、治疗手段多样、调节免疫系统和强调预防等多种优势,且对其后遗症期更有显著疗效。

作为一名中医从业者,学习中医,运用中医,深知中医在养生保健、治病救人中举足轻重,是救命的法宝,也了解中医面临来自不同地域和不同观点的质疑或指责。中医甚至被一些人恶意贴上不科学甚至迷信的标签,更有一些人打着中医的旗号招摇撞骗,这无疑加深了大众对于中医的一些误解。然而,我坚信,中医作为中国传统医学的瑰宝,蕴含着丰富的智慧和独特的价值。因此,我们更应当透过现象看本质,客观地理解和评估中医。希望通过科普,讲清中医的优点与不足,认识中医,消除对中医的误解,拂去瑰宝上面的"尘埃",为读者提供一个客观的视角,以自主地思考和评估中医的价值和应用。

大道行思,取则行远。为推动中医的发展和进步,我们不仅需要深入科学研究中医,更需要加强中医的科普推广,于是萌发了写《拂去中医的尘埃》这本书的想法。这本书主要阐述几个方面的内容:①真假中医的识别。②阐述深奥晦涩的中医基本理论和核心思想。③解释中医思维,并举例说明其在临床应用中的价值。④提供科学的实证研究和实践案例,以展示中医疗法在临床慢性病中的应用和效果。⑤探讨中医与西医学的互补性和相互影响,以期寻找中医与西医学的融合点。希望这本书能够成为您养生保健的良师益友。

云程发轫,万里可期。中医是一门博大精深的学问,它承载着丰富的历史和文化。我们不应轻视中医的价值,也不应忽视其发展中的问题和挑战。我相信,通过科学的研究和不断的探索，中医一定会在现代医学体系中发挥更大的作用。

再次感谢您选择阅读《拂去中医的尘埃》。中医是一个值得我们深入探索和思考的领域，希望这本书能够满足您对中医科普的需求，同时也期待在这个旅程中与您共同成长、共同探索。疏漏错讹之处，敬请广大读者斧正。

最后，特别感谢河南省卫生健康委员会对此书出版的资助【JCMCB 2024018】，同时感谢所有参与本书创作的编辑、校对和出版工作的同仁们。祝愿大家工作顺利、万事如意！

孟毅于河南郑州

甲辰年八月初八

目 录

1

第一章

中医之困

中医,顾名思义是中国的传统医学,是中华民族的文化瑰宝,是千百年人民智慧的结晶,它承载着中国古代人民同疾病斗争的经验和理论知识。但是随着时间的推移、时代的发展,人们对中医的误解仿佛越来越多,中医被蒙上的尘埃也越来越厚。

许多人对中医都会存在一些刻板印象。所谓刻板印象,是指人们头脑中存在的关于某人或某一群体的固定印象,也就相当于给这些人或物贴上了某一标签。现在一提到中医,大部分人脑海中联想最多的便会是:祖传秘方、八卦图、把脉、中医治慢病等。为了搞清楚人们对于中医的刻板印象,某中医药大学对学校内的中医专业学生和非中医专业学生进行调查,结果显示,不同专业的学生对中医的印象存在显著的差异,比如非中医专业的学生认为中医是玄虚复杂或者说是伪科学的,而中医专业的学生则不这样认为。产生这一差异的原因归根到底是人们对中医的了解不够全面,这便是对中医的一种认知偏差。

社会上也有许多因为不够全面了解中医而出现的奇怪现象。很多人去看中医都是缄口不言,尤其是老年人,不主动向医生诉说病痛,直接将手搭在脉枕上便让医生诊察病情,想借此考验医生切脉的准确度,看脉象是否与疾病相对应,给医生来个当场"考试",根据医生回答的准确性,再决定会不会对医生说出目前的症状。而这些患者都认为自己不说话,一把脉就知道所患疾病的中医才是技术高超,断不准病就是功夫不到家。殊不知,把脉只是中医望闻问切诊疗方式中的一种,并非人们想象的中医高手仅凭脉诊就能诊断病情。

一般情况下,大家只有在治疗慢性病或者调理身体时才选用中药,这是因为人们普遍认为中医的治病见效慢,认为中医只是"慢郎中"。因其治起病来疗效慢而不屑一顾,甚至有些人因为找了所谓"中医"看病一两次疗效不佳,便彻底否定中医的疗效,从此不愿再找中医看病。其实西医更多是所见即所得,中医则是祛邪固本养生。另外,中医在治疗一些急症方面很有奇效,例如针刺治疗急性疼痛往往一针见效,甚至对于急病的抢救方面,中医也有独到之效,如从古代的华佗针刺麻醉,到现今的参附汤药抢救心力衰竭患者等。所以中药也可有速效。

也有的人只说一个症状如咳嗽、发热等,就想要医生给出相应方和药。中医和西医在治疗方法上具有差异,中医更加重视整体化,通过调节整体来改善局部,并非"头痛医头,脚痛医脚"。最典型的例子就是中医治疗咳嗽。《黄帝内经》云"五脏六腑皆令人咳,非独肺也",咳嗽病因繁多,涉及面广,病位离不开肺,但也不止于肺,凡是其他脏腑功能失调而影响肺的宣发肃降,皆能引起咳嗽,所以中医治疗咳嗽并非"见咳止咳"。此外,很多患者根据自己临床检查的指标,就要求医生开出相应的中药,这个就是西医化思维,中医往往是去分析指标异常背后的中医病机,指标只是外在的表现,而病机才是内在的核心本质。

当然,这些人们对中医的误解也与如今信息技术飞速发展,互联网越来越先进,使大众接触到的信息量大,且信息的内容鱼龙混杂有关。比如媒体为了节目效果夸大对中医的宣传,甚至是个别商贩为了自己的利益而打着中医的幌子进行欺骗活动,更有江湖游医之流打着"祖传中医""论绝技"的幌子故弄玄虚,到处行骗,严重损害了中医的声誉,并且蒙蔽了大众发现中医本质的慧眼。

比如,上网随便一搜治疗某些疾病的医生,好几张网页上写了数不清的专家、名医、大师,要不就有祖传秘方,要不就技艺过人,好似每个都能让人相信。但这其中藏着许多虚假中医,如同迷人的魅影,轻易迷失人心。

"你有高血压,你有冠心病,你有糖尿病,不用说话,我把手一搭就可知晓,不用崇拜,我可是闻名于世,方圆五百里无人不知无人不晓,精通悬丝脉诊,得到真传的把脉大师。"这样的场景相信读者们并不陌生,类似这样的话,相信很多人都或多或少听说过。但这些大师把的脉真的如此神奇,真能比得过 CT,赛得过核磁嘛?

"送米送面送香油,报名听课领神药。"只见某大厅门口熙熙攘攘,人来人往,原来是有场健康讲座在这啊!吸引了如此多的中老年人群,究竟是哪个中医大师? 开的是何种妙药? 真有如此神奇? 这包治百病、效果即刻显现的神药,那些能探出具体疾病的脉诊,以及诸如此类的中医传奇故事究竟是何? 在这个互联网发达的时代,这些到底是真是假?

随着中医热的兴起、网络时代的飞速发展,许多公众号上都会有以"不用患者开口,就可知道全身疾病""三天学会中医"等为标题的文章,但到文章结尾都会归结到交钱买课;甚至是某些电视剧中为了获得更好的影视效果,总会夸大脉诊的作用。殊不知,这样的行为虽宣传了中医,但同时也给没有医学常识的老百姓传递出了中医无所不能的错误信号。读到这里,可能有人会说,我之前在哪儿看过一个中医,他一摸就说我哪儿有问题,结果一查还真有。当然不可否认,他最后对你疾病的判断结果是对的,但是归根结底这是一个概率问题,不一定每个人他都可以说得准确。就像满面红光,脾气急躁,形体壮硕的人很有可能有高血压;形体肥胖,不爱运动,刚走到诊室就气喘的人,心脏一般不好。这些不用把脉也能知道个大概,但这些仅仅是一种可能性,并不能作为诊断疾病的金标准,更不能以此去给患者下某种诊断,以展示自己的技术高超。这样的做法不但没有正确地宣传中医、没有正确地传承中医,而且是中医发展路上的绊脚石。

　　关于中医和西医的区别,中国工程院院士李连达在回答记者采访时说道:"首先我认为中医不是落后的医学,而是传统医学,西医传入中国之前,中医为中华民族几千年来的繁衍昌盛做出了重要贡献。近百年来,中医的发展有些滞后,但并不能说中医就是落后的医学。例如烤鸭和麦当劳都是很受欢迎的食物,你能说烤鸭是落后的,麦当劳是先进的吗? 烤鸭和麦当劳只是传统和现代之分,这和中医、西医的关系是一个道理,中、西医也是传统和现代的关系。传统不等于落后。认为中医疗效不可靠主要是因为有些人想弄清楚中药能治病救人究竟是哪些成分在发挥作用,中药的作用机制到底是什么。如果讲不清楚作用机制,他们就认为中药的疗效不可靠。有的外国专家跟我讲,你们中医中药是草根、树皮一锅汤,成分不清楚,作用机制也不清楚,怎么可以给人家用呢? 这不就是伪科学吗? 我说你到中国来,中国烤鸭喜欢吃吗? 他说非常喜欢吃,每次来中国一定要吃。我说北京烤鸭的成分及作用机制你都清楚吗? 他说不清楚。我说即使你不清楚,你也爱吃烤鸭。中药也是同样的道理,我们一时无法按西医的原理说明它的机制,但能够治病,我们就可以边用边研究它的作用机制。事实上,针对一些人类最常见的多发病和疑难重病的用药,我们现在的研究已经在这方面取得了很大的进展。1949 年之后,特别是近 30 年来,为推进中医现代化,我国广泛采用了科学的评价方法,如 GCP 原则、循证医学原则、大组病例、随机分组、双盲对照、多中心验证;普遍采用国家公布或学术界公认,甚至是世界卫生组织公布、国际公认的诊断标准、疗效评价标准,以及多种现代科学的方法、指标等,如肿瘤疗效评价标准、冠心病疗效评价标准都是采用国际评价标准。因此,从总体上看中医的疗效是确切的。"

　　如果人民群众对中医认知的这些误区无法得以纠正,那么中医将失去真正能够施展拳脚的空间。这样连检验理论的机会都没有,还谈什么传承和发展呢? 因此,只有多方面努力配合,医生不断提高技术,脚踏实地,不能为了彰显自己的医术而故弄玄虚;患者也要掌握正确的常识,配合医生进行诊疗,才可以使越来越多的群众真正认识到中医治病的特点和优势,并愿意接受中医治疗,才能更好地传承和创新中医,才能更好地弘扬中华优秀传统文化。

第二章

中医之溯

第一节　春秋先秦百家言，中医根基有渊源

中医，中华的医术。我们都知道，中华文明源远流长、博大精深，中医作为中华传统文化的一部分，之所以在今天仍然焕发生机、蓬勃发展，是因为它在发展过程中，始终在汲取新的时代元素，在传承中创新发展。中医到底是怎样发展的呢？又是怎样一步步繁荣的呢？接下来笔者将带您踏上一段医学之旅，解读千年智慧，探寻中医之溯，解开医学宝藏的神秘面纱。

一、中医的远古之路

中国古代是没有"中医"这个说法的，正所谓"有无相生，难易相成"，"中医"这个词是清末民国时，西方医学传入中国后为了强调两者的不同而产生的词汇。现在又有种说法，将其称为"传统医学"，以便与"现代医学"相区别。

在几千年前的远古时代，我们的祖先在日常饮食劳作和与大自然的抗争中积累了一些用药知识。人们发现某些动、植物具有减轻或消除病痛的功效，这就是认识中药的起源。随着人类的进化，人们开始有目的地寻找防治疾病的药物和方法。人们在烘火取暖时发现用兽皮、树皮包上烧热的石块或沙土作局部取暖可消除某些病痛，逐渐形成了热熨法和灸法；在使用石器劳作时发现身体某一部位受到刺伤后反而能解除其他部位的病痛，从而创造了运用砭石、骨针治疗的方法，并在此基础上逐渐发展为针刺疗法，进而形成了经络学说，初步形成了原始医学。

在古代，医术被称为岐黄之术，我们尊称孙思邈为"药王"，尊称张仲景为"医圣"。但是医术在他们之前就已经有了，他们是集大成者，是站在巨人肩膀上成为巨人的伟人，而在他们之前，已经有人与病魔"短兵相接"。神话传说因为太久远而不可考证，但很多时候我们可以结合其他史料，跨越历史的长河，去感受远古时代人类与疾病抗争的宏伟战争。

（一）神农尝百草

对于医生来说，手里的药品就是战斗的武器。距今七千多年前，就是我们经常称呼

的三皇五帝时代,在今天四川东部和湖北西北的山区里,有一个姜姓部落,这个部落的首领就是后来被称为神农氏的炎帝!

神农氏是一个身体强健的智者,他率领的部落以野兽和野果为食,以树叶和动物的皮毛为衣。神农氏部落把周围大大小小的部落逐渐吞并,很快成为长江流域最大的部落。神农氏首先发现了可以种植的谷物并教会了大家播种五谷,使大家过上了衣食无忧的生活。

衣食无忧后,疾病的问题就摆到了人们的面前。很久以来,人类被各种各样的病痛折磨,好多人因病卧倒,有的还失去了生命。于是,神农氏离开了居住之所,去寻找能为大家治疗病痛的药物。神农氏爬上了高山,然后发现很多小矮树生长的叶子翠绿翠绿的很喜人,就摘下来吃到肚里,然后惊喜地发现叶子进入肠胃后,在里边滚来滚去,像是在清洁肠胃一般,人的精神立刻清爽了许多。神农氏就给这种植物起名叫"查",意蕴探查人体的意思,这就是后世"茶"的起源。

在无数个日子里,他翻过了高山,蹚过了大河,尝遍了山中及河岸的每一种野草,找到了不少能够医治病痛的植物。同时,神农氏也遇到很多有毒的植物。一次他服用了毒性很大的小草,脸色变得乌青,他想起了被称为"查"的叶子,赶紧含服了几片,毒性居然慢慢解除了。于是,神农氏发现"查"可以解毒,胆子愈发大了,曾经一天中毒好多次,都凭借"查"的解毒功效安然无事。神农氏因为这样找到了许许多多可以治疗各种疾病的药物,治好了很多被疾病折磨的人。但是,常在河边走哪有不湿鞋,神农氏最后吃下了一种名叫"断肠"的草,这种草毒性特别剧烈,他还没来得及服用"查",就死去了。他死去的时候,手里还紧紧攥着自己的药袋,里面都是各种可以治病的药品。

《淮南子》中记述:"神农尝百草之滋味……一日而遇七十毒。"《神农本草经》里有"神农尝百草,日遇七十二毒,得茶而解之"的记载。唐代陆羽的《茶经》也说"茶之为饮,发乎神农氏",可见这一传说并非无中生有。而且在今天的服药禁忌中,也有药不可与牛奶、茶同服的说法,因为会使药失去作用。

传说为了方便流传,会有很多修饰的地方。原始部落的时候,一个部落的首领名字往往是代代相传的,像伏羲、女娲、神农这样的称呼乃是对某个部落或者部落的若干代首领的称呼。就是说老首领叫神农氏,死去了下一代首领也叫神农氏,后世考证有八世炎帝之说,就是说神农氏可能先后有八位之多。因此,尝百草的当然不可能是神农氏一个人,甚至不只是每代的神农氏,很可能是整个部落的集体行动,一日遇七十毒是虚指。让今天的我们代入思考,当时两眼一抹黑的情况下,为了认识药物,每一味药都是反复经人尝试,在这个艰难的过程中又会有多少人死去!古人为此付出了多大代价,没有留下记载,后人为了纪念他们,将第一部医学著作命名为《神农本草经》,也是现存最早的药学专著。直到盛唐时候,国力空前强大,万国来朝,医学教育开始兴盛,才有了"药王"孙思邈这样古今医德医术一流的名家,青出于蓝而胜于蓝。几千年来,中国人民以这些智慧结晶作为防治疾病的武器,在同病魔斗争的过程中发挥了巨大作用,从此人类开始占据了主动。

然而有药无医,怎么治病?倘若有一药可以治一病,那当然太美好了,只是即使到了现在也做不到每种疾病都有一种特效药。疾病是复杂多变的,因此医术指的就是能运用合理的医学知识治病的学问。

(二)"医"字源头

医,上古时期或本源于巫,有"古者巫彭初作医"之说,故"医"字,繁体字写作"毉"。在今天,或许巫这个字已经成了愚昧落后的代名词,然而在愚昧落后的原始社会,巫却是掌握着当时先进知识的一个集体,自然也掌握着当时的一些医疗知识。"医"为合体会意字:"匸",表"按跷","按"指抑按皮肉,"跷"谓捷举手足,就是今天人们所说的推拿按摩。"矢",表"砭石",是一种锐利的石块,《说文解字》注"砭,以石刺病也",主要用来破开痈肿,排脓放血;或用以刺激身体的某些部位,消除病痛。砭石为中国最早的医疗工具,砭术曾被列为中国古代并存的砭、针、灸、药四大医术之首,也是后世刀针等医疗器械的前身。

《孔丛子》里面记载了这样一个故事:"宰我"是孔子的学生,长于外交,一次他出使齐国回来,向孔子汇报此次出使齐国的见闻,并讲了这样一件事情。他说:"梁丘据(齐国当权的大夫,在齐国很有地位的,很有权势)被毒蛇咬了,以致病了一个月,好不容易才把这个病治好了。梁丘据病愈上班,去见齐王,上至齐王下至同僚诸大夫都向他道喜,我也跟着众人一起向他问候,并且大家纷纷都向他推荐解蛇毒的方子。我觉得不是滋味,说:'献方的目的是治病,今梁丘子的病已好了,献方还有什么用呢?难道还想让他再被蛇咬一次,再用你们的方子去治疗吗?'我这一席话让众人都哑口无言了,老师您看我这话讲得怎么样?"孔夫子说:"你这个话不对。俗话说'三折股而后为良医',你懂得这个道理吗?第一次骨折治好了,第二次骨折又治好了,第三次骨折还是治好了,治疗的经验越丰富,医生越高明。梁丘子这次被蛇咬治好了,以后就没有再被咬的可能吗?其他人就不会被蛇咬吗?献方的人是考虑可能再发生被蛇咬的事情。这些人毫无保留地都把这些方法贡献出来,应该是有几分把握的,总会有一定的疗效,大家献计献策,究竟哪个方子更好,可择优待用嘛。"这个故事从侧面说明古人是留意经验方的累积的。经验方就是这样通过丰富的医疗活动,相互交流,不断总结,逐渐累积出来的,是在实践中产生的。

二、中医的理论之根

春秋战国时期,在诸子百家争鸣的影响下,医药卫生逐渐摆脱巫术的制约而趋于独立发展,由于人们医疗技术水平不断提高,药物知识不断丰富,中医药学理论由此产生而发展形成。医界也是人才辈出,秦有名医医缓和医和,齐有长桑和徒弟扁鹊。到了秦汉,《黄帝内经》问世。《黄帝内经》是中医药学理论的渊源,是最权威的中医经典著作,该书描述了黄帝与岐伯、雷公等臣子坐而论道,探讨医学问题,对疾病的病因、诊断及治疗等原理设问作答,予以阐明。直至今天,凡从事中医工作的仍是言必称引《黄帝内经》之论。《黄帝内经》就是中医的根!

(一)《黄帝内经》成书的考证

《黄帝内经》是黄帝写的吗? 这个真不好说,黄帝生活的年代在距今 5000 年左右,而现在发现的最早的甲骨文不过是殷商时期留下来的。在那个没有纸张印刷的年代,想把这部书传下来有点不切合实际了。但是还真有不少名家因为太佩服这本书,相信是黄帝写的。持这种观点的人有晋代的皇甫谧,宋代的林亿、高保衡等。他们认为像《黄帝内经》这样科学巨著,非通晓智慧的圣贤大智不能为之,所以必定是黄帝所作!

中国是个很重视历史典籍的民族。有个笑话是这样说的,外国认为比较早的历史书,叫作《荷马史诗》。这本书呢,有 2 700 多年的历史。写的是 3 000 年前号称欧洲历史发源地的希腊人的事情。在欧洲人看,就是历史书。放在中国,这本书和哪本书能相提并论呢?《史记》《战国策》? 难不成是《三国演义》《水浒传》? 都不是! 这本被欧洲人公认为相当于历史书的《荷马史诗》,相当于中国的《山海经》! 由此可知中国人对于注疏经文典籍的重视,可以说力求严谨,已经到了外国人看来偏执的地步。

大家不要小看了这些古籍,保存较完整的典籍是一笔巨大的财富,而且不知道什么时候就发挥了作用,正如《淮南子·兵略训》曾记载"武王伐纣,东面而应岁,彗星出,而授殷人其柄"。现代天文学家张钰哲先生根据这一神奇的天象分析考证后指出,那时木星运行在张宿中,正当鹑火之此,与《国语·周语下》记载的"武王伐殷,岁在鹑火"不谋而合。这证明了武王伐纣、周代殷商,这段不被外国人承认的历史不是中国人自己捏造的,而是实实在在存在的。

所以想知道是不是黄帝写的《黄帝内经》,还要以确凿的史料来断定。最早提到《黄帝内经》的典籍是《汉书·艺文志·方技略》,里面介绍了整理的书籍,大概相当于现在的目录。《黄帝内经》就收录在"医经"之中,也即是说,该书最晚也是在汉朝的时候。至于再往前,太史公修《史记》写了《扁鹊传》,也是一位重视医药的史官,但居然没有提《黄帝内经》这部巨著。由此推测,该书应成书于两汉时期。

时间确定了,那么该书作者自然也不可能真的就是我们的祖先轩辕黄帝。《淮南子·修务训》指出,冠以"黄帝"之名,意在溯源崇本,说明中国医药文化发祥之早。实非一时之言,亦非一人之手,乃至于更非一地。

(二)《黄帝内经》在中医学科中的地位

或许有人疑问,难道在《黄帝内经》之前就没有医学著作了吗? 还真有! 比如说在湖南马王堆出土的《五十二病方》《足臂十一脉灸经》《阴阳十一脉灸经》等,同样是医学著作,从考证来看,它们不比《黄帝内经》晚,甚至还要比《黄帝内经》的一些文章要早。但是,《黄帝内经》之所以被历代医家奉为经典,是因为它不仅记载有科学而系统的医学理论、丰富而多彩的防治疾病的技术,同时还从宏观的角度论证了天、地、人之间的相互联系,也就是天人合一(天、地、人被后世统称为三才,不但是中医,而且是整个中国古代认识客观世界的一种思维方法),并且运用古代多学科的理论与方法,来分析和论证医学科学的最基本的课题,也就是生命规律,从而建立了一整套中医学理论体系。

因此我们说中医学什么时候成为学科的,其标志就是《黄帝内经》的问世,此后中医学就成为一门独立的学科了。而在那之前的一些医学文献,只是零散的知识的积累,直到《黄帝内经》问世,才标志着我们中医学有了系统的理论,成为一个独立的学科。

研究《黄帝内经》不只是了解医学知识,还如同看待岁月变迁,坐读春秋。因为这本书时间跨度很大,往往甲篇是前几百年的,乙篇是后几百年的。我们从《黄帝内经》的理论体系来看,全书一个重要的学术特征是广泛深入地运用了阴阳学说和五行学说。很多篇都涉及这个问题,而阴阳、五行的理论是一种哲学思想。从中国的哲学思想发展史可以看到,阴阳学说和五行学说都有古老的源头,并且在很长的历史时期之内各自是独立发展的。这两个学说的结合,或者说两个学说的合流,是始自战国末期的阴阳家邹衍。因此,《黄帝内经》这么灵活而准确地应用阴阳、五行学说,应该是在战国末期之后才能达到的水平。换句话说,《黄帝内经》所采用的正是汉代流行的阴阳、五行学说。因此《黄帝内经》这部书的形成时间,我们现在把它定到西汉时期。而且所收录的这162篇文章,前后可以相差几百年。

(三)《黄帝内经》中思想的源流

提到了阴阳家与五行家,就不能不说一下诸子百家。春秋战国时期,涌现了一大批的思想家、哲学家、政治家,他们有感周天子制度的衰弱,对华夏人民前路的茫茫莫测,于是思考,应当如何治理国家,人民应该如何生活,乃至于天地的起源、未来的走向。这就是我们所熟知的诸子百家。百家是虚指,而其中几家,在历史上留下了浓墨重彩的一笔,有些甚至影响了中国整个历史进程,直至今天,融入了我们的生活。诸如道家、儒家、阴阳家、法家、名家、墨家、杂家、农家、小说家、纵横家、五行家。

其实不仅是阴阳家与五行家为《黄帝内经》贡献了阴阳、五行理论,可以说,作为中华文化的一次爆发性起源,《黄帝内经》中处处透露着诸子百家的智慧。

道家学说对中国古代医学的影响是全面而深刻的,《黄帝内经》的天人观、生命观、养生观、疾病观等,无不显示着浓厚的道家色彩,其中反复出现的"道""一""虚""静"等字,似仍保持着老庄之学的原义。道气论作为中国古代哲学的世界观和方法论,在建构中医药学理论体系方面产生了巨大影响。《黄帝内经》反复强调"道在于一",并提出了"天地之道""阴阳之道""经脉之道""营气之道""卫气之道""持脉之道"等,强调把握事物规律的重要性。同时,《黄帝内经》直接继承了稷下道家的精气说,把精气(或气)作为宇宙万物的本原和生成人体及维持生命活动的基础,并进一步解决了精气与形神之间的辩证关系。《素问·宝命全形论》说:"人以天地之气生,四时之法成""人生于地,悬命于天,天地合气,命之曰人"。《素问·五常政大论》说:"气始而生化,气散而有形,气布而藩育,气终而象变,其致一也。""无为而治""道法自然"的思想,深刻影响《黄帝内经》养生和治法理论,形成了《黄帝内经》法时守度、因势利导的治疗观念和顺应自然、恬淡虚无的养生方法。《黄帝内经》在老子辩证法思想的影响下,不仅运用阴阳的对立统一和五行的生克乘侮阐释人体的生理、病理,指导疾病的诊断治疗,并进一步提出了"升降出入""邪正虚实""寒热进退""病之逆从""正治反治""补虚泻实""标本缓急"等诸多对立的概念,在更深层次上反映辩证思维的特征。

儒家的仁者爱人、内圣外王观念促成了中医学"医乃仁术"的医德思想和治国类比治医的观点,奠定了中医社会医学和伦理医学的思想基础;天人合一思想在一定程度上影响了中医学对生命和疾病认知的各个方面,构建了中医学天地人三才医学模型;儒家的天命观促成了中医对生命科学的认识及重视遗传禀赋和体质的个体差异;"以和为贵"的中庸思想促成了中医学中和、平衡的原则,并应用于生命观、疾病观、防治观各个方面;君臣王道德等级观念影响中医脏腑的贵贱主次、方药的君臣佐使等理论。

邹衍阴阳五行论观点被《黄帝内经》全面接受,认为"五运阴阳者,天地之道也,万物之纲纪,变化之父母,生杀之本始,神明之府也,可不通乎"(《素问·天元纪大论》)。全面接受并运用阴阳五行理论,解释相关医学知识,并由此构建了以《素问》的《阴阳应象大论》《金匮真言论》《六节藏象论》为代表的五脏之四时阴阳调控关系和新医学命题"四时五脏阴阳功能系统结构模型"。它对中医学的影响,一是启示《黄帝内经》吸取阴阳五行学说的基本精神,结合医疗实践,研究人体生命活动,形成中医学特有的医学思路和方法。二是重视四时季节交替、阴阳消长对万物和人生命活动的影响,如《素问·四气调神大论》以四时阴阳为万物与人生死之本。三是促进了《黄帝内经》疾病预测理论和方法的形成,如《素问·脏气法时论》以四时昼夜阴阳消长、五行休王之时预测疾病的生死间甚状态,以及《灵枢·九宫八风》的九宫占术等。

名家惠施认为:"大同而与小同异,此之谓小同异;万物毕同毕异,此之谓大同异。"墨子提出"同异交得"和"二必异"的重要命题,相当于现代哲学中的"同一性"和"差异性"。《黄帝内经》论证人与宇宙发生发展变化的总规律是相同的,但人又不同于宇宙万物,这种观点在生理、病理、养生、治疗各个方面都有具体体现。如"阳盛则热""阴虚则热""阳虚则寒""阴盛则寒",治疗中"同病异治""异病同治"等都是"合同异"思想的体现。公孙龙的"离坚白"观点与"合同异"相反,认为"假物取譬,以守白辨"。所谓"假物取譬"就是取象类比思维。《黄帝内经》将其作为认识人体各系统相互联系、人体五脏系统与自然界万事万物联系、构成天-地-人医学模型的主要思维方法。

同时《黄帝内经》在确定医学理论时严格遵守"三表法"原则,所论的诊法、病症、治疗、养生等理论的建立是墨子"详察实情"认识原则的体现,这些理论都是古人长期在生产生活中对天地万物、生命现象、气象物候、临床实践等实情详察的基础上提出的,并充分体现"实用"的价值取向,这也是至今《黄帝内经》仍有效指导临床诊疗的原因所在。

　　《黄帝内经》全面接受并运用了法家"以法治事"的原则,认为医生必须以"法"诊病、治病、制方。如诊病的三部九候遍身诊脉法、人迎寸口二部合参诊脉法、独取寸口诊脉法、尺肤诊法、虚里诊法等;治疗疾病更应严守法度,"用针之服,必有法则"(《素问·八正神明论》),具体为"虚则补之,实则泻之,寒者热之,热者寒之,逆者正治,从者反治"等;组方也要遵循君、臣、佐、使法度,才能达到"谨道如法,万举万全,气血和平,长有天命"(《素问·至真要大论》)的最终诊疗效果。法家"世异则事异,事异则备异"的动态灵活的处事原则,促成同病异治、异病同治、因人制宜、因地制宜、因时制宜等理论发生,成为中医"辨证论治"理论发生的文化背景。

　　孙吴兵法中军事哲学相当深刻,影响所及,给《黄帝内经》理论打上了深深的兵家烙印。如"善用兵者,避其锐气,击其惰归,此治气者也……无邀正正之旗,勿击堂堂之阵,此治变者也"(《孙子兵法·军争》)。《灵枢·逆顺》直接引用兵法论治:"无刺熇熇之热,无刺漉漉之汗,无刺浑浑之脉,无刺与脉相逆。"后世就有"用药如用兵"之论(徐灵胎《医学源流论》)。兵家对《黄帝内经》学术体系形成的影响,一是兵家的敌我势力消长观促进了《黄帝内经》邪正相争病因病机论的形成。二是兵家强调利用天时、地利、人和等多方面有利因素克敌制胜的思想,使《黄帝内经》注重医生具备广博知识,诊病掌握全面情况,治疗采取综合措施。三是兵家重视战略、战术研究,《黄帝内经》则提出"言不可治者,未得其术也"(《灵枢·九针十二原》),强调精研医术,在论治中有毒药攻邪、食以养正的策略,攻邪避实就虚、因势利导、给邪出路等战术。

　　农家的农学生态学知识和研究方法,对于《黄帝内经》有较深的影响。一是引导人们在生态大系统之中研究人的生命活动,认为人生于天地之间,与万物合一。因而一方面要尊重和顺应自然,另一方面也可以利用自然,开发天然药物治病,为人类服务。如运气七篇有五类生态盛衰模型,详论气候变化规律及其对人和生物的影响,促使《黄帝内经》诊治学说重视天时致病因素,强调因时、因地论治;《素问·至真要大论》提出"司岁备物",认为司岁之气造就药物性味专长,可以备取治病,为天然药物的形成、治疗原理的探索提供了理论基础。二是农本思想对《黄帝内经》确立脾胃为后天之本,药食同源,提倡食养、食疗的学术思想,发挥了决定作用。

　　杂家兼采先秦诸子各家之说,兼收并蓄的学术立场对《黄帝内经》理论的形成有十分重要的借鉴作用。《黄帝内经》也采用兼收并蓄、博采众长的学术态度和立场,使其医学理论丰富多彩。《黄帝内经》还直接引用《淮南子》相关篇章的观点解释人与自然的关系及其对疾病的影响。如《淮南子·天文训》云:"清阳者,薄靡而为天;重浊者,凝滞而为地。"《素问·阴阳应象大论》提出:"清阳为天,浊阴为地。"

由此可见,《黄帝内经》虽然成编于《史记》《淮南子》之后的西汉中晚期,但其理论与先秦诸子之学几乎是相伴发生的,其学术思想乃至遣字用词都深受诸子之学的影响。《黄帝内经》洋洋大观,字字珠玑,是随中华传统文化一起发展的,处处渗透着中国人民的智慧,可谓是医学界的瑰宝。

三、中医的众方之祖

(一)经方简介

中医是不断发展的,《黄帝内经》奠定了中医学的理论基础,适合两类人看,一类人是初学者,现在编著的《中医基础理论》前身就是《内经选读》,这是给初学者普及中医常识,打基础的。还有一类就是给遇到瓶颈的人看,有些医生行医多年,已经可以从容处理大多数常见病,但是,临床疾病极其复杂,总有些疾病极具迷惑性,不容易诊治,就是俗称的"疑难杂症",《黄帝内经》可以使其在巅峰上再创巅峰。

而真正将中医以一种简单高效的方法广之于众,是自张仲景起。《伤寒论》《金匮要略》里所记载方子,采取方证合一的方法,只要符合记载的症状,就可以用对应的方子,而且极其有效。自伤寒学派诞生后,无数名家千年来就在研究里面的方子。因为这些方子确实疗效奇佳,直到现在,大医院仍然在用张仲景的方。千年的实践,使得经方变得千锤百炼,无懈可击。

有些人会有疑问,总是提经方,什么是经方? 在没有张仲景的《伤寒论》之前,经方就是经验方,而自从《伤寒论》问世并且被人认可后,经方特指张仲景的方子,只有张仲景的方子才叫经方,其他的名家被验证有效的方子叫验方。

(二)"医圣"张仲景与《伤寒论》

张仲景生前没有想到自己被后世称为圣人,他当初所作的《伤寒杂病论》早已经在战火中遗失,我们现在看到的《伤寒论》与《金匮要略》是后人整理残卷得到的,极其珍贵。隋唐时期的"药王"孙思邈经三朝加封,尊比王侯,然而其前半生的遗憾就是欲观《伤寒论》而不可得。当时《伤寒论》被世家大族所珍藏,秘而不宣,等他看到《伤寒论》的时候,已经八十多岁了。

《伤寒论》有个特点,里面不仅仅是医药应用的知识,还有很多坏病误治的处理方法。观其条文,常常会揣测张仲景是怎么得到这些经验的,或许是曾经看别人治过,甚至有些是他自己误治的。

圣人张仲景不会治坏病,但是医生张仲景不是生来就会给人看病的。掀开《伤寒论》序,看到的是张仲景满满的哀叹。他生活的东汉末年战乱连年,瘟疫不断,他看到很多人患病死去,乃至于亲族死亡,而不能救。"怪当今居世之士,曾不留神医药……上古有神农、黄帝、岐伯、伯高、雷公、少俞、少师、仲文,中世有长桑、扁鹊,汉有公乘阳庆及仓公,下此以往,未之闻也。"被后世尊为"医圣"的古人却感慨当世无名医,今人看古人,古人亦看古人。江畔何人初见月? 江月何年初照人?

(三)"医圣"张仲景的成长故事

仿佛时光倒流,回到了一千八百年前,南阳乡野的一片庄子,张氏在这里居住了几百年,开枝散叶有二百余人。夜已经深了,他的妻儿已经熟睡,他却感觉没了睡意,索性披了件袍子起来,点了灯火,继续写些东西。想着前些日子三房弟妹的病症,慢慢思索写下了:"……发热,汗出,恶风,脉浮,桂枝主之……"

突然外面有人在敲门,很急的样子,还有人在高声喊。他连忙推门出去,拉开院门,外面一个年轻人连忙抓住了他的胳膊:"大伯,快! 快! 快救救俺娘吧! 她今天喝了药,结果……"

他连忙把年轻人拉了进来:"中! 中! 你去拿俺的药箱,俺穿上衣服就去。"

回房去,他又少不得对被惊醒的妻儿好声安慰,然后快速着衣就跟着小七去四房家里。四房离他家不算远,百八十步的就到了。他进去后看到了自己的四弟,他四弟看起来着急得跟斗鸡一样,看到他赶紧把他往屋里拽:"俺的哥呀,娃他娘今儿个说自个热得很,俺让她把上次你开的药喝了,结果娃他娘头疼,一个劲地烧,哥你快瞅瞅!"

他看到了躺在床上满面通红的弟妹,手一摸上去就知道怎么回事儿了。脉浮且紧,他问他四弟:"是桂枝儿? 一开始就不出汗?"

他弟连忙点头:"上次不就好了,这次咋回事呀!"

他气得直捶胸:"桂枝不中! 桂枝不中呀! 上次跟这一次不一样,她这次没出汗……"可是看着四弟一副茫然的样子,他突然消了气,就算说了四弟也不懂,何必再说呢。他连忙开了一个方子——麻黄、桂枝、甘草、杏仁、生姜、大枣,然后就停下了,四弟连续催了几次,他才又开始写。

这时外边突然有人大哭起来,老四吓了一跳,连忙把儿子叫过来问咋回事。

"五叔家里有人老了(去世)。"

他手一抖,一个墨点滴了下去,最后又添上了一味石膏。写好后让四弟的儿子们赶紧取药煎药,看着弟妹喝了下去。然后弟妹开始出汗,他总算出了一口气……鸡飞狗跳地忙了一个晚上,鸡都叫了他才回家,简单吃了点粥,他又坐在那里开始写:"桂枝解肌,脉浮紧,发热汗不出,桂枝不中也……"写完后,他停了下来,开始发呆,他一族里二百多人,昨晚又有人死了,老四来得早把自己拉走了,而老五家来找自己扑个空,结果……

他自小聪慧,几个兄弟都早早下地干活,而他偏偏喜欢看书写字,又识文断字,在朝廷做官的父亲着实喜欢,把他送到族里去,他跟着一群老人也是学了些。最让他惊喜的是一个叔爷爷不知道哪里弄来一本《素问》残卷,那可是《素问》呀! 他之后又找到一些其他的医书,都没有《素问》珍贵。他学了点医术,族里都指望着他看病,可是自家人知道自家事儿,他的本事已经支应不了各种疾病了。

第二天,他告别了自己的妻儿,去找同郡的张伯祖(张伯祖是方圆百里最有名的医生),他要去求学。他不求当什么名医,只要能治好自己的族人,让自己的族人不至于因为一些小病就这么病死了。

冬去春来,冰雪消融,转眼就是八年,张伯祖看着自己在外面扫地的徒弟很满意,他已经随自己学医八年了,自己已经没有什么可以教他的。于是,第二天,他被他老师叫过去了,张伯祖给了他一个包袱:"明天你可以回家了"。他打开一看,里面有《九卷》《胎胪药录》,连忙跪下给老师磕头,这都是张伯祖视若性命的典籍,平时轻易不示于人,都是师父背一句,自己背一句,这时候给了他,这是要他继承衣钵的呀!

他回到了乡里,这些年又有些族人死去了,他曾经有兄弟八人,现在只剩下三人了。他开始给亲人们看病,学医八年,他今非昔比,很多病症都能治好,他的声名远扬,许多人慕名而来找他看病。夜里他仍然在写:"今天有一个从北海来求医的……""当今居世之士,不留神医药"。他只能感叹,可是他又能怎么样呢? 他只是一个稍微懂得医术的人罢了,又怎么做到像扁鹊那样兼济天下呢?

如果我写一本像《素问》一样的书,是不是能够救更多人?

他被自己突然的念头吓到了,自己怎么会成为像神农、黄帝那样的圣人呢? 不过把自己的经验写下给其他医生看,应该可以让更多人获救吧!

他开始在为人看病之余,琢磨病理,如乎玉也,如切如磋,如琢如磨,越是思索,他越是觉得《黄帝内经》苦涩难懂,纵然高超绝妙,可是寻常医家看不懂有什么用呢? 去岁,他又从好友何颙那里借到了《阴阳》,仔细钻研之余也是思考组方的法理。然而,他又是想到,自己这点微末伎俩,怎么能够跟那些上古的大圣上智媲美呢?

一天,他来到了郡里的王员外家里。王员外乃世家子,屋中多有藏书,他听说其中有一本伊尹的《汤液》,于是前来求借抄录。

"阿机呀,上次多亏你治好了阿母,这次恰好谢谢你,俺已经让人去市上买酒了,今天就不要回去了。"王员外一见到他就抓住他的手,他觉得似乎可以开口试试。

"员外,俺听说你家里收藏有一本《汤液》,不知道能不能借阅抄录一下?"

王员外刚刚笑着的脸立刻垮下来了,牵着他的手叹息道:"族中家法,家中藏书不可与人。"

"俺可以在员外家中抄写,一定不让书籍有所损毁。"

"阿机你太难为人了,族中家法,我也帮不了你。这里是万钱,就算作你治好家母的诊金,借书的事情请你不要再说了。"

话说到这个份上,他知道不能再开口了。

但最后,他还是借到了《汤液》。他在偶然间得知王员外家里藏书没有《平脉》,这部经典他还是有的,他提出可否易书抄录,在他的再三恳求下,王员外还是答应了。

《汤液》已经是残卷了,但依然可以看出用药组方的理念,他看得如痴如醉,深深地为古人的智慧由衷赞叹,不知道他正在编撰的《伤寒杂病论》,能不能对后世的子孙有所帮助呢?

他当然猜不到他的著作有多么惊世骇俗,傲古凌今。

当时的他还是个崇拜古人的学子,他最崇拜的是秦越人扁鹊,于是他写:"余每览越人入虢之诊,望齐侯之色,未尝不慨然叹其才秀也。"

他叹世道多难,叹无力挽回自己亲人的生命,"其死亡者三分有二,伤寒十居其七"。他叹世无名医,"下此以往,未之闻也"。

他是张仲景,名机,多少年后,他被人冠名"医圣",他所著的《伤寒杂病论》被称为"经方之祖"。

同样生在汉朝且有故事流传的神医华佗,在影视作品中更常见,只可惜没有典籍流传,也因此,在中医工作者眼里,张仲景反而比华佗更具影响力。这是因为现代人依然从张仲景这里获益,那些经常对中医抱着"老古董"看法的人不理解最简单的道理,如果中医仅仅是花架子,那么大家可能会去看、去欣赏,但是不可能继续去用。

四、中医的鼎盛之期

回顾过去,中医文化源远流长,夏、商、周时期经济和文化发展,中医药卫生也取得了进步,比如认识到疾病的发生与季节、气候等有关;再如一些食物也可以作为药物,蕴含了药食同源的思想。然而此期是医巫不分的蒙昧时代,人们一旦患了疾病,往往求助于"巫人",通过祈祷、祝由、施法等改善疾病及预后,其中相当一部分是不可取的。随着时代的进步,人们逐渐对"巫人"产生怀疑,更多寻求医生来防治疾病。导致医生与患者之间自古就存在和谐或不和谐的关系,在病情调治不佳时加速了二者间矛盾的激化。魏晋南北朝时期,人们的防病治病能力不断提高,促进了中医学理论与诊疗的进步。但由于长期的战乱,这一时期的文化格局相当复杂,药石所伤便成了此时期发病的一个重要病因,再加上"文籍焚糜,千不遗一"的社会环境,导致这一时期的医学发展比较困难。在这种艰难的环境下,仍然有一些专著存留至今,如《脉经》《针灸甲乙经》《肘后备急方》《刘涓子鬼遗方》等。

(一)隋唐时期

隋唐时期政治、经济的稳定繁荣和内外交通的发达,为医药学发展提供了良好的基础条件。公元610年,隋代巢元方等人集体编写的《诸病源候论》,是中国现存最早的病因证候学专著。全书共50卷,载列证候1 700余条,分别论述了各科疾病的病因病理和症状,如指出疥疮是由疥虫所致;"漆疮"的发生与体质有关;某些传染病是由自然界的"乖戾之气"引起。诸证之末多附有导引法,对疾病的诊断与辨证论治起到了引导作用。

到了唐代,中医药的发展达到空前鼎盛。公元657年,苏敬等20余人集体编修本草,于公元659年完成《新修本草》。这是中国古代由政府颁行的第一部药典,也是世界上最早的国家药典。它比欧洲1542年颁行的《纽伦堡药典》早883年。该书共54卷,包括本草、药图、图经3部分,在国内外影响较大。公元713年,日本官方就以此书的传抄本规定为学医的必读课本。

唐代大医学家、"药王"孙思邈集毕生之精力,搜集药方5 000多个,著成《备急千金要方》《千金翼方》各30卷,两册典籍对临床各科、针灸、食疗、预防、养生等均有论述,可谓集唐以前方书之大成。孙思邈还提出"大医精诚",体现了中医对医道精微、心怀至诚、言行诚谨的追求。公元752年,唐代医学家王焘所著的《外台秘要》又是一部医方巨著,全书共40卷,载方6 000余首,为后世整理保存了大量古代医学文献。

(二)两宋时期

两宋时期随着社会稳定、科技发展,中医药学取得繁荣局面。政府重视中医教育,专设"太医局"作为培养中医人才的最高机构。学生所学包括《黄帝内经》《难经》《伤寒论》等。教学方法也有很大改进,如针灸医官王惟一曾设计铸造两具铜人,作为针灸教学和考试医师之用,是最早的教学模型,也是中国医学教育发展史上的一大创举。

宋朝政府专设"校正医书局",有计划地对历代重要医籍进行搜集、整理、考证和校勘,历时10余年,使许多濒临亡佚的重要医籍得以保存刊行,流传至今,为中国医学的发展做出了巨大的贡献。目前所能读到的《素问》《伤寒论》《金匮要略》《针灸甲乙经》《诸病源候论》《千金要方》《千金翼方》《外台秘要》等中医典籍都是当时校订和刊行后流传下来的。另有医药名著《太平圣惠方》《养老奉亲书》《经史证类备急本草》《集要广注·词义月光》等。

宋代在中医药各科取得重要成就,先后有陈自明《妇人良方大全》、钱乙《小儿药证直诀》、宋慈《洗冤录》,以及官修药典《开宝本草》《嘉祐本草》《本草图经》等。其中儿科专著《颅囟经》《小儿药证直诀》的问世,表明儿科已成独立学科,并有"儿科之圣"钱乙专精少儿疾病。

(三)金元时期

发展到金元时期,烽烟四起,疫病蔓延,哀鸿遍野,统治阶级积极倡导运气学说,从精神上麻痹人民。得幸有部分医者仍愿为解患者之疾苦而奋斗,批判地利用运气学说探索发病规律,坚持辨证施治,必须解决临床问题。他们在继承前人的基础上,深入研究医学,突破墨守仲景成规的保守风气。也正是在这种环境下,出现了许多具有争鸣和创新的医学流派。其中有代表性的有四大家。多用寒凉药物的刘完素,被后世称之为"寒凉派";多用汗、吐、下三法以攻邪,被后世称为"攻下派"的张从正;重在温补脾胃,被后世称为"补土派"的李东垣;以养阴降火为主,被后世称为"养阴派"的朱震亨。而且中药的

"气化说""归经说""升降沉浮说"等理论,经各医学家阐发,得以体系化。

(四)明清时期

明清时期,中医药也得到了较快发展,突出代表是医家李时珍历时27年之久写成的《本草纲目》,收载药物1 892种,附方10 000多个,采用当时最先进的分类法,蕴含进化论思想,体例详明,用字严谨,对中国和世界药物学的发展做出了杰出的贡献。它不仅是一部药物集大成著作,而且是一部研究动植矿物的博物学巨著,被英国生物学家达尔文称为"中国百科全书"。

明代关于命门学说的发展,为中医学的藏象理论增添了新的内容。张介宾、赵献可等医家,重视命门学说,创新对命门概念及其功能的认识。张介宾提出了"阳非有余,阴常不足"的见解,强调温补肾阳和滋养肾阴在养生康复与防治疾病中的重要性。赵献可认为命门为人身之主,注重"命门之火"在养生、防病中的重要意义。命门学说对中医学理论和临床各科的发展产生了较大影响,至今仍有重要的指导意义。

清代后期的统治者拒绝科学,闭关自守,夜郎自大。在医学工作中,他们推崇脱离实际的考据,因循守旧、缺乏创新、遵经泥古、以经解经,而不注重临床疗效。尤其是鸦片战争惨败后,中医药受到严重摧残。医疗要发展,就必须冲破阻碍,摆脱理论与实践思想的禁锢和束缚,勇攀医学之峰。尤其是在温病方面,各家学派发展到了鼎盛时期。诸如叶天士创温热病的卫气营血辨证理论;薛雪创温病的湿热病因理论;清代王清任尝云"著书不明脏腑,岂非痴人说梦;治病不明脏腑,何异盲子夜行",故精心观察人体之解剖结构,纠正了前人在解剖方面的某些错误认知,并发展了瘀血致病理论,留下了"血府逐瘀汤""补阳还五汤"等经典方剂,医者随证加减,用之于临床诸疾有良好效果。这就是在同故步自封、一味崇古遵经的思想作斗争,寻求有所创新、有所发展。

有挑战就有进步,博大精深的中华文化酝酿出中医的历久弥香,中医经历过战争和瘟疫的洗礼、历史的变革,在各学派医家的共同努力下,以师承、医案总结以及媒体传播等方式传承,三人行则必有我师,中医要不断发掘历史,也要迎合时代的潮流,才能做到普救生灵之苦。

天地为炉,造化为工,阴阳为炭,万物为铜。天地间万物是客观存在的,正如疾病不会因为个人好恶产生或者消失,但是人类文明的诞生就是为了人类的延续。我们希望我们的亲人可以脱离苦难,于是那么多人去抗争,为了能握在手里的生机去努力摸索。而后人能在前人基础上多走一步,即是对前人而言最好的飨食。

只因天地不仁,无有偏私,而万物有灵,为子孙后世,千秋万代。

五、中医的现代之变

中医学作为一门学科,植根于中国传统文化,是主要包括阴阳、五行、运气、藏象、经络等学说,以及病因、病机、治则、治法、预防、养生等内容的传统医学学科,是几千年来中国人民防病治病经验的总结与提升。从历史演进角度看,中医学作为一个学科概念,是随着中国传统医学的发展而不断丰富与发展的,在中国历史的不同时期,"中医"的内涵既有沿袭之同,又有演进之异。鸦片战争前,中医学只是以"医"的概念出现,"医"的前面并无"中"字作为前置定语。虽然在班固的《汉书·艺文志》里可以见到合词汇"中医",但只是为了说明医学、医生、医术的水平,与"上医""下医"相对应。中国古代"医"的概念,其实是指中国古代的民族传统医学,包含了几千年来不断传承发展的汉医理论及其实践。鸦片战争后,中医学作为与西医学相对应的概念,才有了今天"中医"的内涵。中华人民共和国成立后,国家大力发展中医,中医学的外延不断扩展,而且中医学与西医学开始结合。相应的,我国医学格局也从中医、西医二元格局发展为中医、西医、中西医结合三元格局,促进了中西医融会贯通。近年来,藏医、蒙医、维医、傣医等少数民族的传统医学获得很大发展,与传统的汉医呈融合发展之势。在此基础上,一些学者提出"大中医"等系列理念。习近平总书记强调:"要着力推动中医药振兴发展"。2017 年施行的《中华人民共和国中医药法》明确提出:"本法所称中医药,是包括汉族和少数民族医药在内的我国各民族医药的统称。"这实际上对中医学的内涵做出了更科学、更符合时代特征的说明。今天,中医学日益发展成为包括汉医、藏医、蒙医、维医、傣医等在内的中国传统医学的统称。中医学和西医学、传统医学和现代医学属于各有特点的医学体系,存异求同、取长补短、融会贯通才是未来人类医学发展的阳关大道。现代医学是当今时代的主流医学,然而传统医学的重要作用同样应该受到重视。

在中国近代史上,从西医逐渐传入中国开始,西医对中医构成了前所未有的挑战和威胁,甚至在民国期间中医到了被政府下令打算废止的关头。但是经过中医界的抗争,中医得以留存,从后续通过设置国医馆来谋取中医的地位,到现在国家大力支持与发展中医,这是历代医家和中医文化的胜利。在近代的中西医争论过程中出现了各种学术流派与声音。

(一)中西医汇通派

对于西方科技,徐光启曾说:"欲求超胜,必须会通。会通之前,先须翻译。"鸦片战争惨败,洋务主将提出要"师夷长技以制夷"。唐宗海所著《中西汇通医经精义》成为中医界明确提出"中西医汇通"口号第一人,他指出"西医亦有所长,中医岂无所短,盖西医初出,未尽周详;中医沿讹,率多差缪。因集灵、素诸经,兼中西之义解之,不存疆域异同之见,但求折中归于一是"。民国时期的张锡纯著《医学衷中参西录》,提出"采西人之所长,以补吾人之所短",确立了"衷中参西"的汇通原则,主张"事贵师古,尤贵与古为新,为能使医学日有进步",如此才能"俾我中华医学大放光明于全球之上"。在此思想基础上他创立了镇肝熄风汤这一经典方剂。

镇肝熄风汤是现在治疗脑血管疾病如中风的常用方,这个方选用的药物,是张锡纯在实践中经过多年反复体会总结出来的。《医学衷中参西录》里记载了张锡纯的原话,他说他在屡经试验,多次反复治疗中风当中,认为以怀牛膝为最佳。他认为怀牛膝既能补肝肾,又能引血下行,能够阻止气血上冲。张锡纯称作为脑充血,而怀牛膝使充血之势能够平降。与代赭石联合,能直接折降气血上逆之势。张锡纯在刚开始的时候,就把君药臣药四味加甘草,作为治疗肝阳化风的基本方剂。

张锡纯很实事求是,非常可贵之处在于,他能够在临床总结的时候,既写出自己成功的经验,又写出失败的教训。这个很不简单。古书里极少是这样的。他说他开始就以怀牛膝、代赭石、龙骨、牡蛎、龟板、白芍、玄参、天冬这八味药为主,用在肝阴不足、肝阳上亢、肝阳化风证的中风中,都有效。但是后来他随着治疗的患者越来越多发现,有些患者好了一阵反而又加重了,并且比原来还严重。

张锡纯经过慎重考虑,根据肝脏的生理特点,加了三味药:茵陈、川楝子、麦芽。他说考虑到肝为刚脏,体阴而用阳,喜条达而恶抑郁。而镇肝熄风汤的八味药,镇肝降气血上逆,力量很强,用量很大。而龙骨、牡蛎联用,潜阳力量也较大。这都起到一种镇肝潜阳作用。对于肝的疏泄升发、喜条达而恶抑郁的特性是不利的。用他当时的话说,他是压而不服,反而激起反动之势,反攻倒算,以后症状更重!

他用了很形象的"压而不服"四个字。那怎么办呢?他认为要做疏通的工作,要随其肝性,就是顺随着肝的疏泄调达之性。为什么选择茵陈、川楝子、麦芽?这三味药共同特点是都能疏肝。你既要把它镇压,使它气血不上逆,不作乱,同时还要疏通,顺遂它的生理特点。主疏泄,喜调达,恶抑郁。也就是说,因势利导,那是顺遂肝性,和镇肝熄风汤的镇肝相结合。

他后来讲,用了这三味药以后,"则无斯弊",即没有这种坏处、副作用了。这是从实践中总结出来的。而且从理论上讲,也是恰到好处的。茵陈既能清肝,又能疏肝。川楝子也是常用的苦寒的清肝药,也是疏肝降肝的药。麦芽,要注意用生麦芽,生麦芽有较好的疏肝作用;不是炒麦芽,炒完之后药性发生变化,偏向健脾消食了。所以这个方的后三味——茵陈、川楝子、麦芽是佐药。再加上甘草,调和诸药,养胃气。甘草结合麦芽相配,还可以保护胃气。防止金石药物伤胃,防止代赭石、龙骨、牡蛎这些介类,以及矿石类药物伤胃气。

这个方的配伍,各方面考虑得比较全面。无论从实践方面来看,还是从理论方面来看,都是相当有水平的一个方。因此这个方出来之后,后世非常推崇,成了中医治疗中风发作及中风后遗症的一个首选方。

中医的中风这个病,在现代医学来说,包括脑血管意外的多种病,尤其是脑血栓和脑出血。在现代医学治疗上,它是要在诊断比较准确之后,才可以采取相应的治疗方法。而在中风发生的时候,特别初起,往往在某些医疗设备条件差一点地区,一时难以区分这是哪一类病。如要区分那就要观察,这样容易延误病情。但只要中医的病机属于肝阳上亢,肝阳化风,气血上逆,就应当及早使用镇肝熄风汤,以免患者昏迷日久,造成不可逆损伤。

　　这类的临床教训也很多。20世纪80年代初,成都中医学校的第一批四大教授之一——彭履祥教授。他本人就治了很多这类中风,也喜欢用镇肝熄风汤。他本人对自己的体质也比较了解,有一次他跟他的学生邓中甲,也就是现在的邓中甲教授,讲到他今后可能会发生中风。"发生中风,一定要及时用中药治疗,就你们来开方,不要光在那里等西医去检查、诊断,两个同时进行。"后来有一次他比较劳累,突然就在开会的时候中风了。中风以后,医院立刻组成了省里专家组,中西医联合诊治。当时还没有CT、磁共振,因此无法确定是脑出血还是脑血栓。西医的结论是观察。由于当时邓中甲教授和彭教授的儿子(现在也是教授)还年轻,根本就插不上话,医疗组不可能让他用中医来治疗。就这样彭履祥教授一直昏迷了半年,后来西南医院专家来看他,说当初就不是脑出血,应该按照脑血栓治疗。但是当时已经延误了病情,他昏迷一年以后就去世了。这个病例带来的启示就是,中医的辨证清楚了,就应当及早治疗。

　　故事还有后续,这件事过去不久以后,少年邓中甲教授正好接到电报,他的母亲(本身也是位高年资的西医医生),七十多岁,中风了。等他赶到北京的时候,已经昏迷八天。在昏迷八天后,西医诊断"脑出血?脑血栓?"因为没有确切诊断,所以还是观察。邓中甲教授去了,就跟医疗组商量,说你们检查、诊断照常进行,我用中医方法,下胃管、灌中药。因为当时那个症状,从证候辨证比较明显,就用镇肝熄风汤。结果邓中甲教授在北京住到第二十二天准备回成都的时候,他的母亲已经拄着拐棍,可以到楼梯边送他了。这时候他的母亲仍然没有确诊。后来恢复以后,有一定的后遗症,但基本上自己还能行动,一定程度上生活能自理。邓母最后活到八十多岁。

　　在现代医学还不能确诊的情况下,中医根据辨证论治,有是证则用是方,及早用上,这样可以中西医互补。现代医学能否确诊,不能作为中医治疗的一个根据。而中医辨证如果确诊,就可以使用相应方剂,能取得较好疗效。

(二)废止中医派

　　在20世纪初,民族危亡之时,当人们反思中国近代化运动成效不著的原因时,便自然地迁怒于"中学"的无用。海波沸腾,宇内士夫,痛时事之日亟,以为中国之变,古未有其变,中国之学,诚不足以救中国。中国的传统文化遭受抨击,其孕育的中医药学术体系必然要受到攻击。废除中医最坚决者,当属余云岫。余云岫称中医理论荒谬无用,"阴阳五行六气十二经脉,有百非而无一是也。寸口分部候诊,以寸关尺,分配脏腑,有百非而无一是也。妄分中西之界,掩盖落后之迹,簧鼓虚迕,排斥真理,有百非而无一是也""十二经脉五脏六腑三部九候的学说,细细考究起来,差不多没有一个字不错。苦苦的思量,要给他辩护辩护,实在没有法子;要给他通融通融,实在没有路头;只好任凭他零落便了"。余云岫否认中医的治病效能,他认为"中国的药品,确是有用的",但又认定"中医用药是全靠经验的",主张用科学方法整理中药,循着科学的系统,用科学的方法来证明药物的作用。

(三)中医革新派

随着中西医论争的深入,废医派对中医的攻击不乏击中要害之处,中医界开始认真审视中医学术体系,引入新的思想方法,做出新的诠释。杨则民是这一时期的杰出代表。杨氏著《内经之哲学的检讨》,开启了以唯物辩证法研究《黄帝内经》的先河。杨氏指出:"然则《黄帝内经》之思想方法果何如乎?吾感毅然断之曰:辩证法也。内经之辩证法为调和的方法,而不同于斗争的辩证法唯物论也。""《黄帝内经》之方法为辩证法,故不适用机械的科学方法之研究与批判;其最高理论为阴阳五行生长收藏与调节,而以辩证法叙述之,故欲研究而理解其内含之精义,自以辩证法为最正确之途径。"他指出,阴阳不过是用以概括宇宙间相互对立的事物性质的,而非迷信的代名词。他说:"五行又称五运,曰运曰行,皆为变动不居之意;金木水火土五行,顺次则相生,为生长发展之义,逆次则相消相克,为矛盾破坏之义;五行相互而起生克,有彼此关联之义;五行之中,亦分阴阳,有对立之义;五行相生相克,实具有扬弃之义。凡此皆辩证法之含义,徵之自然与社会而可信者也。"杨氏认为《黄帝内经》作者用五行作论说工具是不得已而为之,这使《黄帝内经》蒙上神秘的尘垢。杨氏认为《黄帝内经》作者引入运气学说,恰恰否定了自身的辩证法思想,并强调中西医的根本区别是在整个思想系统上。

(四)现代中医模式

中医、中西医结合是中医学术内的主流,两者相比,中西医结合显得强一些。单纯用中医药诊疗疾病,成就相当大,在老一辈的中医那里体现得尤其明显。对中西医结合的评价,见仁见智,有人认为中西医将实现结合,并最终达到相互融合,形成新的医学理论体系,实现医学的革命;也有人质疑,认为"中西医结合"为时尚早,应当"医学衷中参西"。随着现代科学技术日新月异的发展,为制订最佳临床诊疗方案,需要与多学科融合,在继承传统辩证思维的基础上创新中医临床辨证辨病思维。以中西医病名为例,中医病名常使用主要症状来命名,存在一定的局限性和模糊性,如常见的高血压,中医多根据临床症状诊断为"头痛""眩晕"等,与西医病名"局部定位论"相比,中医病名显得笼统与模糊,这就需要辨中医的"病",又需要辨西医的"病",即所谓中西医双重诊断。同时现代临床疾病病因复杂、病种繁多,而中医辨病的客观指标太少,尤其是对于一些疾病早期难于辨别的疾病,如肿瘤早期,西医可通过相关辅助检查等客观性指标进行早期筛查以实现早期干预,但肿瘤术后后遗症西医却没有良好的解决办法,中医可以通过扶助正气来帮助驱除人体邪气。现代中医临床模式应继承传统的中医思维,并在此基础上,充分吸收西医的辨病依据,利用现代先进的诊疗技术及医学研究成果,不断完善中医辨病思维的不足以应对新病种的诊断鉴别。

总之,中医一步步从古代走到现代,并不是一直在原地踏步,相反,中医具有无穷的生命力。对于学科而言,分中医、西医之别,但于医学而言,则无非是左右手而已,手是用来使用工具的,在于灵巧。此次新冠疫情中,在没有特效药跟疫苗的情况下,我们利用中医药迅速布好防线,守卫中国人民的生命健康,除了国家的应变能力跟有效的隔离手段外,中医绝对功不可没。

古人的智慧有其时代的局限性,但今人的努力可以使之获益无穷。今天的人们总是叹惜没有好的中医,当年张仲景不也是这样抱怨的嘛! 然而只要有疾病困扰着人们,中医就会像火把一样,为黑暗中的医者照亮前路,如此,则薪火相传。

第二节　博大精深中医药,貌似神秘非玄学

提起中医,很多人的第一反应就是:啊,又是难闻涩口的汤药! 其实中医远远不是表面上看似浅显的学问。相反,中医的理论大有玄妙。中医学理论体系是以气一元论和阴阳、五行学说为哲学思辨模式,以整体观念为指导思想,以脏腑、经络和精气血津液等的生理和病理为基础,以辨证论治为诊疗特点,包括理、法、方、药在内的医学理论体系。

一、粗谈中医揭面纱,拨云现日露锋芒

(一) 中医的气思想

中医学理论体系的形成具有深远的哲学渊源,尤其是气、阴阳、五行学说,渗透并融入中医学,为中医学理论体系的形成赋予重要的思维方法和说理工具。如气一元论的万物本原论思想,为中医学整体观的建立奠定了思想基础;阴阳学说的辨证法思想、五行学说的系统论思想,对中医学方法论体系的建立产生了促进作用。

中医学气论起源于先哲以气为本原探讨宇宙生成的"气一元论",而哲学探讨宇宙本原的目的在于探求天人关系。人生于天地间,亦以此一气而成,中医学将哲学之气的概念引入对人体生命活动的探讨,进而形成了对人体气论的认识。元气、原气、真气、正气均为中医理论中的重要概念,其内涵各有所指,相互之间又密不可分。从哲学"元气论"的角度来看,不论探讨宇宙生成、天人关系,或是人体生命活动,元气均具有本原与本体双重属性特征。而所谓的元气论是指,古代哲学中元气为万物之本原,具有本原、本体两层含义。"元气"最早用作表示宇宙万物生成之本原,即"元气论",或称"气一元论";而原气即特指元气中气形质未分、具有化生之性的混沌一气,其强调了元气的本原与生生之性;《黄帝内经》中真气的特性与元气极为类似,或可等同;与病邪相对而言的人体正气,则包含了元气与后天呼吸、水谷之气。明晰诸气的概念与关系,可为更好地理解中医学原理、指导临床奠定基础。

（二）中医的气概念

中医的气概念，可能源于古人对人体生命现象的观察。古人通过对人体自身某些显而易见且至关重要的生命现象，如呼吸时气的出入、活动时随汗而出的蒸蒸热气等的观察，产生了对气的朴素而直观的认识，加之在气功锻炼中体悟到的气在体内的流动，于是在朴素认识逐渐积累的基础上进行推测、联想、抽象和纯化，逐渐形成了人体之气是人体中能流动的细微物质的概念。随着认识的深入，人们对人体之气的来源、功能、运动规律和形式，以及与脏腑的关系有了较系统的认识，建立了中医学的气学理论。

中医学气概念的形成，自然受到古代哲学气学说的渗透和影响。古代哲学的气是运动不息的细微物质的概念，气升降聚散运动推动和调控宇宙万物发生发展和变化的思想。中医认为，"气"是人体内活力很强、运动不息的极细微物质，是生命的本质，也是构成宇宙万物的基础物质。人体生命活动的根本就是气的升降出入，气的运动一旦停息就意味着生命活动的终止。《黄帝内经》中有言："出入废则神机化灭，升降息则气立孤危。故非出入，则无以生长壮老已；非升降，则无以生长化收藏，是以升降出入，无器不有。"目前已形成"气一元论"理论，认为人与自然一气统一，同时人体本身亦是同源同构，产生于一气。人体之气根据来源可分为来源于父母的先天之气，与由脾胃化生的水谷精气与肺吸入的自然清气结合而成的后天之气。根据气的分布及功能，又可分为元气、宗气、营气、卫气。元气是生命物质系统中最根本的气，来源于先天之精，而宗气、营气、卫气来源于后天之精。这些气对人体都有着不同的作用，共同调控机体的正常生命活动和人体内的新陈代谢，维系着人体的生命进程。

气的物质内涵和功能内涵共同形成中医气的概念和理论。它是数千年前的古代人在他们那个时代对人体生命活动现象和规律的一种认识和解释。这种认识和解释在他们那个时代可以说是先进的，并且与中医其他理论结合起来指导中医的临床实践也是有效的。如果能够认识到中医气论与中国古代哲学"元气论"的渊源关系，以及中医之气的物质内涵和功能内涵，就一定能对中医气的概念和理论产生清晰正确的认识，就不会出现对气的认识和解释越来越复杂、越来越玄、越来越神秘、越来越说不清楚的情况了。

二、阴阳交转化万物，五行轮替显真知

谈到阴阳和五行，我想很多热爱养生的人都熟悉，比如我们经常都能看到的太极图、有些老人晨练时候会打的太极拳等。阴阳这个词，看似简单，实属中医思想里面范畴最广的一个，因为万物皆可用阴阳来解释，它可以广泛地诠释人体的所有生命活动、疾病的发生和发展、病情的变化，以及我们如何去防治。

（一）中医的阴阳思想

"阴阳者，一分为二也。"这句话说的就是阴阳可以泛指所有互相有关联的事物或者

对立事物的关系。你们看,这不就是一种中国古哲学的唯物论和辩证法嘛! 我举个例子大家就好理解了。日出日落,白天阳光充裕,这就叫阳,夜晚黑暗静谧,这就叫阴。再进一步展开来说,夏天天气很炎热,热就是阳,冬天很寒冷,冷就是阴。那大家看,这是不是就是说世间万物只有相互对立的东西,都可以用阴阳来表示? 比如里面和外面、男人和女人、潮湿和干燥。我们的先祖们,通过阴阳这样的分析,就把一些很不好理解的事物做了简单的归类,使我们更好地理解事物变化的原理。但是起初在西周时,阴阳的出现并没有运用到医学上,它还是停留在哲学领域,是古人用来探索了解世界的一种方法。直到春秋战国时期,医学家才开始逐渐把阴阳的思想应用到医学中。《左传·昭公元年》就记载了秦代名医为晋侯诊病时说:"天有六气,降生五味,发为五色,徵为五声。淫生六疾。六气曰阴、阳、风、雨、晦、明也。分为四时,序为五节,过则为灾:阴淫寒疾,阳淫热疾,风淫末疾,雨淫腹疾,晦淫惑疾,明淫心疾。"他的意思是,这天有六种气象,分别叫作阴、阳、风、雨、晦、明,这很好理解,大自然会刮风下雨,也有天气明媚和昏暗,重要的是他特意指出了阴阳。这个词就厉害了,算是一个概括全部的说法。大家想一下我上面说的天气炎热和寒冷,可以思考一下就天气而言,阴阳还可以怎么来应用。下降生成五味,表现为五色,应验为五声。五色五味这个笔者会在之后的五行学说中仔细解说,现在暂不赘述。他又区分为四时,依次分为春、夏、长夏、秋、冬五行之节,过度了都会造成灾祸。这里我简单说明一下,古人那时候推崇五行学说,所以虽然说大家都知道季节分为春夏秋冬,但是为了应验五行,就凑了一个长夏出来,大家理解就好。而后面说的阴过度生寒疾、阳过度生热疾、风过度造成四肢之疾、雨湿过度造成腹疾、夜晚房事过度造成心志惑乱之疾、白昼操劳过度造成心力交瘁之疾,则是更详细地阐述了六种疾病,这使得阴阳学说真正和医学结合起来,后来形成了一套完整的中医思想。

说了这么多,那阴阳这个词的意思大家应该了解了,但是阴阳具体都分为哪些呢? 在中医的阴阳学说理论中,大致分为对立制约、互根互用、交感互藏、阴阳消长与转化,以及阴阳自和与平衡这几点。

1. 对立制约　对立制约,它是指一对属性相反的双方在一个统一体中相互斗争、相互制约。就如上下、左右、天地、动静、升降、出入、昼夜、寒热、水火等。我们说一年四时分春夏秋冬,春夏秋冬是不是也都有自己的特点? 春天温暖、夏天炎热、秋天凉爽、冬天寒冷,这一年四时天气给我们的感觉是一直在变化的。为什么会出现这样的情况? 秋冬是寒凉的,但是春夏到了,阳气抑制了秋冬的寒凉,所以气候就转为温热,而春夏也不是久居,等秋冬来了,阴气又压制住了春夏的温热,这就是大自然自己的阴阳相互制约。它不会让一方过强,当一方过强它就会出手制约。我们人体也是一个道理,春夏你感受到温热就会少穿一些衣服,秋冬寒凉了你就会多添几件衣物,那如果夏天你还穿着大棉袄,冬天你还穿着短袖,那是不是就是有病了? 我们总是说阴虚则阳亢、阳虚则阴盛,就是指你的身体不能自己调节阴阳的平衡,它俩无法相互制约,有一方太强了,就过于压制对方,有一方太弱就一直被对方欺辱。举个例子,有时候你嘴唇起泡、嗓子痛了,立马就会想到是不是最近上火了。对,这个火从哪来?是不是就是你体内的阳气过剩了,阴气无法抗衡,无力消除那么多的阳气,所以你才上火了。对立制约讲的就是这个意思。

2.互根互用　互根互用是指事物的阴阳也有着互相依存、互为根本的关系。阴阳任何一方不可以脱离对方而单独存在,这个道理很简单,如果这个世上没有女人,那哪来的男人呢?没有热何所谓寒?它就不存在了嘛!既然这两个事物能相互对立,它们之间一定是有联系的。而我们所说的阴阳的互根互用还有着更深的含义:阴阳双方是互相资助、互相促进发展的。我举个例子,一对夫妻,因为妻子今天炒菜咸了就吵了起来。男人认为自己养家糊口在外打拼那么不容易,回来就做这个敷衍我。女人也委屈,我带孩子不辛苦吗?我还得做饭。两人各自站在自己的角度气愤难耐地过了一夜。第二天男人觉得自己昨天不该发火,女人也意识到自己确实炒菜太粗心盐放多了,于是二人互相安慰对方,结果男人心情好了上班办事效率高,得到了领导的赞扬,回来吃饭喜笑颜开,夸饭菜可口;妻子高兴,第二天做饭更有劲了,做的饭更好吃了。这就叫互根互用。两人虽有矛盾,但是又互相体贴对方,促进了对方的发展,阴阳平衡了,家庭和睦了,多美好的事情。大自然也是如此,夏天气候炎热,但是为什么下雨多了?是不是天也知道太热了,给大家下场雨降降温。而人呢,白天受自然界的影响阳气充足,你有旺盛的精力去做很多事,到了晚上天黑了,阴气上来了,人就会感觉到困乏想睡觉。但是如果你白天就一直睡觉,到了夜晚阴阳不平衡,你就无法入睡,所以晚上阴气的充裕需要白天阳气的旺盛。

3.交感互藏　交感互藏是什么?交感的意思就是阴阳二气在运动中相互感应而交合,相互发生作用。古代哲学家认为,精气是宇宙万物的本原,由于精气的自身运动而产生了相互对立的阴阳二气,阳气升腾为天,阴气凝聚为地,二者交合,形成万物。简单来说就是,阴阳二气是在不断运动的,是它们不断地孕育出新的事物和生命,就好比男人为阳,女人为阴,阴阳结合才能孕育生命。而互藏呢,就是指阴阳双方互相包含着对方,你中有我,我中有你。不妨仔细看一看阴阳图,左半边白色代表阳,阳从左升,右半边代表阴,阴从右降,阴阳图中阳抱阴阴又抱阳的意思就是交感。那为什么左边的阳里面有个小黑圈呢,这就是寓意阳中有阴,那右边阴里面的小白圈自然就是阴中育阳了。我举个例子,就好比一个家庭的男人,虽说是阳气的代表,但他也有软弱的时候,也有哭泣的时候,只是大部分时间他都在坚强地打拼,所以阳是男人属性的主体,它占了绝大部分但不是全部,男人也有温柔的一面嘛!同时还有一点也是阴阳交感互藏所延伸出来的,这种你中有我、我中有你的状态,不也是构成上面阴阳互根互用的基础嘛!而且还为下面我们要了解的阴阳消长与转化提供了依据。

4.阴阳消长与转化　关于阴阳消长与转化,其实在前面,我已经为大家做好了铺垫,我相信这一点大家不难理解。消长转化就是指阴阳双方不是一成不变的,它们一直处于一种减少和增多的动态平衡,并且可以互相转化,阳从化阴,阴从化阳。在消长的过程中会出现两种情况,第一种就是我们说的互为消长。大家看春夏秋冬,是不是气温在不断地变化,但是总体上是春夏温暖、秋冬寒冷,那么从春夏到秋冬就是阳长阴消,而从秋冬到春夏就是阴长阳消了。在一年四季里,阴阳是不断变化的,而且是你增我减、你减我增的趋势。第二种可能稍微复杂一些,阴阳皆消皆长,意思就是阴阳之间会出现一方增长而另一方随着增长,一方消减而另一方随着消减的变化。我仍然用一年四季来举例子。我之前说一般情况下夏季天气越热,雨水越多,这里就体现了这个原理。世间万物当然还有很多这样联系的例子。如果阴阳消长出现了异常呢?比如说人体阳气增长超过了阴气的正常增长,阳气就过剩了,这就会造成阳亢,这就是超过了正常范围里的消长,这时候人就要得病了。那么阴阳转化就很好理解了,为什么我们可以经历春夏秋冬?这是阴阳在不断地转化形成,夏天可以变为冬天,冬天又可以变为夏天,永恒存在的是大自然,而季节的更替就是大自然体内阴阳的转化造成的。那把这个思想放在看病上,比如一个邪热亢盛的患者,开始面红气粗、高热烦躁,明显的阳气亢盛的样子,但是随着久病损耗,正气不足,就会变成面色苍白、四肢厥冷、精神不振的一派阴象。

5.阴阳的自和与平衡　阴阳的自和与平衡,是指阴阳自己就可以调节自己,使得阴阳二气可以逐渐恢复到正常平衡的状态,也就是说阴阳在生命体内是可以自我修复的。我们人得了病,机体自身的免疫力也会使我们自我康复。这就需要我们平时注意自身阴阳之气的旺盛,同时告诉我们如有小毛病不要大量服药,这样会破坏机体自身阴阳的自愈,从而不利于疾病的康复。我们平时生活中应该注意不要过度地耗伤阴气或阳气,要维护好阴阳的平衡,才能远离疾病,健康长寿。

(二)中医的五行学说

五行学说,这个不输于阴阳的又一大重要理论体系,主要是研究木、火、土、金、水这五行。五行学说认为,宇宙间一切的事物都是由木、火、土、金、水五种基本物质构成,在大自然里各种事物的发展变化,都离不开五行的不断运动和相互作用。

1.五行的特性　大家大可不必钻牛角尖,认为前面不是刚说了阴阳才是构成宇宙万物的基础吗?对,这些说法都没错,学习中医的思想时一定不要去用一种思想否定另一种思想,要有包容的心,同一种事物,我们可以从不同的角度去解释它,但本身并没有哪种思想否认了事物的存在。言归正传,五行这五种物质到底都是什么呢?其实我们日常生活中很多常见的东西都是由这五类物质构成的,比如我们平时喝的水、做饭烧的火、屋外种的树、田地里的土壤、佩戴的金饰品。我们可以把它们五个看成一家人,俗话说世界上没有两片完全相同的树叶,这五位自然也都有着自己的个性。我们的先祖最开始也是先从它们的外观、功能去划分的。《尚书》里的"水曰润下,火曰炎上,木曰曲直,金曰从革,土爰稼穑"这句话就很全面地总结了五行的特性。水具有滋润的功效,还有像水往低处流这种自然现象,但是五行学说并不是单纯说水就是水,这里的水实际上已经引申为一切具有这种滋润、寒凉、下行、闭藏等作用的事物和现象。那其他四个也就不难理解了,因为树木都有生发屈伸的特点,所以引申为一切具有生发、条达、舒畅等作用的事物和现象。火代表着燃烧、光和热,所以可以引申为一切具有发光发热、上升等作用的事物和现象。土泛指人们种植谷物的农事活动,从而引申为凡是具有生化、承载、受纳等作用的事物和现象,都称为土。金,比如铁,它既刚硬锋利,又可以被人们随意塑造成各种形状,所以可以引申为一切具有沉降、肃杀、收敛等作用特点的事物和现象。在这样的延伸基础上,我们就可以把身边的很多事物做一个大致的分类,这样也就初步了解了五行是在说什么。

2. 五行相生相克　我们谈起五行,有一个词语很重要,那就是相生相克。在中医学里,我们一般都是按照木、火、土、金、水的顺序排列。为什么要这样书写呢? 木头燃烧是不是可以生成火,火燃烧殆尽后就生成了灰(土),那些矿物(金)都埋藏在土里,而金融化又可以化生为水,水又可以灌溉树木。这一套顺序下来就是相生。那什么是相克呢? 树木扎根土壤吸取土壤的养分,火可以融化金器,土可以修坝挡住水,矿物大多是木头深埋地下数万年而形成,水可以扑灭火。

3. 五行相乘相侮　五行中还有个词语大家平时接触就少了,叫作相乘相侮,它说的是五行中任何一行对它所胜的过度克制或者对它所不胜的反向克制。这话听起来有些绕,这里面提到了所胜和所不胜。那什么叫所胜呢? 刚才我们讲了相克,像水克火,水能打赢火,所以水所打胜的就是火,所不胜就是反过来,火打不过水,所以水就是火的所不胜。明白了这个道理,我们再来讲相乘和相侮。在一个动态平衡中的五行流转,本来水就克火,但是一直处于克制得刚刚好状态,突然我们多泼了一盆水,把火彻底浇灭了,这就叫相乘,意思是克得太狠了。水本来是克火的,结果你一盆水下去,火势越来越猛,你这点水灭不了这么大的火,这就叫相侮。

4. 母病及子和子病犯母　母病及子和子病犯母体现了五行相生的概念。我们就拿木生火来说,木可以生火,所以木就像母亲一样,那火就像是它的儿子。例如一圈篝火,柴不够了,那火是不是也慢慢变小了甚至最后熄灭,这就是母病波及了子。同样如果火越烧越大,它消耗柴火的速度也不断加快,这就是子病反过来又波及母了。

5. 五行学说的运用　大致的五行特点,我们就说这么多足矣,接下来我们带着这些五行的特点去分析如何将五行应用于医学上。五行一个最重要的应用点就是人体的五脏,它可以很好地解释五脏的生理特点及五脏之间的关系。比如说木有生长、生发、舒畅、调达的特点,而肝喜条达而恶抑郁,有疏通气血、调畅情志的功能,老百姓常说气得我肝疼就是这个意思,所以肝属木;火有温热、向上、光明的特点,而心主血脉以维持体温恒定,心主神明为脏腑之主,民间常说人心口这股热乎劲还在就有命在,这心自然属火;土性敦厚,有化生万物的特点,而脾主运化水谷(食物)、化生精微(营养物质)以营养脏腑形体,为人体的气血化生之源,小孩子不好好吃饭就总会脸发黄,像土渣一样,这就是脾气不足,营养不够,所以脾属土;金性清肃、收敛,而肺具有清肃的特点,以下降为顺,就是我们平时总说的咳嗽,这就是肺里的气体上涌产生的,咳而有声,金实而不鸣,所以说肺属金;水有滋润、下行、闭藏的特点,而肾主藏精、主水,我们排出的尿液都是靠肾过滤的,故肾属水。说到这里了,我想大家应该懂得运用五行的相生相克来理解五脏之间的关系了,五脏之间的各种功能是相互联系的,例如肝生心即是木生火,肾制约心即是水克火等。五行学说还将人体与自然界的五色五味五音等做了相对应的联系,而中医的望闻问切大大离不开这些表现。我们通过五行学说的相互关联,就可以轻松判断疾病的所在脏器病变,进而推断疾病的下一步发展,从而及时制订治疗方法。

三、精气血津液和神,相依互存方调谐

精、气、血、津液、神在人体的生命活动中占有非常重要的地位。其中精、气、血、津液是人体脏腑经络、形体官窍进行生理活动的物质基础,是构成和维持我们生命活动的基本,同时这些物质的生成和代谢,也依赖脏腑经络、形体官窍的正常活动才得以运行。对于经络,我们后面有经络学说会详细讲解。官窍就是人体开口的地方,人体一共有九窍,鼻孔、眼睛、耳朵、嘴巴、前后阴。

(一) 神

神这个就要单独拿出来说了,因为它是人体生命活动的主宰和总体表现的总称。神的产生是以精、气、血、津液为物质基础,是脏腑精气运动变化和相互作用的结果。它们的关系就像古代君王和子民的关系,子民赋税维持了皇族的生活,而皇帝对子民又有主宰和发号施令的能力。

神是人体生命活动的主宰,它的内涵是很广泛的,既是一切生理和心理活动的主宰,也包括了外在的体现。简单来讲,神可以控制你去做什么,心里在想什么,同时神的充足与不足也能从外在的表现上体现出来。我们与朋友见面打招呼,看到对方面色不好会说一句“你今天精神状态不太好啊”,这里就是神的外在表现被我们看出来了,所以就算不学中医,大众也是可以分辨出神的是非好坏。因为神可以调控人体的五脏六腑,以及精、气、血、津液的储藏和分布,所以你看那些昏迷的病号,他的神就出了大问题。他不会自己吃饭,也不会自己解大小便,躺在床上一动不动,身上插着各种管子来辅助人体功能。神对于整个人体生命活动的重要性是多么大。我之前为什么说五行学说那么重要,因为不客气地说,中医里真的是万物皆可五行,比如神就可以划分为五神脏,神、魂、意、魄、志,分别对应心、肝、脾、肺、肾,这样的话又跟五脏紧密联系起来,哪里出了问题就可以找到相应的脏。五脏的精气充足,五神安安稳稳的,我们就会神志清晰、思维敏捷、反应灵敏、运动灵活、睡觉香甜、意志坚定,不会经常喜怒无常。

(二) 精

中医所指的精是人体之。精,受之以父母的生命物质和后天水谷精微相融合的一

种精华物质,是人体的本原,是构成人体和维持生命的最基本物质。怎么理解呢? 我们都知道一个人的诞生是靠父母的结合孕育而生,父母赋予的这部分我们称作先天之精,而后天水谷精微其实就是你的饮食。简单来理解,就是一个人可以存活并长大需要父母赋予生命,再靠后天不断的食物补充。但是中医的精有很多含义,精的原始含义是用于繁衍后代的生殖之精,这是狭义上理解的精;像先天之精、水谷之精、生殖之精、脏腑之精等一切具有精华的物质,都称为广义之精。

精的生成主要是靠先天之精和后天之精的结合。那它到底去哪了? 人体之精分布在各个脏腑,但是它主要还是藏在肾里。先天之精在我们还是胎儿的时候就储藏在肾中。后来随着胎儿的发育生长,它又逐渐分布于其他脏腑。后天之精自然源于饮食,通过人体的脾胃运化,不断输送到全身,填充脏腑之精,在脏腑用不了那么多的时候,多余的就会输送到肾,以滋养先天之精。中医常说肾为先天之本,脾为后天之本,就是源自这里。

那精又如何使用? 一般来说分两种形式。第一是分布在全身各个脏腑中,以滋养脏腑并化成气去推动和调控各个脏腑功能。第二是化成生殖之精,有度地排泄以繁衍生命。所以有时候精气不分家,精可以生成气去推动精的输布,精气的良好运行又可以生成更多的气,这里很像阴阳的状态,精和气互相扶持才会越来越好。生殖之精因繁衍后代的作用,其实它是分走了人体的一部分精,如果适度的话,并不会造成整体精的缺失,但是如果纵欲过度反而损耗人体之精。

精可以干些什么呢? 除去我们刚才讲到的它可以用来滋养各个脏腑和繁衍生命,还可以化生为血、气和神。这里要着重讲一下的是,如果先天之精不足,或者后天之精提供不足,就会导致脏腑之精的亏虚,造成人体得不到滋养而衰败。如果是肾精损失,就会导致生长发育缓慢或者未老先衰。有些孩童智力缺陷,从小发育迟缓,亦或少年老相,均和这有关。

(三)气

气是人体内活力很强的极其精微的物质,是构成人体和维持生命活动的基础物质之一,它的运行主要是推动和调控人体新陈代谢。我们可以简单理解为气在人体中运动既像大自然里空气流通一样,又像河水托着船儿前行,风不动则成闷气,水不动则成死水,气在人体中不流动了,生命也就即将终止,这就是气对人体的意义。

那么气到底是怎么生成的? 它除了通过精的化生,还与肺吸入的自然界清气相结合产生,更细致地分析,其实人体之气源于三者,先天之精化生的先天之气(元气),水谷精微化生的水谷之气和自然界的清气,后两者合称后天之气(宗气)。三者缺一不可,这也就告诉我们人体离不开气的运行,那自然也离不开这三个脏器。因为肾里主要藏着先天之精,脾又是帮忙运化生成水谷之精的,还有肺脏不停地吸入外界的清气(氧气)。

我们现在知道了有先天之气和后天之气,还有两种气在中医学中很重要,那就是营气和卫气。如果想很详细地讲解这二气，恐怕要牵扯更多的中医知识，在这里我们主要是为了简要了解什么是中医，所以大家只需要知道营气就是具有营养作用的气，提到营养我们自然想到了水谷之气，营气是水谷之气部分精华所成。卫气就是保卫、防护人体的气，它也源自水谷之气。二者既有联系也有区别，它们同出自一家，但是分工不一，营气比较像妈妈，富有养育之力，卫气比较像父亲，保卫家庭，二者分工合作，机体才能调和。

（四）血

血大家都知道，伤口流出的液体就是血，血是循环于脉管中富有营养的液体，它也是构成和维持人体生命活动的基本物质之一。它的生成主要靠水谷之精和先天之精（肾精）。脾和肾的作用就很重要了，是提供物质基础的主要脏器，但是不要忽略心、肺这两脏。古人也是精通解剖学的，只是受制于那个年代的科学水平，有些东西大家无法完全解释清楚，最后统一认为血的生成过程是脾胃运化的水谷精微，通过脾上升输送到心、肺，与肺中吸入清气结合，贯注心脉，在心气的作用下变为红色的血液。血液肯定不是一直静止不动的，它要在脉管里循环流动，给全身输送营养物质，那它就离不开气的推动和固摄。推动好理解，为什么还可以固摄呢？因为气本身就有固摄的作用，它可以防止血液流动过快冲出脉管。

血的作用主要在两个方面，因为是由水谷精微化生，它具有丰富的营养物质，故可以濡养全身。另外，血还是精神活动的主要物质基础，也就是我们最初讲的神。血液充盈人才能精力旺盛。所以贫血的人往往面色萎黄、皮肤干涩，看起来很瘦弱，精神状态也不是很好，总是容易疲惫。

（五）津液

津液是机体一切正常水液的总称，它包括各个脏腑形体官窍内的液体和一切正常的分泌物。津液也是构成人体和维持生命活动的基础物质之一。这里要注意一个词：正常水液。就像我们鼻腔里会正常分泌一些液体，那是为了湿润鼻腔，但是我们感冒流的鼻涕就属于非正常液体了，这个要区分好。津液，是一个总称，津是津，液是液。质地清稀，流动性较大，分布在体表皮肤、肌肉孔窍，并且还能跑到血液里，具有这些特点的叫作津；随之相反的质地浓稠，流动性小，主要跑到骨头、脏腑、脑子里的，叫作液。

津液是一种液态的物质，它主要用于滋润和濡养人体。津的流动性较好，比较滋润，而液质地较稠，它不容易乱跑，所以更偏于濡养。因为津液可以流动，可以分布到体表皮肤、血液、脏腑、肌肉、骨骼等，所以津液一旦缺失，得不到滋润和濡养，皮肤会干燥、走路会膝盖痛等。由于津液能够渗入脉管，所以津液同样是血液的组成部分。当血液浓度较高时，津液可以渗入脉管中去稀释血液并补充血量。当机体津液亏损时，血液中的津液又可以渗出脉管去补充津液，从而起到调节血液的作用。因为血液和津液都是水谷精微所化,所以这个现象在中医上还专门有个名词叫作"津液同源"。

(六)气与血的关系

那么我们做一下总结,精、气、血、津液、神之间关系是非常密切的,中医的思想本来就讲究联系,人体的每一块都不是孤立的,而中医看病也要考虑到方方面面,不能总盯着一个情况去下手,不然就真的成了井底之蛙。言归正传,气和血之间的关系可以用一句话来总结,气为血之帅,血为气之母。就是说气是统帅血的,具体体现在气能生血、能行血,还能固摄血。气血本就同根生,它们之间当然可以互相转化。因为气有推动血液的作用,所以气能行血,固摄这一点前面我们提过,气可以箍着血不至于跑出脉管;血如气的母亲一样,毕竟血液的作用就是滋养濡润,所以血主要是可以养气和载气。养气这个好理解,载气又是什么意思呢?我们都知道血液是顺着脉管流动到全身的,那气的运行当然也不能到处乱窜,那样气就乱了。所以气要"趴在血的背上",跟着它一起流动。二者互相依存,血少了,气就虚了,气不够了,血就无法正常运行,人就会得病。

(七)气和津液的关系

气和津液的关系,很像气和血的关系。气能生津、气能行津、气能摄津,而同样津能生气、津能载气,原理跟气和血一样。精、血、津液的关系就比较简单,因为三者全是从水谷精微转化而来的,它们之间均可互相转化和补充。但很不幸的是,由于三者这样的关系,生病的时候往往一荣俱荣,一损俱损,故中医把它们的关系称作"精血同源"和"津血同源"。所以假如一个人血虚,我们也可以换个角度思考,他是不是津液或者精不足了?能否通过补其他两者来达到补血的目的呢?

(八)精、气、神的关系

精、气、神的关系和精、血、津液很像,也是相互依存,相互转化。不过这里面出现了神这个主宰,就略显不一样。上面我们说了精气之间可以相互化生,不过三者不离不弃的关系里,神还是作为主导存在的,它吸取着精气带来的营养,再指挥着精气运行输布。形是神的住所,神安了则精稳气舒。古人曾说:"得神者昌,失神者亡。"总之,精、气、血、津液、神五者的关系紧密结合,又各有优势和分工,它们共同协作,才能达到形神俱盛,健康长寿。

四、五脏六腑归藏象,藏亦似脏非同脏

藏象学说,近年来也被称作脏象,是指藏于体内的内脏及其能表现出来的生理病理现象与自然界相对应的事物和现象。不过直接称它为"脏"其实不是很准确。因为藏象学说不只是在研究各个脏腑,它是在通过中医的一种思维模式,去整体观察,旨在解释机体的生理病理,挖掘其内在的功能和联系,这也体现了中医和西医在思想上的区别。在中医的世界里,藏既大致与脏相同,但是细品它的内涵却更醇厚。

从解剖上来说,脏腑分为脏、腑、奇恒之腑。脏即是五脏,心、肝、脾、肺、肾。不过这里要提一下,中医在经络学说提到的一个名词叫心包络,中医认为心包也可以看作是脏,所以有时候我们称六脏也是没问题的。腑分六腑,即胆、胃、小肠、大肠、膀胱、三焦。奇恒之腑也有六个,分别是脑、髓、骨、脉、胆、女子胞。它们的区别是根据各自的生理特点划分的。五脏化生和贮藏精气,六腑受盛和传化水谷。五脏特点前面讲精气的时候说过,受盛和传化的意思大家去联想一下胃、小肠、大肠,我们吃的食物是不是都要在它们内部,经过消化、吸收再排出体外。五脏是要藏住精气而不外泄,它满而不实。五脏的"满"指的是精气充满,这种充满的状态是动态的,需要不断地流通和布散,以维持生命的正常运行。六腑传化物而不需要藏东西,所以它实而不能满。六腑里要有水谷食物,但是它的过程就是吃进去再排出来,不能塞满而不动。它们两个一个总要时刻保持充足的准备,好随时为机体提供精气;另一个是要装外界进来的物,不能堵塞流通。一般来说,因为有这样的特性,五脏出了问题多为空虚,六腑多为撑实了,所以治疗它们往往五脏宜补,六腑宜泄。奇恒之腑比较特殊一些,这个名词大家平时也很少听说,它在形态上比较像六腑的中空,但是功能上又和储藏精气的五脏类似。因为与五脏六腑既相似又不同,所以我们单把它拎出来赋予了一个新的称呼。

(一)五脏

我们这部分主要就是给大家科普下每一个脏器都有些什么特点和功能,以帮助大家了解中医中脏腑的轮廓和作用。

1.心　心长在胸中,两肺之间,外表覆盖着一层心包,形状圆而下尖,就像未开的莲花。它主血脉和藏神,以主宰人体整个生命活动,所以心也叫作君主之官,为五脏六腑之首。心气可以推动和调控血液在脉道中运行,所以它既可管血液,亦可调控脉道。心藏神是指心统帅全身脏腑经络、形体官窍,主司意识、思维、情志等精神活动。毕竟心里藏着神,而神的作用正好就是这些。但是我们了解中医不能只到这一步,之前谈过中医不是片面的,它是要不断地联系整体。所以我们还要知道心都可以表现在哪里,能作为我们判断它特点的指标。心在体合脉,其华在面,开窍在舌,在志为喜,在液为汗,与夏气相通。心主要是人体泵血的机器,它掌控脉道的种种,其华在面是指心脏的精气盛衰可以从面部的色泽体现出来,因为头面部的血管是最丰富的,全身的气血均上注于面,所以才有了其华在面的说法。心开窍在舌,就是说观察舌头的变化可以了解心主血脉和藏神机制是否正常,舌体红润、柔软、灵活,味觉灵敏,语言流利都依赖心血和神的充足。在志为喜,是指心主要和欢喜这种情绪有关,一般来说这是一种良性的心态,喜悦得益于心主血脉的功效作用,但是我们都知道凡事过头了也不是什么好事,所以如果高兴过度也会损伤心神,神的过度亢奋会让人欢喜得停不下来,神的过度萎靡也会令人悲伤。在液为汗,就是我们身上出的汗是因为阳气蒸腾津液,通过毛孔排出来的液体,而心精和心血为汗液提供化生的源泉。正常的出汗是心为了滋润皮肤,同时排泄出体内代谢的废水,如果汗出得太多了,必定损伤心精和心血,那么人就会出现心慌和心悸。举个例子,我们在受到惊吓或情绪激动的时候会不由自主地冒汗,心脏也会扑通扑通地剧烈跳动,这都说明了心对汗液的调节。我们平时不可冒汗太多,大汗淋漓会损耗心气心阳,如果损耗过多甚至还会出现心阳暴脱。最后心和夏气相通,这个很好理解,心在五行上属火,五行学说中夏天对应的就是火。你们看,这些知识是不是都是互通的呢?夏天人体阳气最旺,心为阳中之阳,所以夏天心阳也是最旺盛的季节。灵活地运用季节的变化,往往在治疗心病时能起到事半功倍的奇效。

2. 肺　肺,这可是个很娇嫩的脏器,古人称它为"华盖"。解剖上,肺位于胸腔,左右各一,覆盖在心之上,且肺有分叶,左二右三,一共五叶。肺与我们的喉咙和鼻腔相连,所以这两个开口就像肺的门户一样。那么我们都知道肺主要是用于呼吸空气,不过中医还认为肺可以主行水、朝百脉、主治节。主行水这个要参考肺宣发速降的功能,它位居胸腔最高处,直接与外界相通,一吸一呼之间,可以把下面脾转输的水谷之精和水液向上布散,以濡养头面部和外表肌肤;也可以把脾气送来的水谷之精和水液肃降到脾以下的脏腑,并一口气把脏腑产生的废液一同下输到肾和膀胱,从而形成尿液。全身的血液要通过百脉流到肺来接触清气,把废气排泄到肺中进行气体交换,然后再通过肺的肃降功能将富含清气的血液通过脉道输送到全身。这里可能有人要问了,刚才不是说心才是主宰血脉的吗?心是血液循环的基本动力,而血液的运行不能只通过心的努力,还要靠肺的推动和调节,肺通过呼吸,调节全身的气机,从而促进血液的运行。《难经》有句话说得就很形象:"人一呼脉行三寸,以吸脉行三寸。"肺既可以参与气体交换和水液代谢,又可以调节血脉运行,它功能这么多,我们才说肺主治节。肺上输的水液可以滋润体表肌肤,指肺在体是和皮毛密不可分的,肺可以使我们的皮肤润滑,调节毛孔的开阖,所以一旦风寒感冒,人们就会咳嗽,感觉到浑身发冷、打寒战,很多人喝姜汤捂着被子发汗就会缓解,这是因为肺关乎体表皮毛。肺在志为忧,我们需要知道,悲伤是可以影响肺正常功能的,它是和体表皮毛,卫气就存在于体表,保卫人体,情绪经常悲伤的人一般抵抗力都会减弱,所以平时一定要保持乐观开朗的心情去面对生活。因为肺直通鼻窍,肺中的津液顺着气道就传到了鼻子,形成了鼻涕,感冒总是鼻塞、流涕就是这个原因。肺与秋天相通,因为肺与秋都是五行之中的金,秋天的特点就是萧条肃杀,这正好符合了肺的肃降特点,同观肺这个娇嫩之脏,秋天恰巧又容易干燥,肺本身也怕干燥,所以在秋天我们一般要保养肺气,经常滋润它。

3. 脾　脾在五脏中是一个极受重视的内脏,这主要是因脾主运化的生理功能。由于脾主运化水谷精微,是人体摄取营养物质的主要器官,从而确立了脾为后天之本的特殊地位。但是,由于脾主运化的生理活动是在胃主受纳腐熟的基础上进行的,脾与胃都参与了人体的消化、吸收,故历来常把脾与胃合论,而称脾胃同为后天之本。脾主运化,但是要明白运化并不等于消化吸收,它是把食物先转化为精微物质,再逐渐地转化为人体的气、血、津液。现在我们一般认为脾能将水谷精微转运而离开小肠,小肠才能进一步消化吸收。刚才我们讲肺的时候曾提到脾是可以把水谷之精和津液上输到肺的,但是它并没有提到脾可以下降输送,这是因为脾主升,而肃降那是人家肺的活。在脾的统血作用中,既包括了脾气固摄血液,让其在脉管内运行,而不会冲出脉外,也包括了脾通过运化水谷精微化生血液的功能。因为血液能否正常地运行,既取决于脾气的固摄作用,也与血液本身是否健全有关。其实脾也在参与输布水液,促进水液循环和排泄,就好比肺的津液就是从脾传输过去的,到达身体各处以濡养周身。此外,脾和肺一样可将各脏腑的废液气化为汗或尿液排出体外。脾气健旺,运化水湿功能正常,则体内水液代谢正常。若脾虚,运化水湿失常,则可以导致各种水湿潴留的疾病。脾运化不好导致水液运化出了问题,可是能导致肥胖病的。脾主肌肉、主四肢,这主要是因为肌肉和四肢所需要的营养都需要脾胃运化的水谷之精。脾的功能正常,四肢肌肉才能发达有力;若脾气虚弱,肌肉也会随之消瘦、萎缩,出现四肢沉重、疼痛,肌肉萎缩,重症肌无力,半身不遂等疾病。脾开窍于口,其华在唇,脾胃和食管相连,饮食情况、口味敏感度等都与脾有关。脾气健旺则食欲旺盛,饮食口味正常;若脾有病,就会出现食欲和口味的异常,如食欲减退、口中总是没味。口唇的色泽形态也可以反映脾的功能是否正常。

4. 肝　肝在生理解剖位于腹腔,横膈之下,右胁之内。肝为血之藏,筋之宗,主升发,五行属木,以疏畅为顺。比如《素问》中说:"肝者,将军之官,谋虑出焉。"这体现了肝脏是一个很强硬的脏器,性格强硬的人一般脾气就容易暴怒,肝生理上主疏泄,主藏血,在体合筋,其华在爪,开窍于目。肝主疏泄,疏即疏通,泄即发泄升发,肝的疏泄功能反映了肝为刚脏,主升、主动的生理特点,是调节全身气机、推动血液和津液运行的一个重要环节。那么它怎么去疏泄呢?首要的就是调畅气机,就是气在体内的流动。因为我们的脏腑经络都依赖气的升降出入运动,肝的生理特点是主动、主升。这对于气机的疏通、畅达、升发,是一个重要的因素。因此,肝的疏泄功能是否正常,对于气的升降出入之间的平衡协调起着调节作用。肝的疏泄功能正常,则气血调和,经络通利,脏腑器官功能也就正常。若肝不主疏泄,升发不足,通达受阻,从而形成气机不畅、气机郁结等症,比如出现胸胁胀满、腹中胀痛不适等。肝气如果升发太过,会导致肝气上逆,像一些高血压患者,他们一发脾气,就会头目胀痛、面红目赤。我们都知道气血不分家,气升太过,所以血随气逆,导致吐血、咯血等情况,甚至可以导致猝然昏不知人,称为气厥,也就是我们平时老说的"你真的快把我气晕了"。如果气逆严重,是真的会晕过去,所以平时我们要注意调畅情志,保持气机的顺畅。"肝喜条达而恶抑郁",各种精神疾病,如抑郁、狂躁、焦虑、失眠等疾病均与肝失疏泄、肝气郁结有关系。有个成语叫肝胆相照,这就是在评价肝胆的关系,肝的疏泄功能正常,胆汁的排泄也正常,若肝气郁结,则影响胆汁的分泌和排泄,出现胁下胀满疼痛(胆囊炎、胆石症、肝炎等的症状)、口苦、皮肤发黄,甚至黄疸。肝主藏血是指肝有储藏血液、调节血量的功能。肝为人体的血库,必须贮存一定的血量以制约肝阳的亢奋,避免升腾过亢,以维护肝之疏泄功能,使其冲和调达。此外,肝之藏血功能,还有防止出血的作用。因此,肝不藏血,则不仅出现肝血不足,阳气升发太过的病理表现,而且还可能导致出血。肝血不足,可见两眼昏花(老花眼、青光眼、近视眼等)、筋肉拘挛(面肌痉挛、腓肠肌痉挛、身体肌肉不自主异常跳动、肢体活动不灵),肝血不藏,还会出现吐血、衄血、崩漏等。肝主筋,其华在爪,筋就是肌肉与骨骼连接的部分,筋的伸缩正常关节活动才能自如灵活。筋的灵活性取决于肝血充足与否,筋膜能否得到濡养。如果肝血不足,就像老年人,动作迟钝僵硬、关节屈伸不利、四肢麻木、手足震颤、抽搐等。其华在爪,是因为爪本来就为筋之余,所以肝血的盛衰,可以通过指甲反映出来。如肝血充足则指甲坚韧明亮,红润光泽;肝血不足,则指甲软脆易折,且凹凸不平。肝开窍于目是因为它的经脉上连于目,所以肝有病变,往往表现于目,比如肝血不足,目失所养,则两目干涩、视物不清或夜盲失明。故临床上,很多眼病从肝入手治疗,疗效显著,这都得益于"肝开窍于目"理论的指导。

　　5.肾　肾在解剖上位于腰部,脊柱两旁,左右各一。有两仪之象,两者之间气脉相连。左侧为肾,又称玄肾门,右侧为命门,又称牝命门,中间是网状结构联络体,形似球状,为人体生炁之府。主诸穴之炁及脏液之生源。外应于两耳和百津液的生成。《素问》中说:腰者,肾之府也。由于肾中藏有先天之精,为脏腑阴阳之根本,生命之源,肾主生长、发育、生殖和水液代谢。肾还主骨生髓,外荣于发,开窍于耳和二阴。在志为恐与惊,在气为吹,在液为唾,在形为骨。肾主要生理功能:主藏精,主生长发育生殖,主水,主纳气。精,是构成人体的基础物质,也是人体各种功能活动的物质基础。之前我们讲过肾所藏之精分先天之精和后天之精,这里不再赘述。肾对精气的闭藏,主要是使精气不会无故地流失,从而影响机体的生长发育和生殖。肾中精气是产生肾阴和肾阳的物质基础,肾阴又叫元阴、真阴、肾水、真水等,是人体阴液的根本,对各个脏腑起着滋润濡养作用;肾阳又叫元阳、真阳、肾火、命门之火等,为人体阳气之根本。对各个脏腑起温煦、生化作用。肾阴与肾阳互为消长,保持着动态平衡,对维持人体阴阳平衡起重要作用。如果肾阴不足,虚火内生,可以出现五心烦热、潮热盗汗、男子遗精、女子梦交等症状;肾阳不足,虚寒内生,则有腰膝酸软、畏寒肢冷、精神疲倦、小便不利,或小便频数、男子阳痿早泄、女子宫寒不孕等症状。肾主水,是说肾为水脏,它在调节体内水液代谢方面起着极为重要的主宰作用。比如尿液的代谢,主要是通过肾的气化作用达到的。如果肾的气化失常,就会引起水液代谢障碍,比如引起尿少、水肿等,或小便清长、尿频量多等现象。肾主纳气也是很重要的,肾主纳气是指摄纳肺吸入之气而调节呼吸深度的作用,所以说"肺主呼气,肾主纳气"。二者关系远不止这些,肾的纳藏,可助肺呼吸均匀,并且有深度,如果肾不纳气,就会出现呼多吸少、呼吸轻浅、动则气喘等现象。

　　肾主骨、生髓、通脑,其华在发,是因为肾主藏精,而精能生髓,髓居于骨中,骨赖髓以充养。牙齿是骨之余,所以牙齿的生长与脱落与肾是密切相关的。肾精气充足,则牙齿坚固不易脱落;肾中精气不足,则牙齿松动过早脱落,或小儿牙齿生长缓慢。髓,一般分为骨髓、脊髓和脑髓,这三者皆为肾中精气所化,因此肾中精气盛衰不仅影响骨的生长及发育,而且也影响脊髓和脑髓的充盈和发育。这里说一下脑髓的充盈,可以影响精神状态,尤其是记忆力。为什么说老年人容易健忘痴呆,就是肾的精气不足,影响了脑髓的充盈。

肾开窍于耳,司二阴。《灵枢》中记载:"肾炁通于耳,肾和则耳能闻五音矣。"如果肾的精气不足,就会出现耳鸣、听力减退等症,老年人之所以多见耳鸣耳聋者就是肾中精气渐衰引起。二阴就是指的前阴(排尿和生殖器官)和后阴(肛门)。所以大小便的排泄与肾相关。这里要注意,尿液虽在膀胱,但离不开肾的气化作用,所以说才会说肾与膀胱是相表里的。

(二)六腑

五脏讲完了,接下来我们谈一谈六腑。六腑包括胆、胃、小肠、大肠、膀胱、三焦六种器官。

1. 胆　首先说胆,胆与肝相连,内藏清净之液(胆汁),胆有"中清之腑"(另有写作"中精之腑")、"清净之腑"之名。胆主要是贮藏和排泄胆汁,肝之余气,泄于胆,聚而成精。胆汁的排泄由肝的疏泄功能直接调控,肝之疏泄正常,脾胃运化功能也健旺。反之,若肝失疏泄,导致胆汁分泌异常,就会影响脾胃的运化功能,出现胁下胀痛、食欲减退、腹胀、便溏等症。若胆汁外溢,还会出现口苦、呕吐黄绿苦水、皮肤巩膜黄染(黄疸)等。胆主决断,如《素问》中曾说:"胆者,中正之官,决断出焉。"所以人的胆量、勇气全仰仗胆的决断。

因为胆主司防御和消除某些精神刺激(如惊恐)的不良影响,确保脏器相互间的协调关系,所以也称其为中正之官。所以有些人胆量大,有些人胆量小,甚至很小的事情都会担心不已。这里我们就可以从如何增强胆的功能来治疗。不过在此要说明一下,由于之前讲过肾情志主恐,所以肾阴虚,不能滋养肝胆,也可导致胆气不足,胆量变小,不能抵御外界的情绪刺激,容易产生恐惧的症状。治疗上也要同时兼顾肾的补充。

2. 胃　胃又称"胃脘",分上中下三部分,包括上脘(贲门)、中脘(胃体)、下脘(幽门)。胃的主要生理功能:受纳与腐熟水谷,主通降,以降为和。什么是受纳与腐熟水谷?食物吃下去,容纳在胃,所以胃为"水谷之海";胃把食物腐熟消磨,变成食糜,下传送至小肠,胃内吸收的精微物质经过脾之运化输送至周身。因为脾胃化生后天之精,所以胃气盛,五脏六腑都会充盛。胃的受纳功能失常,可出现纳呆(食欲减退)、厌食、胃脘胀闷等;胃的腐熟水谷功能失常,就会导致胃脘疼痛、嗳腐食臭等食滞胃脘(食积)之证。胃主通降,以降为和。食物到达胃部,初步腐熟再送到小肠,然后再下行至大肠,最后形成粪便排出体外,这个过程依赖胃主降的作用完成。如果胃失于和降,那就不单单影响食欲了,人还会有口臭、脘腹胀满、大便秘结、食积发热等情况发生。如果胃气再上逆,还会出现恶心、呕吐、呃逆(打嗝)等情况。

3.小肠　小肠位于腹中,上接幽门与胃相通,下连大肠。小肠是吸收并输布精微、下传糟粕的主要器官。它主要的生理功能是受盛化物和泌清别浊。这句话可能不太好理解,受盛即接受、容器之意,化物具有消化、化生之意。小肠承受了由胃下移而来的糟粕,起容器作用,还有就是它将食糜再次进行消化和吸收。如果小肠受盛失常,就会表现为腹胀、腹泻、便溏等症。泌清别浊呢? 我们仍然按字理解:泌,即分泌;别,即分别。

泌清别浊就是指小肠对胃中的饮食物,再次进行消化时可以进行分清,就是吸收饮食物中的精华部分,用来营养身体。别浊就是将糟粕继续传送至大肠,同时也吸收大量的水分,再经脾、肺的输布功能分布全身,继而将多余水分渗入至肾,在肾的气化作用下,将多余的水分储于膀胱,形成尿液,排出体外。所以对于尿液的排出,小肠也起着很重要的作用。小肠泌清别浊功能失常,清浊不分,即可出现便溏(水留宿大肠)、小便短少等。

4.大肠　大肠位于腹中,上连小肠,下即肛门。它主要是对食物糟粕中的残余水分进行吸收,并将糟粕排出体外。大肠的主要功能是传化糟粕,就是排出大便。如果大肠功能异常,不能吸收水分,则见大便稀水状;吸收水分太过,则便质干燥难解(便秘)。

5.膀胱　膀胱位于小腹中央,其上有输尿管与肾相连,其下有尿道,开口于前阴。主要功能为贮尿和排尿。膀胱功能实际上来源于肾的气化作用。这个我们在讲肾的功能时详细说过,如果膀胱气化不利,则小便排出就会困难。但是膀胱不能约束,那么就会尿频或小便失禁等。一句话,归根到底还是肾的气化问题。

6.三焦　三焦是上、中、下焦的合称。胸膈之上为上焦,肚脐之下为下焦,上焦与下焦中间为中焦。这个腑比较特殊,从分布上来看,区域很广;功能上,主要是通行元气,为水液运行之通道。从生理上来看,三焦是气和水液的运行通道,也是气化场所。三焦气化在上中下不同部位其特点不同,分别为"上焦如雾,中焦如沤,下焦如渎"。如何理解呢? 上焦为心肺所居,功能输布气血,以温养肌肤筋骨,通调腠理,若雾露之溉大地,所以说上焦如雾。中焦属脾胃,功能是腐熟、消化、吸收、传输水谷精微,通过肺脉化生营血,这种功能如酿酒一样,故说中焦如沤。下焦主要指肾与膀胱的排尿作用和肠道排泄大便的作用,犹如沟渎一样,必须疏通流畅,故下焦如渎。三焦功能失常,多表现为水道不利,引起水液潴留,形成水肿等病症。

(三)奇恒之腑

关于奇恒之腑,首先第一个要说的就是女子胞,也就是女子的子宫,是女子发生月经和孕育胎儿的器官。子宫位于小腹正中,膀胱之后。主要生理功能首先是月经的调控。月经,是女子生殖细胞发育成熟后周期性子宫出血的生理现象。月经的产生,是脏腑、经脉、气血及天癸作用于胞宫的结果。胞宫的形态与功能正常与否直接影响月经的来潮。其次是孕育胎儿,女子胞是女性孕育胎儿的器官。受孕之后,月经停止来潮,脏腑经络血气皆下注于冲任,到达胞宫以养胎,培育胎儿以至成熟分娩。冲任二脉就是经络学说中提到的脉络,它们对于能否正常月经和孕育胎儿很关键,而冲任二脉的盛衰又取决于肾中的精气。女子经孕胎产均赖于血液滋养,而心主血脉,肝藏血,脾统血,肾藏精生髓,髓能生血,所以子宫的功能与心、肝、脾、肾关系密切,这些脏器有问题时就会发生月经与妊娠方面的问题。

脑位于颅内,由髓会聚而成,故名髓海。主要生理功能很好理解,就是主宰生命活动。这和心的藏神是有联系的,脑主司精神活动,是说人的意识、思维、记忆、情志等精神活动受脑控制。同样脑的功能正常,人才能精神饱满、意识清楚、思维灵敏、记忆力强、语言清晰、情志正常。如果脑主精神活动的功能失常,就会出现思维、记忆、语言,以及情志等方面的异常。脑还主司感觉和运动。眼、耳、口、鼻、舌等五脏外窍,皆位于头面,与脑相通。人的视觉、听觉、味觉、嗅觉等感觉,皆与脑有密切关系。脑是元神之府,而神又可以支配人体的活动,所以脑自然能支配肢体的运动。

五、经络循行如一环,周而复始阴阳现

想了解经络学说,就要先明白什么叫经络。经络,包括经脉和络脉。经也可以理解为径,表示路的意思;络有联络,形成网络的意思。所以经脉和络脉就好比一个是主干道,一个是纵横交错的支干。《灵枢·脉度》说"经脉为里,支而横者为络,络之别者为孙",《灵枢·经脉》说"经脉十二者,伏行分肉之间,深而不见。其常见者,足太阴过于外踝之上,无所隐故也。诸脉之浮而常见者,皆络脉也"。经脉大多循行于身体较深部位,络脉则循行于体表较浅的部位;经脉以纵行为主,络脉则纵横交错,网络全身。经络,不只有经脉和络脉,还有经筋、皮部,共四部分组成。

(一)经脉

经脉作为整个经络的主干道,分十二正经、奇经八脉以及十二经别。

1.十二正经　十二正经是气血在经脉中运行时,每运行一周都必经的道路。如《难经·十三难》曰:"经脉十二……行气血,通阴阳,以荣于身者也。其始从中焦,注手太阴(肺经)、阳明(大肠经);阳明注足阳明(胃经)、太阴(脾经);太阴注手少阴(心经)、太阳(小肠经);太阳注足太阳(膀胱经)、少阴(肾经);少阴注手心主(心包络经,即手厥阴)、少阳(三焦经);少阳注足少阳(胆经)、厥阴(肝经);厥阴复还注手太阴(肺经)……如环无端,转相灌溉。"由于十二正经是每次气血运行都必定要经过的经脉,故称常脉。十二正经对称地分布于人体的两侧,分别循行于上肢或下肢内侧和外侧,每一经脉分别属于一个脏或一个腑。因此,每一经脉的名称,包括手或足、阴或阳、脏或腑三个部分。根据阴阳学说,四肢内侧为阴,外侧为阳;脏为阴,腑为阳。所以,行于上肢的是手经,行于下肢的是足经,行于四肢内侧的为阴,属脏,行于四肢外侧的为阳经,属腑。由于十二正经

分布于上、下肢的内、外两侧共四个侧面，所以每一侧面有三条经脉分布，这样，一阴一阳就衍化为三阴三阳，即太阴、少阴、厥阴、阳明、太阳、少阳。再根据手部脚部两者划分，就有了十二条经脉一说。

2.奇经八脉　奇经八脉则与之不同，滑寿在《十四经发挥》中说："脉有奇常，十二经者，常脉也。奇经八脉则不拘于常，故谓之奇经。盖以人之气血常行于十二经脉；其诸经满溢，则流入奇经焉。奇经有八脉：督脉督于后，任脉任于前，冲脉为诸脉之海，阳维则维络诸阳，阴维则维络诸阴，阴阳自相维持，则诸经常调；维脉之外，有带脉者，束之犹带也；至于两足跷脉，有阴有阳，阳跷得诸太阳之别，阴跷得诸少阴之别。譬犹圣人图设沟渠，以备水潦，斯无滥溢之患。人之奇经，亦若是也。"奇经八脉是十二经脉之外的八条经脉，包括督脉、任脉、冲脉、带脉、阴跷脉、阳跷脉、阴维脉和阳维脉。为什么这八条经脉为奇经呢？奇经与正经的主要差异，在于分布与作用。奇经的分布不像十二正经那样规则，与五脏六腑没有直接的属络，相互间也没有表里关系。当十二经脉里的气血满溢的时候，溢之于奇经八脉；当十二经脉里的气血不足的时候，奇经八脉又予以补充。这便是奇经八脉最主要的作用。

3.十二经别　经脉除十二正经与奇经八脉外，还有十二经别。十二经别是从十二正经中分出的枝杈，它们分别起自四肢，循行于体腔脏腑深部，上出于颈项浅部。阳经的经别从本经别出，循行于体内后，仍回到本经。阴经的经别从本经别出，循行于体内后，却与相为表里的阳经相合。十二经别主要是为了加强十二经脉中相为表里的两条经脉间的联系。但由于它们所通过的部位是某些正经不能循行到的器官或形体的部位，因而能补正经之不足。

（二）络脉

络脉是经脉的分支。它包含别络、孙络和浮络。我们就按字面意思去理解，别络是络脉中较大者（可以参考下十二经别），它的功能和十二经别一样，也是加强互为表里的两经之间的联系，并有统领一身阴阳诸络的作用。一般认为别络有十五条，至于哪十五条，历来有三种不同的意见。当今我们一般仍按照《灵枢·经脉》记载的十二经脉各有一别络，加上任脉、督脉各有一别络，以及脾之大络，共十五别络。孙络是络脉再行分支之最细者的，从名字上看这辈分都下来了，它的特点就是细小、多，到处都有它，跟别络一样，只不过较小而已。所谓浮络，即在皮肤上可以看到的浅部的络脉，浮络就分布得更广泛了，而且无法定位，它的作用主要是沟通经脉和肌表。

（三）经筋

经筋即经脉之气所"结、聚、散、络"的筋肉，也就是经脉所连属的筋肉系统。由于每一块筋肉都必须得到经脉气血的濡养，所以全身所有筋肉必然根据经脉循行途径而分群。十二经脉就有受它濡养的十二群筋肉，即十二经筋。经筋的命名按其所属经脉而定。它们的功能主要是连缀四肢百骸,主司关节运动。所以经筋患病时,主要表现为肢体麻痹、筋肉拘急或痿软不收等。

(四)皮部

皮部是经脉及其所属络脉在体表的分布部位,也是经络之气散布之所在。全身体表的皮肤有十二经脉分布,则把全身皮肤按照十二经脉的分布区域,划分十二皮部。

经络学说是中医思想中的重要组成部分,我们在日常生活中也经常会遇到,例如我们平时所见的推拿按摩、刮痧拔罐、针灸等,它们都是要运用经络学说的知识。由于它广泛分布在人体,经络在日常诊断病情时也有很大的用处。经络有沟通表里上下、运行气血、感应传导的作用,所以人体发生病变时,经络可以为传递病邪和反映病变提供途径。《素问·皮部》说:"邪客于皮肤则腠理开,开则邪入客于络脉,络脉满则注于经脉,经脉满则入合于脏腑也。"由于经络内属于脏腑外络于肌肤,所以外邪可通过经络从皮毛肌腠逐步深入,内传五脏六腑。这就是说,经络学说可以用来阐释病邪由表入里传变的机制。至于脏腑之间病变的相互影响,除运用藏象学说来阐释外,也需要运用经络学说,才能做出比较全面的分析。经络的沟通,使脏腑之间有多种联系,所以,当一个脏腑发生病变时,即可通过经络而影响另外的脏腑。心与小肠通过经脉的相互络属而构成表里关系,所以,心火亢盛,可通过经脉而下移小肠。经络不仅是传递病邪的途径,而且是脏腑病变反映于体表的途径。这就是说,内脏发生病变时,可通过经络的传导,在体表某些特定的部位或与其相应的孔窍出现各种病理性反应,比如肝胆经互为表里,肝气上逆了,就可以导致胆汁上逆,甚至溢于肌肤形成黄疸。

第三章

中医之技

第一节 四诊合参辨证妙,三因制宜治病巧

悬丝诊脉真的能诊到脉吗? 悬丝诊脉指医生凭借着从悬丝传来的手感猜测、诊断疾病。悬丝诊脉亦真亦假,所谓真者,确曾有其事;所谓假者,悬丝纯粹是一种形式。在悬丝诊脉的那个年代,医生早已从他人口中知晓了中医四诊所需获得的病情资料,因此悬丝诊脉也只是一种形式,获得病情资料和诊疗疾病的正确方法应该是四诊合参,三因制宜。

一、妙眼望诊用得当,排云见月寿绵长

望诊在中医诊断学中占有极其重要的地位,被列为四诊之首,并有"望而知之谓之神"之说。中医望诊实际上是一种"一会即觉",一方面是患者客观的表现,另一方面则取决于医生的洞察力。在而今的临床工作中,医生望诊时主要望患者的舌质和舌苔,很少注意到患者神、色、形、态及其他部位的局部望诊,而舌象往往会受到光线、饮食或药物、口腔以及伸舌姿势的影响,比如一个体质虚弱的人,舌苔因服用药物或食物而变成黄色,医生仅凭舌象就断定热证,便开具清热的寒凉药物,进一步耗损患者的正气。更有些医生,只看了患者两眼,就开一堆检查单,看着检查结果看病开药,这种过度依赖检查结果的行为,不仅对医术的精进没有作用,更会寒了患者的心。

望诊——用眼睛去观察。望诊就像挑西瓜。有经验的瓜农,看看"气色",掂掂分量,听听声音,就会知道哪个是熟瓜,哪个是生瓜。中医看病,其实没有什么神秘,当一个患者坐在医生面前,他的许多信息已经显现出来:他的神态告诉你,他的精神状况如何,有没有犹豫、烦恼、悲伤、痛苦等;他的气色告诉你,他的身体状况、体力;从他的皮肤就可以知道他体内的水分是否充足;从他的指甲可以知道营养状况;从他的舌可以判断他的循环情况、消化情况,体内是寒是热、是湿是燥;掌纹的变化则可以反映生存环境及思维习惯、思维过程所带来的不同性格特征、情感变化、情绪波动等。俗话说,百闻不如一见,用眼睛观察可以了解到很多信息。望诊的主要内容包括全身望诊(神、色、形、态)、局部望诊(望头面、望五官、望颈项、望躯体、望肢体、望皮肤、望下窍)、望舌(舌体、舌

苔)、望排出物(望痰涎、呕吐物、大小便)等。现择其要点给大家介绍。

（一）望神

中医认为神是机体生命活动的体现,形神兼备是一个正常人所具有的。它通过目光神态、面部表情、形体动作、语言气息、反应能力等表现出来。望神要分清得神、失神、假神。

1. 得神 两目活动灵活,明亮有神,面色荣润,含蓄不露,神志清晰,表情自然,肌肉不削,反应灵敏。有神说明脏腑精气充盛,见于健康人或轻病之人,其病轻而预后好。

2. 失神 双目晦暗、目光呆滞,或双目向上直视,面色暗淡无华,精神萎靡不振,语声低微、断续不清,神志恍惚或朦胧,甚则神昏谵语,语无伦次,撮空理线,循衣摸床,表情淡漠呆板,思维迟钝,呼吸微弱或急促,全身肌肉消瘦,体态被动,动作缓慢艰难或身重不能转侧。患者出现无神的现象,说明病情严重,为脏腑精气衰败的表现。

3. 假神 患者突然精神转好,颧红,两眼突然有光,但眼球呆滞不灵活,食欲增加。假神是患者体内精气将竭,阴阳即将离绝,虚阳外越,残精外泄的表现。古人把这种现象称为回光返照。

（二）望色

观察面色可以知道气血的盛衰、身体的寒热。望色,实际包括望皮肤的颜色和光泽。皮肤的颜色一般分成赤、白、黄、青、黑五种色调,简称为五色。中医看病时还会看颜色的配属来推测可能是哪个脏腑的病变,或判断病变的性质。如面色红赤,多为热证;若面色萎黄,多为脾虚,多有胃肠疾病;若面色青者,多为疼痛证,患者循环功能多不好;若面色白者,多属气虚、阳虚,患者多体弱,易疲劳,怕冷。皮肤的光泽是指肤色的荣润或枯槁的变化,可反映脏腑精气的盛衰,对判断病情的轻重和预后有重要的意义。面色荣润、有光泽表示脏腑精气充足,所以中医在谈到面色的问题时,都强调这点。

（三）望舌

舌头和人体脏腑关系密切,观察舌头的变化情况,可以了解脏腑病变的寒热虚实,可以测知病情的轻重深浅。所以中医特别重视望舌,称为舌诊。望舌主要观察舌质和舌苔两个方面的变化。

正常人的舌体柔软灵活,颜色淡红,富有生气,舌苔均匀薄白而润,简称"淡红舌,薄白苔"。如气血充盛则舌色淡红而润;气血不足则舌色淡白。舌质红润、舌体柔和、舌苔薄白润是有胃气,表明气血旺盛,即使有病也轻浅;舌色红绛或青紫,舌体胖大、边有齿痕或有裂纹,或舌体萎软、短缩等舌象,都提示有相应的疾病。

二、闻诊细嗅辨真章,听尔声声病心明

闻诊是诊察疾病的重要方法之一,颇受历代医家重视。早在《黄帝内经》中就有根据

患者发出的声音来测知内在病变的记载。后世医家又将病体气味及排出物气味等列入闻诊范围,从而使闻诊从耳听扩展到鼻嗅。清代王秉衡曾说:"闻字虽从耳,但四诊之闻,不专主于听声也。"尽管历代医家一再强调闻诊的重要性,但实际上在诊断过程中,医生常常会因为嫌弃患者的分泌物和排泄物而忽略闻诊。比如在临床工作中,有些医生在患者前来就诊时,对于咳出的痰液或呕吐物之类并不会亲自查看,仅仅询问一句白痰还是黄痰或者吐的东西是什么样。由于患者缺乏专业性,对病情的描述常常是有偏颇、遗漏甚至是错误的,如果医生没有主动去嗅,则有些本来通过闻诊完全可以做出判断的信息就可能被忽视。虽然综合其他的诊断方法也能够做出诊断,但是由于缺少核心的依据,诊断的准确性必然受到影响,获取关键病情资料的机会就这样流失了。

闻诊——用耳和鼻子来判断。闻诊即通过听声音和嗅病气测知病况,具体来讲,闻的内容可以分为声音、呼吸、呕吐和病气等。如患者语声低弱、少气懒言,多为虚证;语声响亮、烦躁多言,为实证;喘息气粗、喉中痰鸣为哮证,干咳无痰是肺燥,咳声低弱为肺虚。口臭多属胃热,口出酸臭气味是有宿食;大便臭秽主热证,气腥为寒证;小便臊臭或混浊多属湿热;白带臭秽属湿热,量多气腥属虚寒。

三、问诊询病灵活用,人文关怀此间现

早在《黄帝内经》中已十分重视问诊,如《素问·疏五过论》说:"凡欲诊病者,必问饮食居处。"问诊的关键在于分清主次,全面、及时、准确地收集病史资料,正确问诊对诊断是十分重要的。而今许多医生,患者来看病时只问一两句,便开具检查单,用检查结果来反向验证自己的诊断。更有甚者开具一堆毫无针对性的检查单,看哪项结果有异常,便"对症下药"。这种过度依赖仪器检查结果而忽略通过舌脉和问诊便可获得病情资料的行为,不仅浪费了患者的金钱与时间,甚至还会延误病情。还有就是,在临床工作时,患者在叙述病史时,很可能把一些突出表现加以渲染和夸大,而对一些不明显的表现则一句带过或弃之不说,或者胡乱说一堆与病情无关的琐事。如果医生不加分析的完全接受这种带有主观性的诉说,则诊断思维则很容易被患者带偏。例如肠痈初起,患者最突出的是胃脘部疼痛,石淋患者最明显的感觉可能是腰痛;而某些疾病如郁证、绝经前后诸症等,患者则可能因为全身不适,所描述的症状几乎涉及各个脏腑。所以,对患者提供的病史既要听,又要分析,不能被患者牵着鼻子走,要有自己的诊疗节奏和考量,才能抓住主要病史,把握疾病发生发展的全过程,正确地对疾病进行诊断。

四、切诊定关举按寻,位性因证进预明

切诊一般分脉诊和按诊两部分。切诊在中医临床中占有重要地位,尤其是脉诊已成为中医诊法的特色之一。中医认为,脉诊之所以重要,是因为脉象能传递机体各部分的

生理病理信息,是窥探体内功能变化的窗口,可为诊断疾病提供重要依据。临床上有部分医生对脉诊不够重视,匆匆诊过即是结束,诊脉似乎仅仅是做给患者看而已。正如张仲景所说:"观今之医省疾问病,务在口给,相对斯须,便处汤药,按寸不及尺,人迎跌阳,三部不参,动数发息,不满五十所谓窥管而已。"这种态度虽对于患者来说似乎望闻问切四诊悉备,但对于诊断来说却毫无意义。如见到舌苔黄腻便写上"脉滑数",见到肝病便写"脉弦",知晓患者妊娠便有"脉滑"。如今社会上流行一种风气,患者来看病直接手一伸,留下一句"你给我把把脉,说说我有啥病",其余的话再也不说。诊完脉,若医生所说的症状和他的症状相似,便连连称赞医生的医术高明,仿佛一按脉便能知百病。事实上脉诊玄妙难知,它也仅是医生获得病情资料的手段之一。按诊与脉诊同属于切诊,中医历来有"按虚里""按腧穴"的方法。按诊对于判断病情的寒热虚实、津液的存亡、水肿的性质、斑疹的鉴别等都具有不可替代的作用。在如今环境下,中医这些优秀的技术由于西方医学的冲击正在渐渐被人忘却。例如腹痛患者的"喜按"与"拒按";斑疹之"碍手"与"不碍手"、"压之褪色"与"不褪色"等都对临床正确诊断的确立具有重要意义,理应引起医生的重视。我们提倡发扬中医传统特色,但也决不能故步自封。衷中参西需要一定的胆略,更需要我们自己有强大的自信。

切诊——用脉诊、按诊探知病情。切诊,是医生诊察疾病的重要手段,更是中医辨证的"拿手好戏"。切诊是通过切按触摸患者的脉搏及身体其他部位以诊察疾病的方法,包括脉诊和按诊。

（一）脉诊

早期的切脉方法比较复杂,要切按头颈、手、足等多处部位的脉动。以后逐渐简化为只切按手腕部的脉搏,称为"寸口"诊法。寸口脉分寸、关、尺三部,寸口每一部对应不同的脏腑,关于寸关尺对应的脏腑,多以下列为准:左寸候心与膻中,右寸候肺与胸中;左关候肝胆与膈,右关候脾与胃;左尺候肾与小腹,右尺候肾与小腹。这样医生通过切脉,就可以知道对应的脏腑有什么变化。在切脉的时候,要用三种不同的指力去按压脉搏,轻轻用力按在皮肤上为"浮取";中等度用力按至肌肉为"中取";重用力按至筋骨为"沉取"。寸、关、尺三部,每一部有浮、中、沉三候,合称为"三部九候"。不同手法取到的脉,临床意义不同。通常,脉浮于外者,病位浅,沉于里者病位深。切脉时还有许多讲究:患者在诊脉前要休息片刻,待安静后方可诊脉;医者切脉前一定要静心,调整呼吸,并将注意力完全集中于指下,细心切按一分钟以上;诊脉时还要求患者取坐位或仰卧位,手臂与心脏保持在同一水平位,手腕舒展,掌心向上等。了解了切脉,我们再认识一下正常脉象,即为常脉,亦叫平脉。正常脉象的特征:寸关尺三部有脉,一息四至,相当于72～80次/分(成年人),不浮不沉,不大不小,从容和缓,柔和有力,节律一致;尺脉沉取有一定力量,并随生理活动和气候环境的不同而有相应正常变化。认识了正常脉象,下面着重介绍几种常见的异常脉象。

1. 浮脉　是脉动显现部位表浅的一种脉,轻取即得,重按反而变弱。浮脉摸上去的感觉就像木头漂浮在水面,轻轻按就能按到。一般情况下,提示病邪在表。脉浮而有力者为表实,浮而无力者为表虚。

2. 沉脉　是脉动显现部位较深的一种脉,轻取不得,重按始见。通常主里证,沉而有力者为里实证,沉而无力者为里虚证。

3. 迟脉　脉来较慢,每分钟60次以下。迟脉多见于寒证,迟而有力的为实寒,迟而无力的为虚寒,亦见于邪热结聚之实热证。

4. 数脉　脉来较快,每分钟90次以上,来去急促。多主热证,因热可使血流速度加速,数而有力者为实热证,数而无力者为虚热证。

5. 细脉　又称小脉,脉如细线,软弱少力,但应指尚明显。是湿证与虚证之象。因湿邪阻滞脉道或气血虚而不能充盈脉道所致。

6. 洪脉　脉体阔大,充实有力,来盛去衰,状如洪水。大多主邪热亢盛的实证。

7. 弦脉　弦脉是反映脉管紧张度的一种脉象。脉搏跳动时,指下如按绷直的琴弦。即感觉绷得直直的,像摸在琴弦上一样。常见于有肝胆病、痰饮证、疼痛证的患者。

8. 滑脉　滑脉来势非常流畅,古人比喻如珠走盘,就好像是圆润的珠子在盘里滚动,是实热、痰湿、食积,或妊娠的脉象。

9. 涩脉　脉来艰涩不畅,如轻刀刮竹。为气滞证、瘀血证、精血亏少证之征象。

10. 虚脉　三部脉举按皆无力,为一切无力脉之总称。是虚证之象,主要为气虚或气血两虚证。

脉象还有许多,以上是最主要的几种脉象。中医临床治病,除了望、闻、问诊外,切脉也非常重要。唐代名医孙思邈就说:"夫脉者,医之大业也,既不深究其道,何以为医者哉?!"

（二）按诊

按诊指医生用手对患者体表某些部位进行触摸按压,以获得诊断印象的诊察方法。又称触诊。临床上以按肌肤、手足、胸腹、经络腧穴等为常用的方法。

1. 按肌肤　按触全身皮肤的寒热、润燥、肿胀和疮疡。按肌肤的寒热判断病证的表里虚实。身热邪气盛,身寒阳气虚;初按热甚久按热反轻的是表证,若久按其热反甚是里证;肌肤柔软而喜按的为虚证,患处硬痛拒按的为实证。肌肤干燥干瘪的为津液不足;肌肤甲错为阴液亏损或瘀血积聚。按触疮疡局部,肿起而硬不热属寒证,肿起压痛灼热属热证;根盘平塌漫肿属虚证,根盘收束而高起属实证。

2. 按手足的寒热变化　可探明病证寒热虚实。手足俱冷属寒证,阳虚阴盛;手足俱热属热证,阳盛或阴虚。手足的背部较热为外感发热;手足心较热为内伤发热。按手足的寒热变化,对于辨别某些阳气衰竭的病证尤其重要。如四肢犹温是阳气尚存,尚可治疗;若四肢厥冷,其预后大多不良。

3.按胸腹 根据病情,有目的地触摸、按压或叩击胸前区、胁肋和腹部,以了解宗气的强弱变化。按胸腹肋主要是按触前胸部、两肋部,以诊察心、肺、肝三脏的病变。

4.按经络腧穴 通过手在经络循行路线和腧穴部位上进行按压、触摸或戳捏等,以探寻异常征象(见经络腧穴按诊)。

五、三因制宜渊源长,人地时异心中记

中医治病,讲究"因时制宜,因地制宜,因人制宜"。有时同病异治,有时异病同治,既讲原则,又善权变。因时制宜,譬如感冒一病,夏季与秋季的感冒的症状与治法方药是截然不同的,夏季之感冒多夹有暑湿之邪,治宜消暑祛湿;秋季则多夹有燥邪,更要区分燥邪之温凉。不可不分时令之不同,一见感冒的症状不加辨别便习惯性服用家中常备的药物。因地制宜,譬如在新型冠状病毒感染流行期间,大家可以从网上看到各个城市发布的预防方,有些不懂得因地制宜的人,会主观认为其他城市发布的预防方更有效,便盲目地服用其他城市的预防方,不仅没有效果,反而会损害身体,加大感染的风险,这种做法显然是不可取的。不同的地区,由于地势高低、气候条件及生活习惯的各异,人的生理活动和病变特点也不尽相同,治疗用药应根据当地环境及生活习惯而有所变化。因人制宜,譬如在临床工作中,我们常常会使用一些协定处方,这种处方常常只限于本单位使用,可以大量配制成制剂,患者出现一两个同处方适应证相似的症状便直接套用。还有一些跟师学习的医生,从老师那里抄方得来一些疗效较好的方子,便不加辨证、不问缘由直接套用到患者的身上,并为此沾沾自喜,觉得自己的医术大有进步。虽然这些方子是基于一定的经验和疗效积累而形成的,但是这种不分年龄、性别、体质,"千人一方"治疗疾病的做法是不正确的。

三因制宜,是因时制宜、因地制宜、因人制宜的统称,是指临床治病要根据时令、地域、患者等具体情况,制订适宜的治疗方法。"人以天地之气生,四时之法成",故自然界时令气候、地域环境都可对人产生影响,使其在生理病理上表现出一定的时空特性。因此,在治疗疾病时,除应遵循治病求本原则外,还应结合发病的时间、地域,拟定适宜的治法方药。除此之外,患者的性别、年龄、体质等都对疾病有一定影响,故治疗时应根据患者个体差异综合分析,区别对待,做到因时、因地、因人制宜,只有这样,才能更好地贯彻治病求本,保证治疗的准确性。

(一)因时制宜

根据不同季节气候的特点,制订适宜治法和方药的原则,称为"因时制宜"。因时之"时"一是指自然界的时令特点,二是指年、月、日的时间变化规律。年月、季节、昼夜、晨昏等时间因素,既可形成自然界不同的气候特点和物候特点,同时对人体的生理活动与病机变化也带来一定影响,因此,要注意在不同的天时气候及时间节律条件下的治疗宜

忌。以季节而言,由于季节间的气候变化幅度大,故对人的生理、病理影响很大。如春夏季节,气候由温渐热,阳气升发,人体腠理疏松开泄,即使外感风寒,也应注意慎用麻黄、桂枝等发汗力强的辛温发散之品,以免开泄太过,耗伤气阴;而秋冬季节,气候由凉变寒,阴盛阳衰,人体腠理致密,阳气潜藏于内,此时若病热证,也当慎用石膏、黄连等寒凉之品,以防苦寒伤阳。《素问·六元正纪大论》中"用寒远寒,用凉远凉,用温远温。用热远热,食宜同法",即是说在秋冬寒冷的季节应避免过用寒凉,在春夏温热的季节应避免过用温热,饮食药物皆要顺应自然界阴阳变化规律,切勿违反自然规律。以昼夜而言,日夜阴阳之气消长不同,人亦会出现不同的病理变化,如阴虚的午后潮热、湿温的身热不扬而后加重、脾肾阳虚之五更泄泻等,也具有日夜的时相特征,亦当考虑在不同的时间实施治疗。此外,按照针灸学"子午流注"学说,昼夜十二时辰中,每个时辰对应着一条经脉,该时辰即为该条经脉及所属脏腑功能最旺时。根据时辰与脏腑、经络的对应关系,可以采用择时治疗。

(二)因地制宜

因地制宜是指根据地理环境特点,制订适宜方药的治疗原则。不同的地理环境,由于气候条件及生活习惯不同,人的生理活动的病变特点也有区别,所以治疗用药亦应有所差异。以感冒为例,我国西北地区,地势高而寒冷,其病多寒,治宜辛温;东南地区,地势低而温热,其病多热,治宜苦寒。说明地区不同,患病亦异,而治法亦当有别。即使相同的病证,治疗用药亦当考虑不同地区的特点,例如,用麻黄、桂枝治疗外感风寒证,在西北严寒地区,药量可以稍重,而在东南温热地区,药量就应稍轻。此外,由于地域环境因素的不同,某些疾病的发生与地域密切相关,如地方性甲状腺肿、大骨节病、克山病等。因而,在治疗时必须针对疾病不同的本质实施适宜的方法和手段。

(三)因人制宜

因人制宜是根据患者的年龄、性别、体质、生活习惯等特点,制订适宜治法和方药的原则。不同的患者有其不同的个体特点,人的年龄、性别、体质等因素常常影响疾病的发生和发展,甚至决定疾病的预后转归。因此,中医在临证治病时,非常注重患者年龄、性别、体质差异对疾病的影响,根据这些因素导致的病机特点,制订出最适宜病情的治法和方药。

1. 年龄 年龄不同,则生理功能、病机变化各异,治宜区别对待。如小儿生机旺盛,但脏腑娇嫩,气血未充,发病则易寒易热、易虚易实,病情变化较快。因而,治疗小儿疾病,药量宜轻,疗程宜短,忌用峻剂。青壮年则气血旺盛,脏腑充实,病发则由于邪正相争剧烈而多表现为实证,可侧重于攻邪泻实,药量亦可稍重。而老年人生机减退,气血日衰,脏腑功能衰减,病多表现为虚证,或虚中夹实。因而多用补虚之法,或攻补兼施,用药量应比青壮年少,中病即止。

2. 性别 男女性别不同,各有其生理、病机特点,治疗用药亦当有别。妇女生理上以血为本,以肝为先天,临床上有经、带、胎、产诸疾,以及乳房、胞宫之病。月经期、妊娠期用药时当慎用或禁用峻下破血、重坠、开窍、滑利及有毒药物;带下以祛湿为主;产后诸疾则应考虑是否有恶露不尽或气血亏虚,从而采用适宜的治法。男子生理上则以精气为主,以肾为先天,病机上精气易亏,而有精室疾患及性功能障碍等特有病症,如阳痿、阳强、早泄、遗精及滑精。

3.体质　由于先天禀赋与后天调摄的影响,人群中的个体在体质方面各不相同,有体质强弱之别、寒热阴阳之异。不同体质的人患病,由于机体反应性不同,表现出的证候性质也有所不同。对此,在治疗中应加以考虑。一般而言,体质强者,病证多实,能耐受攻伐,故治疗宜攻,用药量宜重;体质弱者,病证多虚或虚实夹杂,治疗宜补,用攻则药量宜轻。偏于阳盛或阴虚体质者,病证多从体质而"热化",故用药宜寒凉而慎用温热;偏于阴盛或阳虚体质者,病证多从体质而"寒化",故用药宜温热而慎用寒凉。

综上所述,三因制宜的原则,体现了中医治疗上的整体观念及辨证论治在应用中的原则性与灵活性。只有把疾病与天时气候、地域环境、患者个体等因素结合起来综合考虑,才能提高临床诊疗水平。

第二节　八大思维心中有,疑难怪病出奇招

在日常生活中,具有中医思维的人,当看到竹笋破土而出,会联想到其生发之力较强。很多慢性病患者体内有伏邪,吃完竹笋后,伏邪发动,身体会感到不适。正确掌握中医的八大思维,临床上的许多问题便会迎刃而解。

一、八大思维

八大思维即整体思维、恒动思维、中和思维、类比思维、司外揣内思维、顺势思维、辨证思维、复方思维。中医重视从宏观、整体、系统角度研究问题,把天、地、人、时的统一关系作为研究对象,建立了中医理论框架。

(一)整体思维

中医整体思维既表现在将人本身看成一个有机联系的整体,也表现在从自然、社会、心理的整体联系中考察人体生理病理过程,并针对不同个体提出相应的治则治法。首先,叙述整体思维在辨证论治中的体现:证候的非特异性和有机整体性决定了临证思维的整体特点。一是证候的非特异性,即证候是疾病的全身非特异表现,而不是疾病的局部特殊表现。比如患者出现头痛,如要对头痛的特异性表现给出证候分析,必须依据疼痛出现的时间、部位、程度、性质,伴随症状如有无发热、恶寒、汗出等,还要结合舌象、脉象才能得出判断,治则治法才能确定。二是证候的有机整体性,即临床每一个症状、体征

的意义不是由其本身决定的,而是由症状、体征的组合关系决定的。其次,基于"形神一体"的临床施治方法亦体现了中医整体思维。如《素问·上古天真论》开篇就谈到了"形神共调"在养生方面的重要性,主张内外同调,外则"虚邪贼风,避之有时""起居有常,不妄作劳";内则"志闲而少欲,心安而不惧",养形不忘御神。最后,中医根据情志相胜原理,采用以情胜情的治法亦体现了整体思维特点。《丹溪心法》中记载用此法治愈一例情志病:"一女子病不食,西北卧者且半载,医告术穷。翁诊之,肝脉弦出左口。曰:此思男子不得,气结于脾故耳……是病唯怒可解……翁入而掌其面者三,责以不当有外思。女子号泣大怒,怒已,进食。"这是朱丹溪根据以情胜情(怒胜思)理论在临证实践中运用中医整体思维的典型。

(二)恒动思维

恒动思维是一种运动的、调整性的、不断择优化的思维,其特点是根据不断变化的环境、条件来改变思维程序与方向,并对事物进行调整,从而达到最优化的思维目标。中医恒动思维将生命、健康和疾病看作是普遍联系和永恒运动变化着的过程,不仅重视疾病病机的传变转化,而且重视治疗的应变而动。恒动思维在辨证论治中的体现以外感病的临床辨治更突出。

1. 伤寒辨治中的恒动思维特点　《伤寒论》第八条"太阳病,头痛至七日以上自愈者,以行其经尽故也。若欲作再经者,针足阳明,使经不传则愈",分析了太阳病如果进一步发展则有传阳明之可能,此时采取针足阳明经的治法,以截断疾病的传变。《伤寒论》第二百一十三条"阳明病,其人多汗,以津液外出,胃中燥,大便必硬,硬则谵语,小承气汤主之",分析了阳明经证是如何演变成为阳明腑证的。

2. 瘟疫辨治中的恒动思维特点　明代温病大家吴有性在《温疫论》中记载了一则医案:"朱海涛,年四十五岁,患疫得下证……因问其子,两三日所服何药,云进承气汤三剂,每剂投大黄两许不效……余诊得脉尚有神,下证悉具,药浅病深也。先投大黄一两五钱,目有时而小动,再投舌刺无芒,口渐开能言。三剂舌苔少去,神思稍爽。四日服柴胡清燥汤,五日复生芒刺,烦热又加,再下之。七日又投承气养荣汤,热少退。八日仍用大承气汤,肢体自能少动。计半月,共服大黄十二两而愈。又数日,始进糜粥,调理两月平复。曾治多人,所遇上证,百中仅有者,始存案以备参酌耳。"这则医案生动地反映了医家巧妙地运用恒动思维治疗临床复杂病证的特点,值得我们深入学习。

(三)中和思维

中,即不偏不倚,无太过、无不及的平衡状态;和,是对一切有内在联系的事物进行协调,使之达到和谐状态的过程。中医学研究的对象是人,认为人体只有保持内外环境的平衡与和谐,生命活动才能正常进行。"中和"这种哲学思想正好反映了中医学这种本质的内在要求,临床上强调治疗方法及措施"勿失其宜""各得其所宜";处方用药强调"平治于权衡"(《素问·汤液醪醴论》)及"补泻无过其度"(《灵枢·五禁》),都体现了中和适度的思维特征。

如对于感染性疾病,西方医学以抗感染的对抗治疗为主,抑制或杀灭病原微生物,但更多地却使病原微生物加速变异,以致无药可救。传统医学强调的不是对抗治疗,而是和平共处的思想,也就是中国传统文化中的"和"。"和"的思想是中医治病的一个重要特色。中医从来不主张将病原微生物赶尽杀绝,而是要与它们和平共处,但如何才能和平共处呢?《黄帝内经》告诉我们"正气存内,邪不可干;邪之所凑,其气必虚",也就是说,当人的机体免疫力正常时,一些致病的病原微生物是无法危害人体的,而当人体免疫力低下时,它们就会入侵人体而造成各种疾病。中医的特点不是杀灭病原微生物,而是"给邪以出路",通过出汗、排大小便等将邪排出体外。近年来,大量的中医研究表明,中药的有效成分并没有西药抗生素的抗菌能力强,但是对于一些严重的感染性疾病,有时西药抗生素无能为力,而使用中药则能发挥神奇的作用。中药改变了患者的内环境这点十分重要。中医强调"和",强调"阴阳平和",这些都是源于中国传统文化思想。中医认为,当人体阴阳不调和的时候,人就会生病。当人体阴阳平和之后,病就会好。但这里的阴阳调和,应该是人体主动的调和,中医称之为"阴阳自和",也就是人体的自我修复能力。一个被刀子划伤的伤口,不是借助任何药物长好的,而是通过人体的自我修复能力长好的,所以中医的另一个特色就是恢复人体的自我修复能力,中药、针灸、按摩、导引、气功都可以做到这点。比如针灸,没有任何化学药物进入人体,而只是通过用一根细细的针来刺激特定的位置,达到治病的目的,针灸调动的就是人体自我修复的能力,从而恢复人体的"生机"。西医的替代治疗,比如治疗闭经的患者,用外源性激素来治疗,这样就会进一步减少内源性激素的分泌,所以当停用外源性激素后,就会出现内源性激素更加不足的情况。而中医的着眼点是恢复机体内源性激素的分泌功能,恢复卵巢的功能,不是用外源性激素来替代,这样的效果就会更好且没有副作用。

（四）类比思维

取象比类,又称"援物比类",是运用形象思维,根据被研究对象与已知对象在某些方面的相似或类同,通过对两者的比较和推论,认为在其他方面也有可能相似或类同,据此推导出被研究对象某些性状特点的思维方法。取象比类是中医学认识人体生理、病理现象的重要思维方法。中医用五行学说类比人体,说明五脏分别具有木、火、土、金、水的特性和功能,五脏之间存在生克乘侮的生理病理联系,形成了极具特色的中医五脏生理病理系统。如木性曲直、舒畅条达,具有生发的特性,而肝脏具有喜柔顺条达而恶抑郁的特性,具有疏泄功能。肝在五行属木,脾在五行属土,在生理上,肝木疏脾土,能够促进脾土运化;在病理上,肝气亢逆则横犯脾土,导致脾失健运。中医学在认识病因时,把人体疾病过程中表现出来的症状和体征与自然界中的某些事物和现象进行类比推理,形成了独具特色的病因理论。如风具有轻扬向上、善动不居的特性,就是越高的地方风越大,风吹来吹去不停留在一个地方,人体的病理变化中出现的肢体关节游走性疼痛、皮肤瘙痒无定处、头痛汗出、抽搐等,皆属风邪为患,治疗时应采用祛风的方法。此外,中医学还运用类比思维指导我们治疗。清代名医吴鞠通根据温病病情轻重、病位深浅、脏腑性质等因素,运用类比思维,阐发温病三焦辨治用药思路,用羽毛、秤杆、秤砣来类比三焦的治疗原则。治上焦如"羽"(非轻不举),羽即羽毛,是指治疗上焦病证要用气味轻薄之品,不过用苦寒沉降之品。治中焦如"衡"(非平不安),衡即秤杆,是指治疗中焦脾胃病证,用药既不宜失之太薄,亦不过于厚重,升者自升,降者自降。治下焦如"权"(非重不沉),权即秤砣,是指邪入下焦,势必耗损肝肾精血,出现动风动血的症候,此时多使用厚味滋潜、血肉有情之品。明末清初名医喻昌根据痢疾病因病机特点,提出表邪陷里者当由里出表的逆流挽舟法,方用人参败毒散。这里将元气类比为舟船,用人参的用意就是挽舟上行。"伤寒病有宜用人参入药者,其辨不可不明……虚弱之体,必用人参三、五、七分,入表药中,少助元气,以为驱邪之主,使邪气得药,一涌而出,全非补养虚弱之意也。"元代大家朱丹溪开创的"开宣肺气"的提壶揭盖法已在临床上广泛应用于治疗各种水液代谢障碍疾病。此外,中医在治疗火热上炎时采用"釜底抽薪法"、治疗津液不足的便秘采用"增液行舟"法等皆为取象比类。在对药物的选择上,这种"取象比类"的思维方式尤为普遍,例如吃啥补啥,像什么就补什么。吃了动物的脏器就会补人体的相应脏器;吃了形如人脑的核桃就会补人的脑子;吃了形如肾脏、命门的豆类就能补肾。花类多生于植物的顶端,所以它的药用功能多是治头部疾病,故有"诸花皆升"之说;藤类植物,因其枝干运送水分营养的功能强大,故能治疗肢体、关节疾病;杜仲的树皮里有像"筋"一样的条状白丝"筋骨",所以有人想到吃了这"筋骨",就会像树一样筋骨强健。树叶轻飘,易飞扬,故树叶类药、花类药多发散,如桑叶、薄荷叶、菊花、银花、连翘之类为发散类药,清热解毒;石头沉重,易下沉,所以矿物类药多用于重镇潜阳,谓之安神,如滋石、龙骨、牡蛎等。

(五)司外揣内思维

司外揣内,又称"以表知里",是通过观察事物的外在表象,以揣测、分析和判断事物内在状况和变化的一种思维方法。在没有 CT、磁共振、数字 X 射线摄影、超声等现代诊疗技术的情况下,智慧、勤劳又善于观察的古人由表及里、由现象到本质地去认识和诊断疾病。司外揣内是建立脏腑概念和认识脏腑功能的重要方法。如心主血脉,藏神,其华在面,开窍于舌。因此,通过人体外在的面色和表情、舌色、脉象、胸部感觉变化,可判断心功能是否正常。中医诊断疾病也是一个以象揣脏、以象测脏、以象定脏的过程。正如《灵枢·本脏》所说:"视其外应,以知其内脏,则知所病矣。"临床上,通过望、闻、问、切四诊收集症状和体征属于"司外"过程,而对四诊资料进行辨识,以探求病因病机,确立证候,就是"揣内"过程。如临床上出现两目干涩,指甲淡白、粗糙,甚则反甲,依据"肝藏血,开窍于目,其华在爪"理论,可以知道是肝血不足的表现。

(六)顺势思维

顺势思维的特点是崇尚自然,顺应自然,天人相应,它既强调人与自然的统一和谐,又强调人的自然而然状态。中医学认为,顺应自然的做法就是顺自然之道,循自然之理,用自然之物,尽自然之力,全自然之功。运气学说、子午流注针法就是顺应自然的理论和技术;而四时养生、尽其天年也是顺应自然的养生理念。顺势思维在辨证论治中的体现:①顺应脏腑气机之势进行辨证论治。如"肝欲散,急食辛以散之""脾欲缓,急食甘以缓之",这是根据肝气喜条达而恶抑郁和脾气喜缓而恶急的特性而确立相应治则治法。脾宜升则健,喜燥恶湿;胃宜降则和,喜润恶燥。故治疗脾病应温运燥升,治疗胃病宜养润通降。清代名医叶天士在《临证指南医案》中记载"王数年病伤不复,不饥不纳,九窍不和,都属胃病。阳土喜柔,偏恶刚燥,若四君、异功等,竟是治脾之药。腑宜通即是补,甘濡润,胃气下行,则有效验。"可以看出叶天士深谙脾胃气机特点,顺应脾胃气机之势而进行辨治的临床特色。②顺应五运六气之势辨治疫病。《素问遗篇·本病论》中有若庚辰年的运气"刚柔失守……其后三年化成金疫也"之说。推算一下,2000年为庚辰年,2003年为癸未年,就发生了严重急性呼吸综合征(SARS)(中医名"金疫")疫情。从运气的角度分析,庚辰年刚柔失守产生的"燥"和"热"是伏气,癸未年的升降失常及二之气的"寒雨数至"造成的"寒"和"湿"则是时气,由疫毒时气引动伏气,燥、热郁于内,寒、湿淫于外,导致了SARS内燥外湿、内热外寒的病机证候特征。临证时化湿不能伤津,不宜多用香燥;治燥则要遵"燥淫所胜,平以苦(微苦)温(温润),佐以酸辛(辛润),以苦下之"之原则。

(七)辨证思维

辨证论治的思维,即运用中医基础理论在认识疾病的过程中确立证,并且论证其治则治法与方药的思维。辨证,即将之前所讲的四诊(望、闻、问、切)所收集的有关疾病的所有资料,包括症状和体征,运用中医学理论进行分析、综合,辨清疾病的原因、性质、部位及发展趋向,然后概括、判断为某种性质的证的过程。

疾病是一个患者从邪气作用于人体,人体正邪相争,或痊愈,或加重,到最后结束的一个完整的异常生命过程。而在这个过程中,病情是在逐渐变化的,并非一成不变,或者由浅及深、由轻到重,或者入里化热、由热转寒,随着病情迁移,患者身体被病痛折磨后元气大伤,还会由实转虚。

而辨证思维之所以是中医的特点,也是中医的治疗原则,更是中医的优势乃至于灵魂所在,在于漫长的医疗活动中,先贤们认识并总结了这些疾病过程中某一阶段或某一类型的病理概括,即证。然后根据这些证,更有效地制订相对应的治则,在治则的指导下立下有效的治法,在治法的要求下选方用药,有的放矢,在疾病发展的过程中,做到及时干预、灵活高效地治疗疾病。

（八）复方思维

中药复方理论，与平时说的"复方"概念不同。古之谓"七方"，有大、小、缓、急、奇、偶、复，其中"复方"为两方、三方及数方相合之方，或再加别的药将方子药物药量平均。而复方治疗思维，系指两种或两种以上的药物，按照中医的四诊八纲、辨证论治的原则，针对病情有机地组合而成的方剂。正如上面所说的，由于疾病的病程和性质复杂多变，往往寒热交错，虚实并见，一时一身而数病相兼，只凭单味药难以照顾全面，故须将多种药物适当配合，利用其相互间的协同或拮抗作用，提高疗效或减少不良反应，以适应复杂病情的治疗。

八大思维讲完，接下来就要讲如何运用了。

二、识病辨证选方三步走

（一）以病统证

《金匮要略》以"病脉证治"为题，率先明确了以病统证的编写体例，充分体现了以病为本、以证为标的认识，为辨病与辨证相结合做出垂范。"先辨病"，是要对疾病发生发展全过程进行纵向认识，了解疾病的本质和特殊性，探究疾病的基本矛盾，是诊断和鉴别诊断的层次。"后辨证"，是对疾病发生、发展过程中某一时期、某一阶段的横向认识，了解疾病当前的证候属性以协助基本矛盾的解决，是分析病情轻重、左右、缓急的层次。

（二）辨证方法

辨证论治是中医学的特点与精华，是中医学对疾病的一种特殊的研究和处理方法。临床辨证的一般思维规律，是在中医学理论的指导下，通过对症状、体征等病情资料的综合分析，先明确病位、病性等辨证纲领，再确定辨证具体要素，然后形成完整准确的证名。在长期临床实践中，历代医家创造了许多辨证方法，如八纲辨证、病因辨证、气血津液辨证、脏腑辨证、六经辨证、卫气营血辨证、三焦辨证、经络辨证等辨证方法，这些辨证方法从不同的方面总结了认识疾病证候的规律，它们各有侧重和特点，又相互联系和补充。

1. 八纲辨证　八纲辨证是辨证的纲领，八纲是就表、里、阴、阳、寒、热、虚、实而言。病因辨证是根据病因学基本原理，综合分析各种病因侵入人体所致疾病的各种证候的辨证方法，这种方法是通过对疾病当前证候的辨识从而推断病变形成和发展的原因，即所谓"审证求因"。

2. 气血津液辨证　气血津液辨证是根据患者所表现的症状、体征等，对照气血津液的生理、病理特点，通过分析，判断疾病当前病理本质中是否有气血津液亏虚或运化障碍的证候的辨证方法。

3. 脏腑辨证　脏腑辨证是以脏腑病位为纲，对疾病进行辨证，各脏腑的生理功能、病理特点和联系规律是脏腑辨证的理论依据。

(三)方证对应

近代中医大家胡希恕先生依据先贤有关《伤寒论》六经辨治研究的学术思想,传承辨方证的理念,创《伤寒论》"六经方证辨证"学说,提出了一个重要的学术观点:"辨六经,析八纲,再辨方证,以致施行适方的治疗,此即中医辨证施治的方法体系"。辨方证是六经、八纲辨证的延续,治病有无疗效关键在于方证是否正确,后世及日本经方家常称之为"方证相应"或"方证对应"。方证相应是临床治病取效的前提,经方家胡希恕先生把辨方证称为"辨证的尖端"。方证的鼻祖是《伤寒论》,方证辨证的特点在于其主症体现了病证的病理本质,辨证一旦明确,方药的使用也就随之明确。如第三十四条说:"太阳病,桂枝证,医反下之。"第一百零一条云:"伤寒中风,有柴胡证,但见一证便是。"这里所说的"桂枝""柴胡"非指药物名称,而属病证范畴,桂枝证即太阳中风证之互辞,柴胡证系少阳病的代名词,条文中方药选择措辞严谨,根据病证与汤方的对应程度而分别选用"汤主之""宜汤""可与汤",汤方与病证丝丝入扣,不容含糊。方证有如下特点:①每证必有与之紧密关联的症状或症状群,刘渡舟先生称"主症",江尔逊先生称"特征症",肖相如先生称"特异性方证",均表明某证必有与其紧密关联的症状出现,见到某个或某几个症状,自然会联想到某某方证(汤证),就用此方,如"太阳病,头痛,发热,汗出,恶风,桂枝汤主之"。②每证必有其内在的病机,如"太阳病,发热汗出者,此为荣弱卫强,故使汗出。欲救邪风者,宜桂枝汤"。③每证必有其具体而有效的方药。临床上不论是脏腑辨证、经络辨证,还是八纲、六经辨证,最终都要落实在方证上,也就是说,有无疗效,决定于方证对应与否。临床证候只要与仲景的描述相契合(有时"但见一证便是"),即可放胆使用。

三、真真假假疑难病

疑难杂病的发生及发展的规律性不强,或是发生的概率不高,或其表现复杂危重而疑似病较多,或证候特征不典型,或多种提纲证相互兼杂交织,用单一的辨病、辨证方法难以辨清,不易诊断或治疗。此处我们以论述真假疑难病为主。证候的病理表现绝大多数情况下和本质是一致的,如寒证见寒象、热证见热象、虚证见虚象、实证见实象,但也有少数情况,疾病表现出的现象和本质不相应,甚至相反,如寒证见热象、热证见寒象、虚证见闭塞之象、实证见通泄之象,这些现象不能反映疾病的本质,仅是特殊病理情况下产生的假象,在治疗时应善于识别表象之真假,针对病机进行治疗。例如,真虚假实中"虚"是病机本质,而"实"则是表现之假象。真虚假实,多由正气虚弱,脏腑气血不足,功能减退,运化无力所致,即"至虚有盛候"。如以脾气不运为主的气虚腹胀证为例,由于"虚"是病机的本质,故临床可见疲乏无力、纳食减退、舌胖苔润、脉虚而细弱等脾气衰弱的症状,同时因脾虚不运,气机郁滞而不通,则可见腹胀满、腹痛等,但腹胀时缓时重,或得嗳气、矢气则减,腹痛而喜按等假实之象。与之相反的真实假虚中"实"是病机本质,而"虚"则是表现之假象,多由热结肠胃,或痰食壅滞,或湿热内蕴,以及大积大聚等实邪结聚于内,阻滞经络,致使气血不能畅达于外所致,即"大实有状"。如热结肠胃的里热盛病证,一方面可见大便秘结不通、腹胀满硬、疼痛拒按、谵语等实性症状,另一方面又可见面色苍白、四肢逆冷、精神萎靡等由于阳气闭郁,不能四布而出现的状似虚寒的假虚之象。

四、出奇制胜反治功

疑难病复杂的成因,必然导致其病因病机关系错综复杂,欲有效地诊治疑难病症,必须把握总体的病机特点并能够抓住其关键性的病因病机关系,遂针对某些疾病表现出的现象和本质不相应,甚至相反的情况,我们运用反治。从表面来看,反治顺从的是证候的假象,采用与假象性质相同的方药进行治疗;然就其实质而言,仍然是逆证候的性质而治,故与正治在本质上是一致的,都是"治病求本"的体现。反治适用于证候本质与现象不完全一致的情况。

常用的反治原则有以下 4 种。

(一)热因热用

热因热用又称"以热治热",指用温热性质的方药治疗具有假热现象的治法。适用于阴寒内盛,格阳于外,反见热象的真寒假热证。患者在四肢厥冷、下利便溏、精神萎靡、小便清长的同时,可见身热、面赤、口渴、脉大等假热征象。根据其阴盛格阳、真寒假热的病机,当用温热方药治疗。温热方药顺从的是"假热"现象,其本质仍是针对"真寒"进行治疗。

(二)寒因寒用

寒因寒用又称"以寒治寒",指用寒凉性质的方药治疗具有假寒现象的治法。适用于里热盛极,阳盛格阴,反见寒象的真热假寒证。患者在身热、口渴、心烦、尿赤、便秘的同时,可见四肢厥冷、脉沉等假寒征象。根据其阳盛格阴、真热假寒的病机,当用寒凉方药治疗。寒凉方药顺从的是"假寒"现象,其本质仍是针对"真热"进行治疗。

(三)塞因塞用

塞因塞用又称"以补开塞",指用补益方药治疗具有闭塞不通假象的治法。适用于正气虚弱、运化无力所致的真虚假实证。例如,脾虚患者在神疲乏力、纳少、便溏的同时,可见脘腹胀满、食后腹胀等假实征象。补益方药顺从的是具有闭塞不通的"假实"现象,其本质仍是针对"真虚"进行治疗。

(四)通因通用

通因通用又称"以通治通",指用通利方药治疗具有通泄假象的治法。适用于邪实阻滞、传化失司所致的真实假虚证。例如:宿食阻滞引起的腹泻,虽表现为便次增多、大便稀溏,类似虚象,但大便臭秽而夹有不消化食物、脘腹饱闷、泻后觉舒、舌苔厚腻、脉滑,提示腹泻为食积内停、脾胃失运所致。通利方药顺从的是通泄的"假虚"现象,其本质仍是针对"真实"进行治疗。

第三节　病各有因治法异,针药推拿各相宜

记得之前听有位老师讲课,他将人分为体质相对强壮和体质相对羸弱的两类,分别是"张飞"人和"林黛玉"人。他借这两种简单易懂的描述向我们讲述疾病是如何产生的以及疾病的治疗方法。那么具体的情况是怎样的呢?

一、疾病的产生

(一)中医与西医对病因的不同认识

在日常生活中,我们会经常看到这样的例子:甲身体壮实,看似属于抵抗力强的人,但是常年却反复感冒,每到气候变化的时候,就像"天气预报"一样,总会感冒。相比之下,乙和甲生活于相同的环境之中,乙属于形体偏瘦的人,平日生活也比较随意,不会因为天气稍有变化便加穿衣服,但乙常年却很少感冒。为此甲非常困扰,每次看病时总要向医生咨询,西医多以细菌感染、病毒感染等为其解答。

在西医学的概念中,是微生物的感染并在身体内繁殖导致感冒的发生,其治疗措施是以对症治疗为主,至于下次再发病,往往是认为病原体再次感染。然而中医认为人体是一个有机的整体,各个组织器官和各物种成分之间并不是孤立存在的,而是相互联系、相互制约的。人体是一个复杂而完善的系统,当这个系统中的各组成部分处于协调、平衡状态时,人体便可以完成各种生理活动,也就是说,社会中的人,不论高低、胖瘦,只要人体各组织器官的功能处于一种协调平衡的状态,机体就是健康的,就不容易患病,反之,就是疾病状态,容易引起各种疾病。在这种整体-平衡理论的指导下,中医学提出了与西医学迥然不同的健康与疾病的概念,那就是不把单个的化验检查指标作为判断健康与疾病的标准。例如在某些应激的条件下,人体的一些生化指标会有变化,但是当这种应激条件消除之后,相应的指标便又会恢复正常。因此即便是检查的结果有异常,只要机体的平衡没有被破坏,那就不能够称为疾病。

举一个例子,大多数人认为骨质增生是一种无药可治的疾病,但事实真的是这样吗?这个疾病是根据现代的检查所做出的诊断。我们会发现这样的现象,骨质增生一般出现于年龄偏大的人群,而且老年人基本上都有这种情况,那么为什么不把骨质增生和头发变白、皮肤长皱纹一样看作一种自然衰老的现象呢? 人体的关节、脊柱周围都有关节囊、韧带、肌腱(这些组织也就是我们常说的"筋")等软组织包裹和连接,人在长期活动的过

程中,这些软组织会因为被牵拉、收缩、摩擦损伤而逐步老化,除了自身的弹性和韧性降低外,还会和骨组织一起钙化,这些钙化的软组织就是我们在 X 射线片上看到的骨质增生。因此,骨质增生可以说是人体骨骼周围软组织老化的一种生理表现。

有人常说,骨质增生怎么会和头发变白、皮肤长皱纹一样呢? 得了骨质增生常常会引起颈腰痛、关节酸痛,这肯定是一种疾病。我们留心的话会发现,不是所有的骨质增生都有疼痛的症状,即便是有症状,这种症状也不是持续的,疼痛只是在劳累、受凉、过度活动的情形下才出现,而且绝大多数的骨质增生患者经过药物、推拿等综合治疗后症状会缓解或消失。这又是什么原因呢? 那是因为骨质增生的实质是和骨关节相连的关节囊、韧带、肌腱等软组织的钙化,这些软组织的钙化部分和未钙化部分在物理性能上存在较大的差异,因而当活动过度、寒冷、劳累后,在这些软组织的钙化部分和未钙化部分的交界处会产生一些无菌性的炎症,这些无菌性炎症才是引起骨关节疼痛的根本性原因。

(二)"正气"与"邪气"

中医强调把检查和人体的内在平衡有机地结合起来,将人体的平衡作为判断健康与疾病的依据,这种身体平衡的健康状态称为"阴平阳秘"。当这种"阴平阳秘"的平衡状态被打破,出现阴偏盛、阴偏衰、阳偏盛、阳偏衰,就产生了疾病。

1."正气"   人是一个有机的整体,生活在复杂的自然环境和社会环境之中,人与周围的环境也是一个有机的整体,因此环境的变化对人这一整体有着较大的影响。人作为自然界的物种之一,其有着复杂的思维和心理活动,因此人体时刻都会受到外来因素的影响。环境中充满了细菌和病毒,我们时刻都在接触但并没有被感染。生活在地球上的人,有人生活于烈日炎炎的非洲大陆,有人生活的地方常年冰天雪地,但是人的体温却能始终恒定,那是因为在不断的进化中,人体为了适应环境的变化而形成了防御机制和调节机制,可以及时地抵御各种外来因素对机体的侵害,并调节机体的内在平衡,从而对抗各种不利因素对机体的影响。机体的这两大体系:①防御体系,它主要负责防御外来的侵害,包括免疫系统(抵御细菌、病毒等微生物的侵害)、修复系统(使机体受到损伤后及时修复)、应激系统(使机体在受到伤害后的损伤程度降到最低);②调节系统,主要负责机体各组织、器官的协调运动。

防御体系和调节体系共同构成了人体抵抗和适应内外刺激的一种能力,中医将人体的这种能力称为"正气",它是机体防御的主导因素,正所谓"正气存内,邪不可干"。只有体内的正气充盛,人体才能够在和各种微生物的日常接触中不被感染,在四季的交替中保持体温的恒定,在饥饿、劳动、喜怒哀乐中保持机体的正常运行。也就是说,只有"正气"充足,人体才能在各种复杂的内外因素影响下仍然保持健康状态。

2."邪气"   前面说到人和自然是一个有机的整体,人也是这个整体中的一部分,时时刻刻都受外界的影响,外界的细菌、病毒、气候变化等,以及自身的脏腑功能、饮食劳倦等影响超过了人体"正气"所调节的范围,便会造成人体阴阳的平衡失调,从而引起疾病。

中医学把这些导致人体平衡失调的因素称为"邪气"。也就是说,"正气"与"邪气"之间的力量对比是生病与否的关键,"正气"胜"邪气"就不会产生疾病,而如果"邪气"胜"正气"就会引起疾病。"邪气"胜"正气"常见有两种情况:一是"邪气"过胜,超过"正气"的调节能力;二是"正气"不足,无法正常抵御"邪气"。

"邪气"从来源分可以分为"外来"和"内生"两种。

(1)外来的"邪气"。主要见于:①各种气象因素,如风、雨、雪等对人体的伤害;②反常气候,如骤冷骤热等对人体的影响;③细菌、病毒等微生物的感染等。

(2)内生的"邪气"。常见于:①怒、喜、思、悲、恐等情绪变化对人体的影响;②起居饮食,如起居无常、暴饮暴食等对身体的影响;③脏腑功能的亢进和衰退对人体的影响。

3.正邪相争 当这些内外界的"邪气"对人体的影响超过了正常人体所能防御、承受和调节的能力时,人体的平衡就会被打破,从而引起各种疾病。比如,正常的饮食能够为身体提供各种营养,充养"正气",但如果饮食过度,便会损伤人体的消化功能,从而导致疾病。

"正气"与"邪气"是疾病产生的关键,任何疾病都可以从这两方面来探讨:一方面是"邪气"胜,另一方面是"正气"虚。疾病在"正"与"邪"这两个对立面上的侧重点不同,反映出来的疾病的本质也不相同,因此在治疗时所采取的治疗方法也是不同的。比如我们常见的感冒,因感受外邪引起的感冒和自身体质虚弱引起的感冒的治疗是不同的,前者以"邪气"盛为主,治疗时要驱散外邪,后者以"正气"虚弱为主,治疗时应扶助"正气"。如果治不得法,那么疾病就不能够好转。

比如一个强盗来到一位老者的家中盗窃,那么我们该如何应对呢?此时当然应该关闭门户,等待青年的帮助,如果不能够识别自己的能力,而是开门与强盗搏斗,那么结果只能是家破人亡。如果"正气"并不虚弱,而"邪气"亢盛,等"邪气"进去人体后"正气"已经恢复,这样的疾病应该如何治疗呢?当然应该以祛邪为主,否则会导致疾病加重。中医把这种"邪气"盛而祛扶"正气"带来的后果比喻为"闭门留寇"。意思为强盗入室时,如果看到家中有强壮的青年,肯定不敢轻举妄动,便会从开着的家门溜走,如果这时门窗紧闭,强盗没有了退路,那么强盗便会极力地斗争,其结果就会是两败俱伤。

因此,在疾病的发展过程中正确地处理邪盛与正虚的关系,是决定疾病治疗好坏的关键,而如何准确地把握这一关键,就要依据中医的整体思维,从疾病的外在表现中判断邪盛与正虚,从而给予正确的治疗。

二、外感六淫

我们知道中医对发病机制的认识与西医不同,中医从平衡的理论来理解,而西医则是从各种微生物的方面理解。自然界中的微生物不计其数,而中医理论的优势在于,不论外界致病因子如何复杂,只要把握了人体平衡的变化情况,便可以理解疾病的本质,确立相应的治疗措施。中医对病因的这种研究方法,使我们用已知的目光来看待疾病,而如果把微生物等致病因子作为研究的重点,那么我们的认识将会永远落后于疾病,一旦遇到未知的致病因子,那就束手无策了。比如现代医学所说的微生物,自然界中的微生物种类繁多,而且具有变异性,人类目前了解的微生物只是很少的一部分,对于大多数的微生物,目前是没有干预措施的。目前抗生素滥用现象严重,人工选择出了许多的耐药微生物,导致抗生素的疗效不断下降,而且抗生素对人体的副作用较大,能够杀死体内的有益菌群。举一个常见的例子,农药的使用给农林业带来了巨大的好处,我们会发现一种农药刚开始使用时效果非常好,但是几年过去,这种农药好像就对害虫不起什么作用了,而且害虫也并未减少或消失,因此人们便会研制出毒性更强的农药,长此以往,非但害虫的耐药性越来越强,农药的残留也越来越严重,人类长期食用有农药残留的农作物,便会引起各种疾病。这是为什么呢? 这是因为我们只看到了害虫本身,而没有看到害虫也是食物链的一部分,没有从整体的角度找到治理害虫的办法。自然界的生态也是平衡的,如气候的变化、人类的捕食导致害虫的天敌鸟类、蛙类等减少,这些因素都导致了害虫的大量繁殖。如果我们一味地用农药来杀虫,而不尊重自然界的平衡,那么害虫不但杀不完,还会给人类带来巨大的危害。所以我们应该用整体的思维来看待问题,中医对疾病的研究正是从整体出发,以平衡的理论认识疾病的发生与发展。

举一个常见的例子,西医认为细菌、病毒的感染是引起感冒的原因,但是我们又会发现,感冒的常见症状有发热、鼻塞、流涕、乏力、咳嗽、咳痰等,但是即便都是病毒性感冒,不同个体表现的症状及相同症状的程度也是不相同的,那么这又是为什么呢? 那是因为病毒只是一个客观的致病因素,不同的人体对病毒的反应才是症状的关键。正是因为不同的人有体质的差异,所以同一病毒感染才会有不同的症状。那么机体对病毒反应的本质是什么呢? 那就是对人体动态平衡的不同程度的破坏。中医遇到感染性疾病时,寻求风、寒、暑、湿、燥、火的外感病因,这是中医对疾病的认识,其着眼点是机体内在平衡的破坏,而风、寒、暑、湿、燥、火都是疾病状态下机体平衡破坏的类型,这也是疾病的病因所在。中医把这种通过疾病的外在表现来探求体内动态平衡破坏情况的方法称为"辨证求因"。

了解了中医对疾病的研究方法,下面我们就来看中医如何认识环境与疾病的关系——外感六淫。

外感六淫,即风、寒、暑、湿、燥、火,也称为六气。由于人体在与自然的抗争中逐步适应了自然界的四季更替规律,所以在正常情况下,自然界的六气不会给人体造成疾病。如果六气出现了异常,过于旺盛(即出现与本季节不符的反常气候),这时人体不能够适应会导致疾病的发生,这种过于旺盛的六气,中医给它命名为六淫。下面我们就分别来看看六淫引起的疾病的特点。

（一）风邪

风为春季的主气,汗出受风、体虚受风都会导致疾病的发生,风性疏泄,加上一年四季都有风,因此,风邪是六淫致病中最常见的病因。寒邪、热邪、湿邪等常夹风邪侵犯人体,所以古人又称风邪为百病之长。风邪侵袭人体,多影响机表和上半身,所以皮肤、胸背和头面部疾患多与风邪有关。风邪致病的特征表现:①发病迅速,发无定处,变化多端,如风疹,起病快,发无定处,反复出现;②游走性关节疼痛,如风湿性关节炎;③皮肤瘙痒,遇风加重;④汗腺分泌亢进,汗出怕风;⑤脉象浮。

笔者曾见过这样的病例:李某,女,23 岁,于 2009 年 4 月 26 日来诊。症见皮肤瘙痒,夜间为甚,每晚均有风疹出现,小如黄豆,大似硬币,痒甚不能入睡,白天消失,但以手抓皮肤即起皮疹,久不消退,已有 1 个多月。西医诊断为慢性荨麻疹。症见:恶寒,汗出,舌质淡红,苔薄白,脉浮。辨证:外邪侵袭,营卫不和之证。治宜发散外邪,调和营卫。选桂枝 9 克、白芍 9 克、甘草 6 克、生姜 6 克、大枣 3 枚,服药后喝热粥,服 3 剂后,患者自述上述症状消失。

此外,很多感染性疾病的早期也常和风邪有着密切的关系,我们在治疗时,可根据风邪与寒邪、热邪等其他邪气的夹杂情况给予祛风寒或是祛风热的治疗。

（二）寒邪

寒为冬季的主气,冬季气候寒冷,气温骤降或夏季贪凉饮冷都会引起寒邪为病,多见于素体阳气不足,对寒冷刺激抵抗力较差者。"寒主收引""寒性凝滞",这是寒邪的特征。寒邪致病,常常会出现以下表现:①疼痛,寒邪伤于机表,则身体疼痛。寒邪伤于胃脘,也脘腹疼痛。这是因为寒性凝滞,血液运行不畅,不通则痛。②手足厥冷,畏寒无汗,寒性凝滞,血液运行不畅,产热减少,汗腺分泌减少。③肢体拘挛,少腹拘急,这是由寒主收引,筋脉拘急所致。

（三）暑邪

暑为夏季的主气,主要发生于夏至到立秋。暑热的影响是环境温度高,人体在高温的环境下产热和散热的平衡失调。因此自身调节能力较弱的老年人及儿童容易患病。暑热引起的疾病有两种类型:一是汗腺闭塞,散热不足出现高热无汗、心烦面赤、脉象洪大等症状;二是汗出过多,机体脱水,出现汗出如洗、口渴喜饮、尿赤短少、乏力气短等症状,甚至突然昏倒,不省人事,脉数无力。

此外,暑季炎热,所以人喜欢贪凉饮冷,或汗出受风,此时风邪便会侵袭机体,引起头疼、恶寒、发热、胃脘冷痛、恶心呕吐、大便溏泄等症状,这其实并非暑邪引起,而是因为暑季贪凉,寒邪伤人引起,所以古人称这种情况为"阴暑",以区别真正暑邪引起的"中暑"。

（四）湿邪

湿为长夏(梅雨季节)的主气,尤其多见于南方地区,此地雨水较多,地势较低,气候潮湿,所以湿邪引起的疾病较多见。淋雨、久居潮湿之地等均可导致湿邪为病。特征:①湿性重浊,所以湿邪致病多会引起沉重、疼痛等感觉。如湿邪侵袭头部,会出现头部沉重疼痛,如裹包头,以及头部困重等感觉;如湿邪侵袭四肢,则会出现周身酸重疼痛;湿邪侵袭肌肤,则会出现皮肤湿疹、水肿;湿邪侵犯胃肠,则会出现大便溏泻,泻如水样。②秽浊不清,黏腻不爽,如面色秽垢;白带增多,气味腥臭;大便黏腻不爽,小便浑浊等。③病程缠绵难愈,湿邪致病常常病程较长,容易反复,缠绵难愈。

因此长期居住于潮湿地区的人一定要注意防止湿邪的侵袭,如多开窗通气、勤晾晒衣服、食用一些祛湿的食物等。

(五)燥邪

燥为秋的主气,因初秋之时,天气仍旧炎热,因此燥邪多与温热邪气相兼,中医称之为"温燥",而到了深秋之时,天气已经寒冷,此时燥邪便与寒邪相兼,中医称之为"凉燥"。燥邪的主要特征是干燥,容易耗伤人体的津液,所以燥邪侵犯人体所表现的症状也都是以"干燥"为主,如咽干口燥、皮肤干燥、毛发枯泽、大便干结不通、目睛干涩、干咳无痰或吐黏痰、舌苔干而不润等。

(六)火邪

火与热常常并提,它们只是程度不同而已。热为火之渐,火为热之极,火热邪气引起的疾病常具有发热和功能亢进的特征。热(火)引起的发热可以表现为发热恶寒和但热不寒两种类型。发热恶寒指体温升高,但患者又有怕冷的感觉,这是机体散热功能障碍引起的,感染性疾病的早起常出现这种情况;但热不寒指体温升高,但是没有怕冷的感觉,这是由产热过多引起,常见于感染性疾病的中后期。功能亢进常表现为心烦失眠、心动过速、多食易饥、急躁易怒、狂躁妄动、四肢抽搐、角弓反张、各种出血、痈肿疮疡等。

上面讲了六淫致病的特征,六淫属于外邪的范畴,但是六淫与我们常说的"疠气"是不同的。疠气是在某种特定的气候、环境因素影响下出现的一种具有传染性的病邪,它和六淫邪气最本质的区别是具有传染性,其根源是在特定因素的影响下,某些平素数量稀少的微生物过度繁殖,由于人体缺乏对这种微生物的适应能力,所以常会在这种微生物的影响下发病。其特点为:①传染性强,易流行;②和一定地域和气候因素有关;③发病急,病情重;④发病的症状相似。

不论是六淫还是"疠气",大多包含着各种微生物对人体的影响。中医学将外邪致病的本质确定为体内的动态平衡被破坏,并通过对各种因子作用于人体后出现的症状的研究,来推断平衡破坏的环节和程度,从而找到治疗这类疾病的有效方法和手段。认真思考中医学这种将人体内在变化作为医学研究主题的思路,有助于对生命和疾病进行全新探索。

三、内生五邪

人体内在平衡失调,会出现"内风""内寒""内火""内燥""内湿"等情况,其和六淫的区别在于六淫由外界引起,而内生五邪是由脏腑功能失调而引起的疾病,因其特征与六淫有一定的相似之处,所以又叫作"内生五邪"。

(一) 内风

脑出血是如今非常常见的脑血管疾病,严重影响人的生活质量。脑出血在中医上称为中风,这里所说的风与外感六淫中的风不一样,这在中医上称为内风。为了与自然界的风相区分,古人通过类比的方法,把人体因为机体内在平衡失调而致的一系列身体动摇为特征的疾病,如手足震颤、半身不遂、口眼歪斜、四肢抽搐、鼻翼扇动、肌肉跳动、肢体痉挛、目睛上吊等都称为"内风",又称为"风气内动"。

《黄帝内经》上说"诸暴强直,皆属于风,诸风掉眩,皆属于肝",说出了内风与肝的关系密切。肝在志为怒,人在怒时气血上冲于头部,使人出现眩晕、半身不遂、口眼歪斜等"风气内动"的症状。为什么怒会导致气血上冲呢?大怒时血流加快,血压增加,从而导致脑出血等疾病的发生,因此,肝和内风的发生有密切的关系。

内风的产生除了与肝关系密切外,还和血及津液有关。因肝藏血,津血同源,体内津血的充足是肝生理活动的基础,血在阴阳中属阴,把肝脏看作一个整体,它也是阴阳平衡的,肝血减少(即阴少),那么阳就相对亢盛,便会出现肝阳亢盛的表现,即"肝风内动",从而出现头晕目眩、肢体抽搐、半身不遂等表现,因体内津血亏损,还会有肌肤干燥,舌干而红绛、苔少等症状。

(二) 内寒

内寒又称为"寒从内生",人作为一种恒温动物,需要产热系统和散热系统来维持体温的恒定,当产热不足时,人体各个器官得到的能量供应就会相应减少,从而导致组织器官的功能衰退。内寒的产生,和人体产热能力下降有关,而产热能力的高低是由人体新陈代谢的旺盛程度决定的。生命元物质(元阴与元阳)之间的相互作用是人体生长发育的动力所在,元阳对人体起到温煦、运动、扩大的作用,所以元阳的充足是人体生命活动的关键,也是内寒能否产生的决定因素,元阳储藏于肾,所以肾和内寒关系密切。《黄帝内经》说"诸寒收引,皆属于肾",因此内寒所引起的肢体拘挛、伸缩不利等都和肾有关。同时肾中元阳对尿液的生成、膀胱的功能有重要作用。《黄帝内经》中还提到"诸病水液,澄澈清冷,皆属于寒",因此内寒致病常有四肢拘急、脘腹冷痛、大便泄泻、腰背酸软等表现。

(三) 内火

内火也叫内热,中医上又称为"火热内生",是人体新陈代谢过于旺盛,产热过多所致。产热的绝对过多叫作实火,症见心烦失眠、面红目赤、口渴喜冷饮、大便干结、小便黄赤等。在维持体温的恒定中,皮肤、汗腺的散热功能也起到了非常重要的作用,中医认为血汗同源,津血同源,因此当体内的血液及津液少时,汗腺分泌就会减少,会影响人体的散热功能,出现产热相对过多的情况,中医把这种相对的热量过多引起的内火称为虚火。虚火的主要表现是自觉发热,体温常常不升高或有轻度升高(常在 38 ℃,一般不超过 39 ℃),常于午后或夜间发热。除发热的症状外,还可见手足心热、心烦失眠、口干目涩、骨蒸潮热、两颧潮红等症状。人体的血液、津液等是人体生命活动的基础,当人体过于劳累、久病耗损、大量失血时,体内的液态物质便会过度消耗,从而出现虚火(热)的症状。虚热常见于一些癌症后期、肝硬化等疾病的中晚期。

(四)内燥

中医上又称内燥为"津伤化燥",内燥的主要原因是体内津液的损伤和过度消耗。津液亏损的常见原因有大汗、频繁呕吐、腹泻、大量失血等。内燥的主要临床表现以人体组织器官的干燥为特征,如皮肤干燥甚至皲裂、口唇干裂、鼻腔干燥出血、大便干结等。

举一个内燥的例子,习惯性便秘是困扰老年人的一种常见病,很多人大便困难,有的甚至用开塞露帮助解便,究其原因是老年人体内阴血津液亏损,大肠得不到滋润。中医治疗这类患者时常采用滋养津液、润肠通便的方法,常用的方剂如五仁丸(柏子仁、杏仁、桃仁、郁李仁、陈皮、松子仁),既滋养津液,又能够润肠通便,很好地解决了便秘的问题。

(五)内湿

中医上又称内湿为"湿浊内生",水饮进入人体后,通过脾对水饮的运化才能够被吸收和利用,通过脾的运化,水饮能够成为精微物质,以供机体吸收和利用。如果脾的运化功能受损,那么进入人体内的水便不能够成为可以吸收的物质,当过多的水在体内聚集时,便会影响机体的功能,产生内湿的疾病,所以脾与内湿的产生关系密切,正如《黄帝内经》上称"诸湿肿满,皆属于脾"。体内水液的运输、分布和排泄过程,主要与肺的通调水道作用、三焦的通道作用、膀胱的开阖作用,以及肾的蒸腾汽化作用关系密切,任何环节的障碍都会导致体内的水液代谢障碍而生内湿。

讲到内湿,我们一定要知道肥胖也和内湿有关。中医认为肥胖是体内水湿中的秽浊物质聚集,所以在中医上有句很有名的话叫"胖人多痰湿"。肥胖与水湿有关,而水湿又是脾的运化功能失常所致,那么脾的运化功能失常是肥胖形成的根本原因。这也为我们找到了一条治疗肥胖的道路,在清代名医陈士铎的《石室秘籍》中就记载了用健脾化痰来治疗肥胖症的方法,书中说到"肥人多痰,乃气虚也,虚则气不能运行,故痰生之"。这就是说,肥胖是因为体内多痰湿,痰湿生成又是因为脾气虚弱,对水湿的运化功能减退,从而导致体内湿浊凝聚为痰湿。在此理论的指导下,陈士铎又提出治疗肥胖"必须补其气,而后常消其痰为得耳",以补气健脾、除湿化痰为主,才能够治疗肥胖。

四、情志致病

能够产生情志反应是人的特征之一,不同的外界信息会使人产生不同的情志变化,其中比较常见的情志变化有怒、喜、忧、思、悲、恐、惊 7 种,中医称之为七情。因悲和忧性质相似,恐与惊性质相似,中医把七情归纳,最后形成怒、喜、忧、思、恐这 5 种情志,称为五志。

中医在长期的观察和实践中发现,五志与五脏之间有着一定的对应关系,即喜和心相关、怒和肝相关、忧和肺相关、思和脾相关、恐和肾相关。也就是说五志是五脏精气在外界刺激下的变化活动。那么我们就发现情志能够影响脏腑的功能活动,通过调节五脏的功能,也能够调节情志,这是中医的独特与优势。

前面我们说了五脏与五志有对应关系,而且可以相互影响,因为人体是一个平衡的整体,所以当五志的活动超过了机体的调节能力,即机体的平衡被打破了,那么便产生了疾病。五脏与五志的关系如下:过喜会耗损心气,过怒会耗损肝气,过思会耗损脾气,过忧会耗损肺气,过恐会耗损肾气。因此,情志活动会影响机体的功能,出现各种病理现象。具体如下。

1. 怒 怒则气上。我们会发现生活中有这样的情况,每当我们生气或发怒时,都会有脸红热、头晕等感觉,甚至经常听说某个人生气之后脑出血了,这也是怒则气上的含义。

2. 喜 喜则气缓。我们常会说"高兴就好","喜"是我们日常生活中所追求的情志,因为欢乐的情志能够使我们身体舒畅,缓解疲劳。但是过度的喜乐会导致心气涣散、神不守舍(心为神之府)、失神乱言,甚至晕厥或死亡。

3. 悲 悲则气消。悲是一种不好的情志,悲哀可以耗散精气。一般情况下,人体的自我调节能力能够消除这种情况对人体的影响,但部分人在悲伤过后会觉得神疲乏力,甚至晕厥,生活中我们也会发现有人在大哭之后出现晕厥的现象。

4. 惊 惊则气乱。人在受到惊吓的时候,常常会有心悸、心慌、心神不定、肢体发软等反应,这些都是惊引起机体内的气机逆乱所致。生活中我们会发现一些动物受到惊吓后,表现出各种反常的行为。

5. 恐 恐则气下。这种情况在电视剧中比较常见,剧中的演员因极度的恐惧而出现小便失禁的现象,这是因为恐导致气机下陷。

这些情志变化对机体造成的影响,中医称之为"七情内伤"。

情志引起疾病的故事非常多,我们最熟悉的就是范进中举了。当经历数次落榜之后的范进得知自己考上举人的消息之后,由于过度高兴,耗伤心气,导致心神不安,出现了情志异常的情况,失去了文人平日里的儒雅。当大家都无计可施的时候,有人知道范进平日里最怕自己的丈人胡屠户,于是就把胡屠户请来了。胡屠户来到范进的面前,眼睛一瞪,顺手给了范进一个耳光,受到惊吓之后,范进的神志逐渐恢复正常了。

五志可以影响五脏的生理功能,当五志的影响到了一定的程度之后,还会出现"内火"的表现,即"五志过极皆可化火"。内火在临床中的表现为心烦失眠、面红目赤、口舌生疮、大便干结等,治疗上主要以泻内火为主。张从正行医途中遇到一位嬉笑不止的妇人,半年来当地的医生束手无策,张从正见状后将烧红研磨后的盐块放入水中煮沸,待汤液冷至合适后让妇人服下,再用解毒汤(黄连、黄柏、黄芩、栀子)。妇人连服数日之后,嬉笑渐恢复正常。嬉笑不止为心气有余,盐及解毒汤都能够清泻心火,服药后心火平而嬉笑止。

通过以上介绍,我们知道了人类的情志与五脏之间关系密切,不同的情志对五脏的影响不尽相同,而且情志过极还会出现内火的表现。因此,我们要了解机体的平衡理论,凡事超过了一定的度便会适得其反,所以生活中我们一定要学会调节自我的情志,不好的要及时消除,对我们有利的也要适可而止。

五、饮食致病

(一)中医对于饮食消化的认识

1. 七冲门　人自从母体分娩出来后,就要饮食,以便为自己的生长发育及新陈代谢提供能量,无论是食物还是水都要经过五脏中脾的运化,把所吸收的物质分为精微物质和无用的糟粕物质,其中精微物质通过各脏腑器官的协调作用运行全身,为全身的功能活动提供能量,而那些糟粕物质便会通过不同的排泄途径排出体外。食物从进入人体到排出体外需要经过7个部位,中医把这7个部位称为"七冲门"。《难经》描述为:"唇为飞门,齿为户门,会厌为吸门,胃为贲门,太仓下口为幽门,大肠小肠为阑门,下极为魄门。"

(1)飞门:口唇为食物进入人体的第一门户,"飞"通"扉",即门扉、门扇的意思,口唇就像是门扇一样控制食物的进入。

(2)户门:进入口唇之后,食物要经过牙齿的咀嚼,才能够把食物变成可以下咽的食团,可以说牙齿是食物进入的"门户"。

(3)吸门:会厌是气管与食管的分界处,要使食物进入食管而不是气道需要会厌的引导和吸纳作用,故称会厌为"吸门"。

(4)贲门:"贲门"是胃的上口,也是食管和胃相连接的部位,"贲"通"奔"字,是食物由食管奔向胃的意思。

(5)幽门:"幽门"是胃的下口,是胃与小肠相连接的部位,食物通过胃到达小肠,而小肠是人体中最长的脏器,可以说是深邃幽远,所以医学上将胃和小肠的连接处称为"幽门"。现代医学也沿用了中医学的名称,分别称胃的上口与下口为"贲门"和"幽门"。

（6）阑门：食物经过胃的消化后变成了容易吸收的小颗粒物质，然后这些物质会在小肠内被进一步消化和吸收，因食物在小肠内停留吸收后被传入大肠，因此小肠和大肠的交界处被称为"阑门"。"阑"即阻挡的意思，也就是食物在这里被阻挡，以便消化、吸收和利用。

（7）魄门："下极"就是人体消化道的终端，指的是"肛门"。它是人体排泄糟粕的地方，因"魄"通"粕"字，就是糟粕的意思，因此称之为"魄门"。

2. 六腑　在食物的消化过程中，胃、小肠、大肠是食物传递、消化、吸收和排泄的通道，三焦、膀胱是水饮传递、储藏和排泄的途径，而胆是储存胆汁的场所，胆汁的排泄有助于脾对水谷的运化，所以中医上称"六腑"的生理功能为"传化物而不藏，故实而不能满"，"传化"即传导和消化的意思。

（1）胃：胃在人体内是容纳和消化食物的场所，将摄入的饮食转化为人体可以利用的营养物质，这一作用在中医上被称为"受纳"和"腐熟水谷"。"受纳"即胃是储藏食物的场所，"腐熟水谷"即指食物在胃的蠕动和胃液的消化下，逐渐被分解和消化的过程。而这一过程需要脾气的帮助，缺少了脾胃的运化，饮食的消化和吸收就不能正常运行，人体的生长发育也就没有了物质来源，因此中医学把脾胃称为"后天之本"。胃在对食物初步消化之后，便会将食物运输到小肠，在小肠里完成对食物的进一步消化和吸收，这种胃将食物运输到小肠的功能，在中医上被称为"胃主通降"。"通"即通畅的意思，也就是饮食入胃而后转入小肠这一通道必须畅通无阻；"降"即下降的意思，指的是食物从胃到小肠是一个自上而下的过程，如果这一过程出现了问题，那么便会出现各种不适的情况。所以说通降是胃生理功能的重要关节，中医也称胃"以降为和"。

（2）小肠：小肠是食物消化和吸收的主要场所，中医称小肠为"受盛之官"，"受"即是接受的意思，指小肠接受来自胃的食物，"盛"是储存的意思，小肠接受的是经过胃初步消化的食物，所以称小肠为"受盛之官"。初步消化的食物到达小肠后，其中的精华部分被消化、吸收和利用，其剩下的糟粕部分被传至大肠，这一过程中医称为"分清泌浊"。"分清"即吸收食物中的精华部分，"泌浊"即将糟粕传至大肠。小肠对水饮的吸收也是这个道理，将水饮中的精微物质吸收，然后进入人体的循环系统，以营养全身的组织器官，然后携带身体各组织细胞的代谢产物，通过三焦运输到膀胱，以便排出体外。其水饮中的糟粕和食物残渣被排入大肠，最终形成大便排出体外。因此，小肠对水饮的吸收功能好，则大小便正常，否则便会出现小便短少、大便溏泄等疾病。

（3）大肠：大肠上连小肠，下接肛门，是消化道的最后关节。大肠的主要功能是传导糟粕，排出大便，所以在中医上被称为"传导之官"。大肠接受小肠传导的食物糟粕，再吸收多余的水液，最后形成大便，排出体外。若大肠对大便的传导和排泄功能失常，便会引起便秘。

（4）胆：前面讲了胃、小肠、大肠的基本生理功能，它们是饮食在体内传导、转化、排泄所经历的器官，而在六腑中有一个脏器并不和饮食直接接触，但是在饮食的消化中起到了非常重要的作用，这就是胆，中医称之为"清净之府"。胆的主要功能是储存和排泄胆汁，而胆汁有助于食物的消化和吸收，胆汁是人体消化食物所用的精微物质。这样，胆就类似于储藏精气的五脏，这也使得胆在六腑中具有了一项独特的功能，那就是胆和人的情志有着密切的关联。那么胆和情志的关系是怎样的呢？日常生活中我们常称那些有勇气，对事物不畏惧的人为"胆大"，可以看出，胆和人的决断能力有关，中医也称胆为"中正之官，决断出焉"。因此，中医将惊惕不安、优柔寡断等情况归于胆之决断功能的不足，而调节和补养胆的功能可以改善上述情况。

前面我们说了食物在人体内的消化和吸收是多个脏器协同合作的结果。胃主受纳和腐熟水谷，为水谷之海；脾为胃行其津液，主运化转疏水谷精微；胆排泄胆汁以助消化；小肠分清泌浊；大肠传导糟粕以助排便。饮食所伤，对消化系统的各个器官都有影响，但主要受病脏腑是脾胃，可导致脾胃气机升降失常，或为宿食积滞，或能聚湿、生痰、化热。另外，大病之后，余邪未尽，脾胃功能虚弱，则可因伤食而复发。

（二）饮食所伤的分类

日常生活中，因为饮食所伤而致病主要有 3 个方面，即饮食不节、饮食偏嗜、饮食不洁。下面我们就来看一下具体都有什么表现。

1. 饮食不节　饮食不节即饥饱失常和饮食规律失常。饮食是气血化生之源，应以适量、适时为宜，若饮食过饥、过饱，失其常量，或进食失其规律，均可以导致疾病的发生。过饥则营养不足，气血化生无源，久则必然虚亏而为病。如果母乳不足，常常引起婴儿生长发育缓慢，成人进食过少时，会日渐消瘦，易感外邪或早衰。故《灵枢·五味》说"谷不入半日则气衰，一日则气少矣"。过饱，即饮食过量，超过了脾胃的纳化功能，可导致脾胃损伤，致使饮食不能及时地腐熟和运化，以致阻滞于内，形成素食滞，从而出现脘腹胀痛、嗳腐吞酸、泻下臭秽等食伤脾胃的病症。故《素问·痹论》说"饮食自倍，肠胃乃伤"。生活中以小儿食积较为多见，若婴幼儿食积日久，脾胃功能极度虚弱，又常可以成为"疳积"，出现手足心热、脘腹胀满、面黄肌瘦、大便溏泄等症。若成年人饮食过量，阻滞肠胃气血的运行，或郁久化热，伤及气血，可以形成便血、痔疮等病症。饮食不节，脾胃损伤，化源不足，可引起机体的抵抗力下降，易受外邪的侵袭。此外，饥饱失调，规律失常，可使脾胃气机升降失调，功能减退而发病。

2. 饮食偏嗜　饮食偏嗜指饮食的内容有所偏颇，过冷过热饮食而言。饮食的种类应适当调节，冷热程度要适宜，才能够起到营养互补的作用。若饮食偏嗜，寒热失调，可引起某些物质缺乏，或导致机体阴阳失调而引发各种疾病。主要表现为如下几个方面。

（1）饮食有偏：指平素爱吃什么食物，而不注意饮食的搭配，日久可能引起机体某种营养物质缺乏。

（2）饮食寒热失调：如过食生冷，则会损伤脾阳，导致脾胃虚寒，运化功能失调，寒湿内生，出现腹痛、腹泻等症。若过食辛辣，易伤及胃阴，引发胃热，胃热上熏，耗损津液，可出现口干、口臭、消谷善饥等症。因此《灵枢·师传》告诫人们"食饮者，热无灼灼，寒无沧沧"。

（3）过食肥甘：中医认为过食肥甘厚味，会损伤脾胃，易发消化不良，易患痈疽疔疮，甚则动风，发为半身偏枯等病症。

（4）饮食五味偏嗜：中医认为饮食五味（酸、苦、甘、辛、咸）对人体的五脏有不同的营养作用，而五味偏嗜，可影响五脏的功能，故《素问》说"五味入胃，各归所喜攻，故酸先入肝，苦先入心，甘先入脾，辛先入肺，咸先入肾"，《素问·五脏生成篇》说"多食咸，则脉凝泣而变色；多食苦，则皮槁而毛拔；多食辛，则筋急而爪枯；多食酸，则肉胝而唇揭；多食甘，则骨痛而发落，此五味之伤也"，同时《素问·生气通天论》亦说"味过于酸，肝气以津，脾气乃绝；味过于咸，大骨气劳，短肌，心气抑；味过于甘，心气喘满，色黑，肾气不衡；味过于苦，脾气不濡，胃气乃厚；味过于辛，筋脉沮弛，精神乃央"。由此可见，五味偏嗜，可以引发多种病症。

（5）嗜酒无度：中医认为嗜酒无度可酿生湿热痰浊，从而引发多重疾患，如我们常听说的酒精肝、中风等都与过量饮酒有关。

3. 饮食不洁　饮食不洁是重要的致病因素之一，可以引起多种胃肠疾病、食物中毒及消化道传染病的发生。如进食腐败变质食物，可引起胃肠功能失调，出现脘腹胀痛、恶心呕吐、肠鸣腹泻，或腹痛、里急后重、下利脓血等症；若进食被毒物污染的食物，则可引发食物中毒；若进食被虫卵污染的食物，则可发作寄生虫病。

通过以上讲解，我们知道食物是如何被人体消化、吸收和利用的，也知道了食物对于人体是有益的东西，但是如果饮食不当，非但对我们的机体无益，还会产生各种疾病。因此，我们在日常的饮食中一定要注意饮食不节、饮食偏嗜、饮食不洁3个方面，做到合理、规律、卫生饮食，才能够有效预防疾病的发生。

六、治病求因，妙选治法

《黄帝内经》提出"治病必求于本"的理论，是几千年来中医临床辨证治疗的基本准则和依据。"本"即是根源的意思，也就是说治病要寻求病的根源。那么疾病的根源又是什么呢？疾病的根源就是导致疾病发生的病因。总之，"本"含有主要方面和主要矛盾的意思，因为在疾病的过程中，病邪的不同，以及机体本身的差异，常常表现出非常复杂的症状，在治疗疾病的过程中我们只有抓住了疾病的病因，才能够选用合理的治法，随之给予准确的治疗。中医经历历代医家的实践，逐渐形成了中药、针灸、推拿、情志疗法、运动疗法等多种治疗方法，其中中药、针灸、推拿是目前应用较广泛的治法。下面我们来具体了解一下。

（一）中药治疗

要治病,就离不开药物,中医用来治病的药物当然就是中药。中药大多取自天然的动物、植物及矿物,其中尤以植物为多,古代中药也称为"本草"。自神农尝百草以来,古代的医学家通过各种努力不断地丰富对中药材的了解,其中药性的发现与归纳使得中药的使用有了依据。下面我们来谈一下药物的偏性。这主要体现在两个方面,一是药物的气,二是药物的味。什么是药物的气呢? 就是指中药具有的寒、热、温、凉 4 种不同的特性。如薄荷给人清凉的感觉,所以它的气就是凉;生姜给人温热的感觉,所以它的气就是温;如果药的寒热之性不明显,就是"平"性。那么"四气"对于疾病的治疗有什么意义呢? 通过前面的讲解我们知道,中医是一种辨证的医学,其中表、里、寒、热、虚、实、阴、阳是中医临床辨证的纲领。大多数的疾病可以分为寒热两大类,日常生活中我们会发现这样的情况,夏天人们通过冷饮解暑,冬季又通过暖手袋为自己取暖,这其实也是中医思维的一种体现,这一思维也可以指导中药的应用。《神农本草经》中"疗寒以热药,疗热以寒药"说的就是药物"四气"对寒热证的治疗作用。只有理解和掌握了"四气",才能指导用药。例如:寒邪引起的血瘀要选择温热的活血药如红花、艾叶等,热邪引起的血瘀要选择寒凉的活血药如丹皮、赤芍等。一旦选错,不但起不到治疗作用,还会加重病情。

下面来讲一下中药的"味",中药的味主要有酸、苦、甘、辛、咸 5 种,也称为"五味"。"五味"之外还有淡味和涩味。辛味具有发散作用,酸味具有收敛、固涩的作用,苦味具有泻火、燥湿的作用,淡味具有利水渗湿的作用。如我们用酸性的五味子、酸枣仁收敛止汗;苦性的黄连、黄芩清热燥湿;甘味的人参、枸杞子补益身体;咸味的芒硝、牡蛎软坚散结,泄下通便;淡味的茯苓、猪苓利水渗湿等。

中医认为,五味与五脏有密切的关系:酸可入肝,苦可入心,甘可入脾,辛可入肺,咸可入肾。五味与五脏的对应关系对疾病的治疗有很大的帮助。

讲完了中药的"四气""五味",我们来看一下中药的另一个特性——归经,归经指不同的药物能对某一经络及其所属的脏腑起到特殊的治疗作用。我们知道气机的不断运动保证机体的活动,而气的主要运行通道就是经络。通过长期的实践,中医发现某种中药能够增强或减弱某一经络的气机运动,而把中药作用的这条经络叫作该中药的归经。因五脏也各有归经,这也就把中药和五脏有效地联系了起来。

随着医家对病因、病机、辨证及中药的理解的不断深入,中医把几种能够发挥协同作用或虽有制约作用但仍能够起治疗作用的中药组合起来用于治疗某一证型的疾病,这便是我们所说的"方剂"。经过历代医家的组方和实践,现在的方剂大多分为解表剂、泻下剂、和解剂、清热剂、解暑剂、温里剂、补益剂、固涩剂、安神剂、开窍剂、理气剂、治风剂、治燥剂、祛湿剂、祛痰剂、消食剂、驱虫剂、涌吐剂 18 种,同一类的不同方剂亦有寒热温凉的特点。因此,在中医辨证的基础上,合理地选择不同的方剂才能够起到治疗作用,否则会对机体造成影响。

(二)针灸治疗

针灸是针法和灸法的合称,针法是把毫针按一定的穴位刺入患者体内,运用捻转与提插等手法来治疗疾病。灸法就是以艾绒为主要原料,制成一定形状的艾炷或艾条,点燃后对准穴位进行熏灼,通过对局部较强的温热刺激,达到防治疾病目的的一种治疗手法。针灸是怎么被发现的呢?远古时期,人们偶然被坚硬的物体如石头等碰撞了身体的某个部位,会出现疼痛减轻的现象,于是古人便开始用尖物有意识地刺激身体的某一个特殊部位以达到减轻症状的目的,之后经过不断的实践,逐渐形成了体系的针刺学。而灸法产生于火的发现和使用之后,在用火的过程中,人们发现身体某部位的症状经火的灼烧得以缓解或消除,继而学会用兽皮或树皮包裹灼烧的石头进行局部的热灼,逐步发展为以点燃树枝或干草烘烤来治疗疾病。经过长期的摸索,人们选择了易燃而具有温经通脉作用的艾叶作为灸法的主要材料,于体表局部进行温热刺激,从而使灸法和针刺一样,成为防治疾病的重要方法。

针灸是中医治病的独特方法,它有什么治疗作用呢?①疏通经络,指使瘀阻的经脉通畅而发挥其正常的生理作用;②调和阴阳,指使机体从阴阳失衡的状态向平衡状态转化;③扶正祛邪,指扶助机体正气及去除病邪。

针灸之所以能够流传至今,与其具有的以下优点是分不开的:①有广泛的适应性,可用于内、外、妇、儿等多种疾病;②治疗疾病的效果比较迅速和显著;③操作方法简便易行;④医疗费用经济;⑤没有或极少不良反应。

针灸在疾病的治疗方面有什么擅长的吗?上面我们说了针灸能够治疗内、外、妇、儿的多种疾病。临床中我们发现针刺治疗面瘫、急性颈腰扭伤、急性疼痛等效果明显,而艾灸则在预防保健、慢性病调理方面疗效突出。具体的选穴及操作,也是以中医辨证为基础,即辨证施治,才能起到疗效。

(三)推拿治疗

推拿,古称按摩、按揉等,是我国传统医学中最古老而独特的治疗方法。原始社会的人类在日常劳作中受伤后,会自然地用手抚摸按揉伤痛局部及其周围部位,发现疼痛能够减轻,于是再出现其他部位的疼痛时,也会这样操作,慢慢地便有了一定的规律,经过历代医家的实践和补充,形成了现在手法种类繁多、疗效突出的推拿学。那么推拿治疗有什么作用呢?①疏通经络,调和气血;②平衡阴阳,调节脏腑;③扶正祛邪,防病保健;④活血散瘀,消肿止痛;⑤理筋复位,舒筋缓急;⑥滑利关节,松解粘连。通过其基本作用,我们可以发现推拿也可以治疗常见的各种病症,临床中其突出疗效表现在颈腰椎病、肌肉酸痛、急性软组织扭伤及关节粘连的康复治疗等方面。

(四)其他治疗

除了中药、针灸、推拿治疗外,还有足浴、情志疗法、饮食疗法、气功疗法等多种治疗方法,其疗效也有各自的优势。

中医治疗体系中方法众多,其中同一种疾病可以用多种方法治疗,我们在选择治疗方法时,要以辨证为依据,寻求病因,对因治疗,选择最合理的治疗手段。

第四章

中西医之争

中西医之争，似乎是一场永无止境的"家庭争吵"。当中医遇上西医，是火花四溅的辩论，还是互补互助的和谐共处？接下来我们将一窥两种截然不同的医学体系如何在争执中寻找平衡，这带给我们的不仅仅是对治疗，更是对生命深刻的理解。准备好笑中带思，一起探索这场有趣的医学之争吧！

第一节　中医是治病的人

中医不仅仅是一种医疗方法，更是一种文化和哲学的传承。探索中医治疗背后的科学与艺术，揭开它在调和身心方面发挥作用的机制，为现代人带来健康与和谐。让我们一起走进中医的世界，体验它的奥妙与魅力。

一、中医的疾病观

要想认识中医，除了了解中医的理论基础，更要认识中医的疾病观。中医疾病观的核心思想就是整体观念与辩证论治，说到底中医是治生了病的人，因为每个人都是独一无二的，人是不同的，所以调理的方案不同。而现代医学是治人身上的病，尽管人各有不同，但是治疗指南是统一的，所以治疗方案也是大同小异。

纵观现代医学，我们不难发现，西方医学仍旧占据主流，从起源上来说，西医是以科学实证精神及实验精神为本，追求客观证据的严谨和逻辑。而中医学自《黄帝内经》至今，一直都没有放弃辩证思维和临床实践结合的道路。只因中国古人几千年来不断总结和推演的思想，对于现代科技发达的时代，多少具有一些局限性，而有些用药也无法做到追根究底的诠释。但是我们通过观察《黄帝内经》《伤寒论》等古籍和很多民间流传的方子，就会发现中医在临床方面其实是很侧重大量的实践经验和诊疗心得总结的，包括对病症的归类和分析、对药物应用和组成的研究等。

为什么一直要拿《黄帝内经》来举例？因为这本书实在是太好了，它身为中医初始的第一本书，其《素问》是五行学说和藏象学说的起源，而《灵枢》又是经络学说的雏形。即使《黄帝内经》与古代的占卜星象、望气术等带着很强神秘色彩的学说很类似，不过它成功将阴阳五行、四时节气等思想和医学临床结合了起来，这样它就不只是一种看似架空的玄学,也并没有那么神秘。

谁说中医的历史里就只有《黄帝内经》呢? 这几千年来,并不是只有官方认可的书籍才可以代表中医。中医自古传下来,民间的高手各有师承,只是很多时候受限于中国古代医者的地位卑微,信息流通不发达,很多治疗方法仅仅流传于本地。

那么中医究竟是怎么辨识疾病,它又与西医有什么区别呢? 中医当今有一个非常重要的核心手段,那就是辨证论治。不过中医辨证论治较复杂,在中医界争论也很多。但中医的辨证论治思想最接近现代循证医学的理念。不可以不重视中医理论,也不可以过度迷信中医理论,中医理论和其他医学理论没有两样,都只能算是一种有一定合理性的医学假说。总体来说,中医的辨证论治分六经辨证、八纲辨证、脏腑辨证、卫气营血辨证、三焦辨证等多种辨证论治的方法。如果我在这里给大家一一尽述,那就是教科书式的,完全没有普及性的讲说了。所以我决定给大家讲一个案例,我们跟着这个真实的病案去了解一下中医看病的标准和办法。

某女,48 岁,赋闲在家,因为平素脾气不好,经常与老公拌嘴,甚至怒极嘶吼并乱摔东西。1 周前与老公吵架完突觉脑中疼痛,眼前发黑,脸颊发热,自以为感冒,服药后一直不见好转。3 天后测血压 170/97 mmHg,两胁胀痛、头晕伴头痛、食少纳呆、口干口苦、大便干结。来医院就诊,舌红苔薄黄,脉沉弦。

好了,大家看这个人来看病主要是为了什么呢? 头痛,但是我们中医看病不能只看到她头痛,给她开点儿治头痛的药就完事了,这样连庸医都不如。这里我们就要用到辨证论治的思想了。这个人爱生气,脾气一直不好,我们知道气机的条畅主要是靠肝,而这个人两胁疼痛,这不正是肝在中医定位的地方吗? 这样我们首先就可以考虑此人是不是肝郁气滞了呢? 现代临床中医一般都认为肝阳上亢是会引发血压偏高的,再联想到肝阳上亢,上冲至头,就是会出现头晕、头痛的症状;肝胆互为表里,如果肝气不舒,必定连累到胆汁的排泄,所以患者会出现口苦;舌质红,苔薄黄,这又有内热的表现,而肝病多脉弦,所以我们就可以很清楚地判断此人正是肝气不舒、肝阳上亢之证。这就是中医通过患者的病情,去辨别她的证是什么。既然证找到了,那我们就可以开始治病了。肝气不舒,我们给她疏肝理气,肝阳上亢,我们就平肝潜阳,可以选用柴胡疏肝散和龙胆泻肝汤加减的方子去对证治疗,这就叫中医的辨证论治,只不过这里我们运用的是脏腑辨证罢了。

除了脏腑辨证,还有八纲辨证、六经辨证等。八纲辨证中的阴阳辨证为纲领,"察色按脉,先别阴阳",这也将阴阳辨证运用到脉诊中,将八纲辨证和中医四诊结合,也体现了中医的巧妙。

二、中医的治则治法

关于中医的起源与发展、思维模式、诊疗的方法,前面已经讲过了,这里就不一一赘述了。当我们通过辨证了解到一个疾病的证是什么,我们也要给出相应的治法。接下来我们一起去探索一下中医对于疾病的治法有哪些。

中医有其特有的基础理论体系,这是密切联系基础理论与临床实践的桥梁和纽带,而治则治法是该理论体系的重要组成部分,根据辨证论治诊断疾病来提出治法,治法指导治则,根据治则选方用药。"治病求本"是中医学治疗疾病的指导思想,具体指在治疗疾病时,必须寻找出疾病的根本原因,针对疾病的本质进行治疗。治则,是治疗疾病的基本原则,如扶正祛邪、调整阴阳、三因制宜等。治法是治疗疾病的方法,如汗、吐、下、和、清、温、消、补八法。治疗措施,是在治法指导下对病证进行治疗的具体技术、方式与途径,包括药物、针灸、按摩、导引、熏洗等。

(一)治则

1. 正治与反治　　正治,指采用与证候性质相反的方药进行治疗的治则,适用于疾病征象与其本质相一致的病证,如寒者热之、热者寒之。

反治,指顺从病证的外在假象而治的治则,适用于疾病征象与其本质不完全符合的病证,如以热治热、以寒治寒。

2. 治标和治本　　针对临床病证中标本主次的不同,采取"急则治标,缓则治本,标本兼治"的法则,可达到治病求本的目的。病势发展缓慢者,当治本;发病急剧者,首先治标;标本俱急或标本俱缓者,标本兼治,灵活运用。

3. 扶正与祛邪　　扶助正气,祛除邪气,使疾病早日向好转、痊愈的方向转化。要掌握好以下原则:攻补应用合理;辨清先后主次;扶正不留邪,祛邪不伤正。

4. 调整阴阳　　调整阴阳,指根据机体阴阳盛衰的变化而损其有余或补其不足,使之重归于和谐平衡,做到"以平为期",是中医治疗疾病的根本法则。

5. 调和脏腑　　调和脏腑就是在治疗脏腑病变时,既要考虑一脏一腑之阴阳气血失调,更要注意从整体入手调和各脏腑之间的关系,使之重新恢复平衡状态,这是调和脏腑的基本原则。

6. 调理精、气、血、津液　　精、气、血、津液是脏腑经络功能活动的物质基础,生理上各有不同功用,彼此之间又相互为用。

7. 三因制宜　　三因制宜,是因时制宜、因地制宜、因人制宜的统称,是指临床治病要根据时令、地域、患者等具体情况,制订适宜的治疗方法。

(二)治法

中医最常用的治法是八法,即"汗、吐、下、和、清、温、消、补"。

1. 汗法　　汗法是通过开泄腠理、调畅营卫、宣发肺气等方法,使在表的六淫之邪随汗而解的一类治法。凡外感表证、疹出不透、水肿、泄泻、咳嗽而见恶寒发热、头痛身痛等表证,均可用汗法治疗。

2. 吐法　吐法是通过涌吐的方法,使停留在咽喉、胸膈、胃脘的痰涎、宿食等从口中吐出的一种治法。吐法主要适用于中风痰壅、宿食壅阻胃脘、痰涎壅盛之癫狂、喉痹等,属于病情急迫又急需吐出之证。因吐法易伤胃气,故体虚气弱者、新产妇人、孕妇等均应慎用。

3. 下法　下法是通过荡涤肠胃、通泄大便的方法,使停留于肠胃的有形积滞从大便排出的一种治法。下法适用于燥屎内结、瘀血内停、宿食不消、结痰停饮、虫积等病证。

4. 和法　和法是通过和解或调和的方法,使半表半里之邪,或脏腑、阴阳、表里失和之证得以解除的一种治法。凡邪在少阳、肝脾不和、气血失和等均可使用和法治疗。

5. 清法　清法是通过清热、泻火、凉血、解毒等方法,以解除在里之热邪的一种治法。适用于热证、火证、热毒证及虚热证等。

6. 温法　温法是通过温散里寒的方法,使在里的寒邪得以消散的一种治法。适用于寒邪在里之里寒证。

7. 消法　消法是通过消食导滞、行气活血、化痰利水、驱虫等方法,使气、血、痰、食、水、虫等有形之邪渐消缓散的一种治法。适用于饮食停滞、气滞血瘀、癥瘕积聚、水湿内停、痰积虫积等病证。

8. 补法　补法是通过滋养补益的方法,以恢复人体正气,治疗各种虚证的一种治法。补法一般是在无外邪时使用,但若邪气壅盛而又兼有正气亏虚,正虚无力祛邪时,可与汗法、下法、消法等配合使用。

三、中医的灵活用药

中医用药会把一个方子原封不动地应用到每一个患者身上吗? 答案是概率很小。因为每一个患者的疾病发生发展过程以及其他影响疾病的因素完全一样的概率真的很小。所以在同一种证治法相同的情况下,也会根据患者自身的情况予以不同的方药。

中医治病,是在中医基础理论指导下因人制宜、因地制宜、因时制宜地选择治疗方法,具有灵活性。中医根据不同患者的情况做出了不同的剂型,可以适用于各种情况,比如有人不愿意喝汤药,我们可以将中药打粉或者制丸;同样疾病的男性和女性,我们根据其体质的不同可以给出不同剂量的中药;中药也可以和食材搭配一起服用,既增加了口感又达到了治疗疾病的目的。这些都可以根据综合情况做出灵活调整。

(一) 中药剂型的多变

中药是我国独特的药物资源,在传统医学中占有重要的地位。中药剂型是中药制剂的载体,剂型是指按照中药方剂组成的药味、药量和用药目的,通过一定的加工方法制成的供内服或外用的各种式样的中药。常见的中药剂型有汤剂、丸剂、丹剂、膏剂、散剂等。

1. 汤剂　汤剂是将药材煎煮后制成的液体剂型,中药剂型中最古老、最常用的一种,具有悠久历史和广泛的应用基础。汤剂制剂简单,易于使用,适合家庭自用,能够发挥中草药的最大功效,中药材的有效成分可以充分煎出,疗效显著。因为是液体剂型,汤剂易于吸收,能够迅速起到治疗作用,尤其适合于急性疾病的治疗,用药范围广泛,可以用于内科、外科、妇科等各种疾病的治疗,且药效持续时间较长,适合长期治疗。但是,汤剂需要长时间煎煮,成分易受热损失,且口感较差,对患者的口腔和胃部刺激较大,容易引起患者不适。煎制需要一定的时间和技巧,对医生和患者的操作要求较高,汤剂的配伍需要严格掌握,不当搭配或不当煎制可能会影响疗效,且难以保存,容易受到外界环境和微生物的影响,导致变质。

2. 丸剂　丸剂是一种球形制剂,将药材研磨成粉末后,加入辅料如水、蜜、面糊或蜂蜡等制成的固体剂型。中药丸剂制作工艺简单,易于使用,适合家庭自用,便于携带,不受地点限制,可以随时随地服用,便于长期治疗。而且,中药丸剂剂型稳定,不易变质,易于保存,口感好,易吞咽,适合儿童、老年人等人群,剂量准确,易于掌握,便于规范用药,适用于疾病较轻、治疗周期较长的慢性病,如失眠、头痛等。但是,中药丸剂的制作过程中需要加入辅料,辅料的质量会影响中药丸剂的品质。相对于中药汤剂来说,丸剂的药效较慢,需要长期使用才能达到理想的疗效。

一些有毒或芳香走窜的药物制成的丸药在临床上也有一定的应用价值,可以用于治疗某些急危重症疾病。例如,乌头、雄黄等有毒药物可以制成"烟丸",用于治疗中风、昏迷等病症;桂枝、附子等芳香走窜药物可以制成"去腥丸""温经丸"等,用于治疗寒凝、痹痛等病症。然而,使用这种有毒或芳香走窜药物制成的丸药治疗急危重症疾病需要非常谨慎和严格控制剂量,以避免药物的毒性和副作用危害患者的身体健康。在使用这些丸药前,必须对患者的身体状况进行全面的了解,进行充分的病情评估,确保药物使用安全和有效。

3. 丹剂　丹剂是将多种药材研磨成细末后,按照一定的比例混合制成的颗粒状或块状制剂,是一种古老的中药剂型,与古代制药化学的兴起和炼丹术有密切关系。

中医将丹剂分为内服丹和外用丹两类,内服丹剂常用于治疗内科疾病,如气虚、血虚、脾胃虚弱等,通过消化道进行吸收;外用丹剂通常用于治疗外科疾病和皮肤病,如创伤、疮疡、湿疹等,不需要经过消化道,直接作用于皮肤或伤口,具有使用方便、药效稳定等优点。但是,丹剂的制备需要精细的工艺和高超的技术,成本较高。

4. 膏剂　膏剂是将药材煎煮、浸泡后制成的半固体剂型,质地柔软,根据使用方法不同,可以分为内服和外敷两种类型。外敷膏剂具有附着性、涂展性特点,可以在患处形成一层保护膜,帮助药物渗透到皮肤组织或伤口处,起到治疗作用,如皮肤瘙痒、烫伤等。内服膏剂,也称膏滋,是将药材煎煮后浓缩,再加上糖或蜂蜜等辅料制成的,具有服用方便、吸收快的特点,常用于治疗消化系统疾病、呼吸系统疾病、心脑血管疾病等。

5. 散剂　散剂是将药材研磨成粉末后制成的剂型,既可以内服,也可以外用,用于肿疡、外伤等体表局部病变,同时兼顾单一应用和联合应用的特点。具有服用方便、药效快速等优点。但是,散剂易受空气湿度影响,容易失效。

中医认为脾胃是人体消化吸收的关键器官,脾胃功能好坏与人体健康密切相关,散剂中的药材可以针对脾胃失调的病因病机进行调理,如健脾益胃、消食化滞等。中医外科中的掺药就是将少量散剂药粉放在膏药的中间,外敷在肿疡上,以加强治疗效果。掺药常用于治疗肿瘤、瘘管、脓肿等慢性、难愈性病症,能够加速病灶的消散和愈合。需要注意的是,掺药时需要根据具体病情和体质进行调整,药物的剂量和使用方法应当严格遵循医嘱。

总之,不同的中药剂型各有优缺点,应根据患者的具体病情选择合适的剂型。同时,中药剂型的制备需要高超的技术和精细的工艺,也需要严格的质量控制,以确保药效的稳定和安全。

(二)中药剂量的变通

药物剂量是中医用药的精髓所在,与诊治过程中的理、法、方、药各个环节密切相关,并直接影响配方的临床疗效,一直被视为方家的"不传之秘"。因此,理解和掌握中药剂量的内涵至关重要。在中医发展史上因年代的推移和各朝代度量衡的偏差,以及临床用药经验的不同,在中药剂量用法上存在较大差异,有时即使配方的药物组成相同,但同一种药物的剂量迥异。

中医临床通过对疾病辨证后根据中医理论进行分析并确定治法,如果选用中药治疗那么就是通过药物的功效来实现治疗目的。因病有内伤外感之别,邪有六淫七情之异,治有汗、吐、下、和、温、清、消、补之法,所以选方配药就不同的病因和治法应具有一定的针对性,做到有的放矢。而药有性味之属,方有君、臣、佐、使之要,药物的剂量往往与其疗效作用相关,临床一般依据病邪轻重及治法斟酌用药剂量的大小。为达到治愈疾病的目的,起主要治疗作用的药物往往在剂量上有所体现,如《金匮要略》中酸枣仁汤为达到养血安神的目的而重用酸枣仁,用量达两升,明显大于方内其他药物,故药物剂量的多少与所需配方的功效是相对应的,尤其是君药。换言之,组方药物的剂量与功效密切相关,即使药物相同的配方如果药物剂量有差异,则其治疗作用可能完全不同,如《伤寒论》中的桂枝汤和桂枝加芍药汤两方选用药物虽相同,但桂枝汤中芍药原方用量为三两,而桂枝加芍药汤中芍药原方用量为六两,通过调整芍药的剂量便将桂枝汤由调和营卫之剂变为桂枝加芍药汤而成为调脾和中之剂,从而实现对不同病证的治疗作用。《医宗金鉴》中的颠倒木金散,根据病机的不同,采取气郁倍木香、血瘀倍郁金的不同剂量比例来实现不同功效的转换。也就是说可根据治疗目的灵活调整配方中的药物剂量,随着药物剂量的变化,组方的治疗靶向也会发生相应改变。

(三)中药配伍的灵活

中药配伍虽然有理论、有原则,并有一定的规律可循,但疾病是一个发展变化的过程,没有固定的模式,在各种复杂因素的作用下,往往会出现许多现有理论与规律涉及不到的特殊情况。如地理环境的影响,就我国而言,南方地区气候偏温热潮湿,北方地区气候偏寒冷干燥,南方人肌腠比较疏松,北方人肌腠比较致密。同为风寒感冒,其症状、用药乃至剂量都有所不同。再如时代变迁的影响,上古之人,由于生产力水平低,主要从事体力劳动,身体比较健壮,所患疾病比较单纯,对药物的敏感性也较强;而今时之人,随着生产力水平的不断提高,尤其是西方医学体系的传入,抗生素、激素、维生素等西药的大量使用,人体的素质、抗病能力及对药物的敏感性等方面都发生了巨大的变化,新的疾病,如放射病、艾滋病、各种职业病等不断产生。因此,古方与今病难免有一定差距。就每种疾病而言,更有其自身的特点。如消渴病,古人虽有上消、中消、下消之分,但临床上往往出现三消混杂,脾、胃、肺、肾同病,寒热虚实并见的情况,若单凭成方成法是不能适应病情变化需要的。所以,组方配伍,贵在知常达变,灵活变通。近代名医杨鹤龄不拘常法,以隔一隔二之法治疗小儿咳嗽兼泄泻效若桴鼓。诚如徐大椿所说:"天下之病,千绪万端,而我之设法亦千变万化,全在平时于极难极险之处,参悟通彻,而后能临事不眩。否则,一遇疑难,即束手无措,冒昧施治,动辄得咎,误人不少矣。"徐氏此论,义理深微,实乃后学处方用药之明鉴。

(四)中药药膳的使用

中药药膳是一种结合了中医药理论和饮食文化的独特养生方式。它通过选用具有特定药用价值的食材,结合中医的阴阳五行和脏腑理论,来达到调和身体、预防疾病的目的。药膳是食物加药物,但它又不是简单地相加,而是在中医辨证配膳理论指导下,由药物、食物和调料三者精制而成的一种既有药物功效又有食品美味,用以防病治病、强身益寿的特殊食品。通俗地说,用食物和中药来调节身体功能,也就是给人体输送营养,便于人们在生活和工作中不断消耗的精力和能量及时得到补充。在提高抗病能力和抗衰老的同时,达到健康、延年的目的。在治疗方面,具有扶正祛邪的作用,帮助疾病早愈;在预防方面,具有增强抗病能力的作用,减少疾病的发生;在养生方面,具有延缓衰老的作用,延年益寿。

在应用药膳时要根据自己体质的寒、热、虚、实,辨证选择,更重要的是要因人、因时、因地制宜,才能较好地发挥药膳的作用。体质阴寒偏盛的宜温补阳,热偏盛的宜清凉;高寒地域宜温补,温热地域宜清凉;北方多寒宜温补,南方多热宜清凉;季节方面,春季温暖宜升补,夏季炎热宜清补,秋季凉爽宜平补,冬季寒冷宜温补。

四、中医用药以人为中心

中医在给患者治病的时候是针对他的病还是针对他的人呢? 因为中医治疗疾病讲究的是整体观念和辨证论治,所以说中医治病主要还是针对患者本人,但也不能忽略疾病本身。单单针对疾病,用方就缺乏了变通,单单针对患者,就有可能治疗效果不佳,所以中医治疗疾病应全面考虑。

现代人们生活节奏都比较快,很多人工作繁忙,学习任务重,大部分生病之后首要考虑的就是怎么样快速康复。加之大众的认知往往觉得中医起效比较慢,所以很多情况下就放弃了使用中医药。之前由于很多原因,中医药事业一直不受重视,现在国家开始鼓励中医药的发展,且现在中国人的生活越来越幸福,这就使得人们把更多的目光停留在了中药治根不伤身上。这里讲一点题外话,现在人们都开始更加关注中医了,可是为什么调查显示,民众对中医的支持率和相信度逐年下降呢? 这是因为不少人打着中医的幌子,从网上查一查药方就给患者开药,毫无辨证论治的药怎会起效? 患者一次两次不在意,三次四次还信中医吗? 所以我建议大家,如果想通过中医治疗,最好去找专业的中医师看病。

其实大夫在开每一付中药的时候,都要考虑到方方面面,因为不夸张地说,想熟练地应用中药并开出适合的方剂不是一件容易事,那些学医十载还不敢给患者开药方的人不在少数。那中药难开在哪? 且不说现在国家药典一共录入了多少种药材,就单说常用药材也有几百种,中药具有自己的特性,比如"四气""五味"、升降浮沉、毒副作用及归经。给患者开一次方子,要先辨证论治,然后再考虑选用药物的功能主治是否正确。大部分人的病并不是单一病种,例如有的人头晕、头痛,他还同时便秘、口臭、小便色黄等。中医治病要面面俱到,就算无法涵盖全部,那也要尽量解决最主要的矛盾。由于病情大多数都复杂相兼,药物与药物之间也会相互反应等,详细讲起来很是复杂,所以说一位好大夫开出来的药方那真是智慧的结晶。下面举个病例,我们一起来看看在开中药方子的时候是什么情况。

李某,男,35岁。2004年12月9日诊。自诉:因洗澡水凉,夜半即觉头痛,在某诊所输液5天,热退不净,反增口干舌燥、食欲减退、全身不适。诊:观其面色暗红,唇焦,舌质暗红、苔薄黄而燥,声粗而干,脉象寸关微浮而数。辨证:外感寒邪,化热伤津。但因表证尚未全解,用药不可过凉。治法:解表清里。荆防败毒散合银翘散加减,具体药物用荆芥、防风各9克,柴胡、黄芩、金银花各12克,桔梗9克,玄参、板蓝根、淡豆豉各12克,甘草2克。开2剂,轻煎热服,取微汗,三煎温泡足。2日后患者来告知,2剂尽剂,热退身安,饮食知味,劳作无碍。

我们来分析一下这个案例。这一看就是个季节性感冒,患者外感风寒(洗澡水凉,加之冬季天冷),后又内有积热,一方面肌表畏寒,另一方面还咽干舌燥、发热头痛,一副表寒内热之象。用什么方子可以既解表又清里呢? 这里大夫选用了荆防败毒散合银翘散,从方子里具体的中药使用不难发现,大夫用荆芥、防风、柴胡、淡豆豉疏风解肌,黄芩、金银花、玄参、板蓝根清热解毒,桔梗、甘草利咽。诸药相合,以成解肌退热利咽之功。每味药都各针对患者的证,但多味药物又在一起组合使用,使得药效提升。患者只喝了

2付药就好了。这里要注意，第一，像这类解表药在中医上都属于急煎服，因为风寒袭表，风性多变，这类方子不能以长远角度去开，必须兵贵神速，3付之内药到病除，久拖反生变故。第二，谁说中药就都是慢治且药效不明显呢？这么重的感冒，2天的药就治好了，一点也不比西药慢，甚至速度还超过了西药。只不过想要一针见血地开出药效很好的良方，不是一朝一夕就学得会的，它需要中医学者数十年的修行，不断地在临床上总结经验，才能得心应手。所以中药的魅力，不是几句话就能描述出来的，方子是死的，人是活的，通过医者的思维，将死物化活。药物千变万化，组成错综复杂，万变不离其宗的是医者的心。

五、中医的人文关怀

中医讲究四门功课——望、闻、问、切，这四项操作就是和患者深入交流，像和患者谈心唠家常一样，一步步地询问他的病情，并在谈话中给他科普什么是正确的生活方式，应该注意什么，要怎么养生。如有不放心的地方再借助现代科技的力量以辅助确认，这才是一个大夫应该具有的高尚医德。中医一般都是内科治疗，它不主张通过手术的方法"一刀切"。中医治病讲究调和，什么是调和呢？就比如病毒好似一株植物，它现在生活在土地肥沃雨水充足的环境里，那么它就会不断地生长，可是如果把它栽到一毛不拔的沙漠，那它是不是自己就死亡了？中医的调和手法就是起到这个作用。中医疗法不动刀子，通过改变体内环境，让病毒无法生存，这样既增强了体质，又消除了疾病。

总的来说，中医看病，其实更重要的是和患者聊天，在人文关怀上做到实处，这样患者的心里也得到了安慰，更愿意相信医者，而医者也得到了莫大的支持，对自己这份工作的自豪感也会更强。

六、中医的健康观

现在的人生活富裕，逐渐开始关注保养自己。中医有个思想叫未病先治。什么意思呢？就是说没等到病情发展，就把它控制住了。医者不是神，不能预测你会得什么病，但是可以根据你现有的情况，去大致推断出今后会发生什么，这样可以提前做好准备。我举个例子，我们科室主要从事脑病的治疗，像因脑出血、脑梗死等疾病收入我科的患者占绝大多数。这类疾病往往发病以前是有征兆的，不是说好端端的突然有一天就脑梗死了，它一定是一点一点地发展，最后血管多数狭窄，供血不足，最终血管闭塞，发生脑梗死。我们科室之前有位老先生，他就是有一天突然感觉左腿发麻，赶紧来医院找我们，最后结合脑磁共振检查结果，发现他的左侧大脑血管确实有多处开始狭窄，于是他很早就开始吃中药调理，结合西药治疗，这位老先生到现在都相安无事。与之相反的一位老先生就没有这么幸运了，这位患者由于不注意，两年内连续突发三次脑梗死，现在已经躺在病床上,基本等于植物人,意识淡漠,不会说话也不会动,让人叹惜。如果他早一步介入预防,又怎么会有如此光景。

刚才提到的疾病可能大部分都是上了年纪的人才容易得,那既然面向大众,总要总结下适合大众的保健方法,这里我推崇三大法宝——养精、养气、养神。精气神这个概念,在前一章里,我们已经做过科普,在这里我单拿出来是想告诉大家,这三样东西好养,而且养好一样,效果也非常好。首先养精要节欲,这是最关键的一种做法。因为太多泄精,会泄掉人的精气。按《黄帝内经》的话来说叫"积精全神",认为追求长寿一定要把肾精蓄积在那里,作为生命的基石,就像水库有水才能源源不断地滋养农田一样。这个精藏在肾里,肾有"生髓主骨"的作用,主管养育大脑、骨骼,肾精丧失了,骨骼、大脑也就受到损伤。所以人如果房事无节制,那就像一把斧子一样,是在砍伐我们自己的身体。我们都知道古代帝王都有后宫,夸张一点可能佳丽三千,但是大家可以发现,往往贪恋美色的皇帝,活得都不长,为什么呢?就是因为他们损耗的肾精太多了。虽然说后天通过食补是可以将转化的水谷精微用于补充先天之精,但是用法无常,超过了补充的能力,那么一旦损伤到先天之精,就很难修补。当然房事过度不是损耗肾精的唯一途径,熬夜、抽烟、酗酒、不按时吃饭、长时间坐着不运动等,也都是在极度地损耗自己的肾精。所以健康的生活习惯很重要,首先戒掉那些不良好的生活习惯,其次可以通过食物补充。但一定切记,食物疗法不是万能的,它只是起到一定的作用,不能认为我只要猛吃补肾的东西,我随意挥霍的肾精就能补回来。这种想法不能有。

我们都知道气既是维持人的生命活力的物质,又是人体各脏腑器官活动的能力。既是物质,又是功能,它可以推动经气、血液的循行,可以促进人体生长发育,维持各脏腑组织器官的功能活动,并调节人体的正常体温。气还可以护卫肌表,防止外邪入侵,与病气斗争,将之驱除出去。所以养气也很重要。养气的方法自然也是五花八门,比如通过一些养气的运动,如打八段锦或者太极拳,或者也可以通过吃一些养气的食物。当然我认为最主要的还是要保证心情良好,生气生气,气机乱了,气还怎么养呢?所以我建议大家平时多注意保持心态的平和,少接触负能量,多接触积极向上的事物和人,把内心的浮躁压下去,做一个智者,也做一个长寿之人。

在人体生命三宝中,神是最重要的,因为神可以统领精和气,是生命活力的主宰。人体精满气足就会精神饱满,做事有力,大脑思路活跃,整个状态都会很好。至于养神的方法,也是非常多的,比如刚才讲精的时候,我提到了现在很多人经常熬夜,有这种不规律的作息习惯,神怎么可能得到修养呢?一日十二时辰,到阴中之阴的时候了,你还不睡觉,这不是熬夜,这是在熬神、熬你的命。所以有一个良好的睡眠对于神来说很重要,人在睡眠中可以放松精神,你的元神之府可以得到休憩,也为第二天的使用做好准备。既然生气会扰乱气机,那情绪的剧烈波动肯定也会影响到神,好比你刚跟邻居吵完架,心里愤愤不平,那到了晚上睡觉你也会老想这个事,他怎么怎么不对,怎么不好,我应该如何如何,一想多情绪就乱了,也就随之失眠了。所以,保持平和的心态在什么时候都是好事,开心使人长寿,抑郁使人短命。还有我们现在不需要像战争年代一样,为了每日三餐烦恼,甚至还有生命危险。现在我们有的是时间享受生活,业余爱好也种类繁多,我们完全可以多找一些自己爱好之事,用于陶冶情操、放松心情,学会通过做让自己高兴的事情来转移消化自己不开心的事情。在这里我尤其推荐适度的运动,比如年轻人可以经常去打打球、跑跑步,一是锻炼体魄,二是可以释放压力。老年人可以做一做有氧操,多参加一些社区活动,这些都是放松心情来娱乐养神的办法。糊涂养神,在平时的行为规范中,有意识地不参与意义不大或价值不高的事情,不做无原则的争执和较真,不计较鸡毛蒜皮的是非,让脑筋和心情经常处于松弛状态,让自己糊里糊涂就健康长寿地活一辈子岂不美哉?回归到中医思想的本原"顺应自然",不要逆天而为,每个季节干该干的事,充分地利用好大自然,春季活泼,夏令畅达,秋天恬静,入冬则藏而不泄,健康其实也不是很难达到,只不过需要我们认真去坚持。

第二节 西医是治人的病

西医以其精确的科学方法,强调可观测的症状和可衡量的结果,致力于迅速有效地解决健康问题。让我们一起走进西医的世界,探索其对人类健康的贡献。

一、西医的起源与发展

上面介绍了这么多中医的内容,想必大家对西医的发展历程也倍感好奇吧。所谓西医,就是指西方国家的医学。关于在现代社会里发展的西医学,该学科的完整名称是"近代和现代西方国家的医学",该学科起源于近代时期的西方国家,是近代时期的西方国家的学者们发展出来的一门全新的医学体系,而这门医学体系就是当今国人所说的西医。接下来我们可以简单地看一下西医发展的历程。

(一)神灵笼罩下的医学

流传后世的希波克拉底誓言曾是每个古代医生开业前必读的宣言:"我谨在医神阿波罗、阿斯克来皮斯,健康之神海基雅,痊愈之神巴拿西以及男女诸神之前宣誓:我决尽我之所能和判断履行此誓言……"其开篇就提出了古希腊神话中的四位医神,足见古希腊神话对西方医学的影响。

古希腊时,就有医神崇拜。西方神话最初相信治病的力量来自奥林匹斯山上的神,后来专属于阿斯克勒庇俄斯,他成为希腊神话中真正的医神。

阿斯克勒庇俄斯从小学习医学,后来他的医术越来越精,并从智慧女神雅典娜那里得到了一小瓶不可思议的血液,它既是一种致命的毒药,又可令人起死回生。古希腊人相信蛇有神秘魔力,可以治愈疾病。关于阿斯克勒庇俄斯与蛇的逸闻趣事很多。

　　传说有一天,阿斯克勒庇俄斯看到有一条正在蜕皮的花斑蛇。蛇在蜕皮之前僵直无神,而在脱皮之后立即变得敏捷强壮起来。于是阿斯克勒庇俄斯反复沉思,若有所悟,遂试想从其中寻找使人返老还童的方法。经过数年不懈的努力,阿斯克勒庇俄斯终于掌握了起死回生之术。特别是在特洛伊战争及战后的事件中,他作为军医随师征战,挽救了很多重危患者,治疗了很多创伤。一次,阿斯克勒庇俄斯为人治病的时候,有一条毒蛇盘绕在他的手杖上,阿斯克勒庇俄斯将蛇杀死,但随后又来了一条毒蛇,口衔药草,救活了那条死蛇。从这件奇妙的事情中,阿斯克勒庇俄斯悟出了医学的真谛。他认为,如果说疾病是一种毒,那么毒蛇可以制毒,可以制毒或具有顽强生命力的生灵也可能会治愈人们的疾患或能疗伤救命。所以在阿斯克勒庇俄斯的手杖上总有一条蛇缠在上面。阿斯克勒庇俄斯的神庙中医神的塑像,也一定以手撑着一只上面缠绕着一条大蛇的木杖为其象征,此杖在医学上称为医神之杖。

　　流传于世的阿斯克勒庇俄斯画像,常被描绘为端坐于药室,四周堆满医药和医疗器械,或手拄蛇杖的圣者。但是最初的西方医学和中国古代医学一样,需要借助神灵来缓解疾病的痛苦。

(二)希波克拉底与盖伦

　　随着时间的车轮向前推进,人类生存技术的进步,这个时期西方医学主要是"自然哲学"与经验的产物,真正把医学与神话、世俗、巫医分开,建立起医学自身的体系。这个时期人类仍旧不能用现代的医学知识解释人体的构造、生理功能,他们多借助当时哲学来阐释疾病的各类特点并提出治疗方法。这个时期产生了伟大的"西方医学之父"希波克拉底和医学巨匠盖伦。

　　伟大的"西方医学之父"希波克拉底借助当时的哲学先知的观点,提出体液学说,认为人身上有4种主要体液:黑胆汁、黄胆汁、黏液以及血液,是由身体各个器官所产生,彼此间平衡维持人体的健康。4种体液与四季有关,黑胆汁——秋季,黄胆汁——夏季,黏液——冬季,血液——春季。他认为体格强健者,4种体液之量均等,4种体液失去平衡就会得病,直至平衡回复,方告痊愈。他还坚持用患者自身的各种表现来解释疾病的发生、预测疾病的演化,彻底摒弃鬼神致病的传统观念,并提出通过饮食、医药、放血疗法,甚至通过水蛭吸血来达到人体内的平衡。

　　医学巨匠盖伦在希腊哲学"四元素说"的基础上秉承希波克拉底的"体液学说",认为生命最根本的原理是"元气",并通过动物解剖的方法来了解人体的结构,治疗时也是强调通过饮食调理、按摩锻炼、放血疗法来达到体内的平衡,并认为放血适用于所有病证。这时期由于盖伦的很多观点切合基督教、伊斯兰教的观点,比如盖伦认为人体的躯体只是承载灵魂的工具,躯体可以死亡,而灵魂不灭。于是盖伦成为神学时代的医学唯一正统。在此后的1300多年里,西方医学界唯一能做的也仅限于阅读、背诵和诠释盖伦的经典。

下面说一说反复提到的放血疗法，经过盖伦等医学巨匠的发展，统治欧洲近2 000年，其始于远古。人的生命依赖4种体液——血液、黏液、黑胆汁和黄胆汁，这4种体液对应空气、水、土和火。古希腊人认为血液在4种体液中是占主导地位的，经常"过剩"，于是就要放血。放血的实施者都是教堂的僧侣，直到1163年，教皇亚历山大三世才把这个"光荣的任务"交给了民间，具体讲是交给了理发师。现在理发馆的招牌，就是旋转的红蓝白的筒子，红色是动脉血，蓝色就是静脉血。理发师发展了一整套的放血操作规程和工具，切割血管的刀片叫"柳叶刀"，英国著名的医学杂志《柳叶刀》的名字就是来自放血用的刀片。

有很多历史名人都用过这种治疗方法，并且一些人还不幸成为放血疗法的牺牲者，美国的开国总统华盛顿就是因为它而去世的。在欧洲非常流行的放血疗法随着殖民者传到了美洲大陆，美国著名的大夫本杰明·瑞师是放血疗法的推广者和实践者。本杰明大夫是在美国独立宣言上签字的唯一的一位大夫，1794—1797年费城流行黄热病，本杰明大夫大量采用放血疗法治疗这些患"热病"的患者，每天能给超过100个患者放血，他诊所的后院成了血海，血里滋生的苍蝇像"云雾"一样密集。这个时候一位"好事"的英国记者出现了，他就是威廉·科贝特，这位记者翻阅了费城那几年的死亡报告，发现被本杰明大夫治过的患者死亡率明显高于别的患者，于是发表文章说本杰明大夫和他的学生们为人类人口的减少做出了突出贡献。本杰明大夫一怒之下，于1797年在费城起诉了这位英国"诽谤者"。官司的胜败是显而易见的，一方是费城的英雄，著名的大夫，另一方是诽谤费城声誉的外国人。法庭宣判本杰明大夫获胜，罚这位记者5 000美元，这在当时是个天文数字。法庭的宣判相当于从法律角度声明放血疗法是有效的。但几乎就在法庭宣判的同时，美国的开国总统华盛顿病了，生病那天是1799年12月13日，是个星期五，西方迷信是个"百事不宜"的倒霉日。到14日，本杰明大夫的几个学生给华盛顿放掉了近2 500毫升血，也就是人体血容量的一半，结果是可想而知的，华盛顿最终死于失血性休克。法国人皮埃尔·路易花费7年时间对近2 000名患者进行临床观察，发现放血疗法明显增加了患者的死亡率。人们对放血疗法的信念开始动摇，其后很多文章都证明放血疗法给患者造成的伤害远远大于给患者提供的帮助。在之后的数十年时间，随着反对声音的逐渐增强，不断出现的科学证据都证明了放血疗法对患者的伤害，这个流行了2 000多年的疗法终于退出了历史的舞台。

（三）西医发展的智慧结晶

公元14世纪文艺复兴的开始，使古老经典的西方医学开始出现了动摇，文艺复兴给医学带来了两个不朽的影响：人道主义和解剖学。其中解剖学奠定了西方医学的基础，同时人们也逐渐发现了人体的生理和病理情况。随着科技的进步，人们发现可以通过仪器来观测机体以辅助诊断，出现了显微镜、磁共振、CT等影像学技术。

1. 解剖学、生理学、器官病理学的萌芽与发展 "解剖学之父"是安德鲁斯·维萨里，他当时执教于帕杜瓦大学，该大学受到威尼斯元老院的庇护，受教会的影响较少，曾经培养了哥白尼、伽利略等杰出人士。安德鲁斯·维萨里的教育方式很独特，他喜欢手执解剖刀，站在解剖台旁，一边解剖尸体一边直接向学生讲解解剖学知识。这种直观的教育方式让学生更容易理解人体，他的巨著《人体的构造》在很多方面都是独树一帜的。该书的全部内容不是来自想象和推测，而是直接建立在对人体的完整、系统性的解剖、观察、分析和记录上。该书纠正了盖伦所留传的许多错误，彻底动摇了盖伦的医学绝对权威地位。

再说另一位医学家威廉·哈维，他提出了人体血液循环理论，奠定了近代生理科学发展的基础。哈维确立了现代生理学的工作方法——采用动物或人体做实际验证，直接仔细地观察、谨慎且严密地逻辑推演，摒弃了基于不明确概念、模糊而又牵强的比附推演方式。

但是解剖医学和生理学不能回答疾病到底发生在哪个部位。这个时候，莫甘尼走向了历史舞台。莫甘尼首创的"通过尸体检查，回顾病史，联系临床"的医学研讨方式受到医学界的广泛认可和赏识，从这以后，很多医生开始遵循莫甘尼的工作方法去理解疾病的发生，去定位疾病发生部位，延续至今。这就是大多数教学医院所开展的"临床病理讨论会"。而这个方式极大地促进了医学技术、医疗实践的进步。自莫甘尼后，古希腊以来的体液病理学说开始逐渐被器官病理学替代。

文艺复兴导致社会各个领域、各项事业全面发展，物理医学与化学医学也进步斐然，伽利略、笛卡尔等伟大的物理学家、化学家和哲学家的研究成果加入医学研究领域，促进了医学长足发展。这时期，维萨里让我们回到正确的人体解剖学道路上，哈维开创了现代生理学，而莫甘尼开创了器官病理学。从基础到临床，以他们为代表的先哲们开创了现代医学。现代医学的进一步发展则需要更多的学者、更多的工具和方法的参与。

2. 显微镜的发现与影像学的兴起 显微镜的发明和发展不是一个人的功劳。很早以前，人们就知道某些光学装置能够"放大"物体。大约在 16 世纪末，荷兰的眼镜商詹森制造了第一台复合式显微镜，使用两个凸透镜，一个凸透镜把另外一个所成的像进一步放大，这就是复合式显微镜的基本原理。如果两个凸透镜一个能放大 10 倍，另一个能放大 20 倍，那么整个镜片组合的放大倍数就是 $10 \times 20 = 200$ 倍。荷兰人安东尼·冯·列文虎克制造的显微镜让人们大开眼界，列文虎克自幼学习磨制眼镜片的技术，热衷于制造显微镜。他制造的显微镜其实只有一片凸透镜，而不是复合式显微镜。不过，由于他的技艺精湛，磨制的单片显微镜的放大倍数将近 300 倍，超过了以往任何一种显微镜。当列文虎克把他的显微镜对准一滴雨水的时候，他惊奇地发现了其中令人惊叹的小小世界：无数的微生物游弋于其中。他把这个发现报告给了英国皇家学会，引起了一阵轰动。

从那时起,显微镜作为工具开始引入生物学、医学领域。借此工具,我们发现了细胞,开启了细胞病理学时代。借此工具,人们开始认识到大自然的大量微生物,并逐渐开始认识到疾病跟微生物之间的联系。

20世纪以来的主要医学成就是以1895年伦琴发现X射线和1896年居里夫妇发现放射性镭等为标志。现代西方医学诊治、预防与研究进入全新时代,直接影响了20世纪许多重大科学发现。20世纪50年代后,生物化学研究取得突破,分子生物学、遗传学和免疫学取得进展,1953年克里克等人揭露了遗传物质DNA的分子双螺旋结构,为分子生物学奠定了基础,CT、超声、MR、PET-CT、内窥镜、微创手术、放射治疗、无创治疗等多种诊断治疗技术不断发展,为人类找到了创造和控制生命的钥匙。

随着生物学、物理学、化学的极大进步,器官移植、克隆动物、无性繁殖的实现,人类基因组工作草图完成……现代医学取得了惊人的成就,形成了完善和精细的理论与临床实践体系,对人类社会的医疗与保健做出了巨大贡献。总之,2 000多年的西方医学史最大的特点就是始终能够与时俱进,以开放、吸纳的方式,不断融会贯通各种自然科学技术研究成果,推陈出新,去伪存真,特别是文艺复兴后期和工业革命开始后的200余年,已经形成了以疾病诊断、治疗与预防为目的,以最先进的科学知识技术为手段,以生命科学为核心,心理学、哲学、社会学、人文关怀和艺术兼顾的完整而系统的博大精深的临床实践性学科体系。

二、西医的思维模式

中医有自己的哲学思想与理论基础,西医同样也有自己的思维模式,下面我们可以一起探讨一下西医的思维模式是从哪几个方面展现的。

认识是主体(通常指人)源于经验的认识外界事物、获取知识的过程和结果,是在观察的基础上,通过主动地运用一定的思维方法而建构其理论。近代医学在物理、化学、数学的基础上取得了巨大的进步,同时,也受其影响对疾病产生了新的认识。医学模式是一种关于医学整体的概念模式,它是指人们的医学观、医学思维方式及医疗卫生体制结构,是人们对人类生命、健康和疾病的根本观点和总体看法,也是各个历史时期具体医疗活动和医学研究活动的总指导原则。

医学模式的形成和演变是一个历史过程,不仅同医学自身的发展密切相关,而且与社会政治经济、科学、科技、文化密切相关。它是由各个时期医学发展水平、医学研究的主要方法和思维方式决定的,与各个时期社会、经济和科学发展的总体状况及哲学思想紧密联系。医学模式又叫医学观,是人们考虑和研究医学问题时所遵循的总原则和出发点,即人们从总体上认识健康和疾病以及相互转化的哲学观点,影响着某一时期整个医学工作的思维及行为方式,从而使医学带有一定的倾向性、习惯化的风格和特征。医学模式的演变已经从远古时期的神灵主义医学模式、古代的自然哲学的医学模式、近代的机械论的医学模式和生物医学模式,转变为现代生物-心理-社会医学模式,并在进一步发展和完善。

思维方式的形成多数难以改变,在近300年的医疗实践中,已经深入医务人员的思维习惯中。在医疗实践活动中,人们总是用固有的思维方式进行思考、认识健康、认识疾病、进行防治。下面我们聊一聊目前比较常见的医学模式:机械论的医学模式、生物医学模式及生物-心理-社会医学模式。

(一)机械论的医学模式

15世纪在"机械文化"的影响下,盛行着以机械运动解释一切生命活动的观点。法国著名的哲学家笛卡儿出版了《运动是机器》一书,把人体看成是由许多零件组成的复杂机器,生物体只不过是精密的机器零件。机械论对医学的影响可归纳为两个方面,一方面是对人体的机械式理解,即视人体为具有特定结构和功能的机器,并通过功能来解释人体的结构设计。另一方面则是由此派生的还原论观点,即认为人体可被分割为更简单的组成部分进行分析研究,在获得对各个部分的完全理解之后,再对所有部分进行综合,从而得到对人体作为整体的理解,而综合后得到的对人体的整体理解不会从原则上误导人们对人体的整体认识。法国哲学家、医学家拉美特利在《人是机器》中,把人体当作"是自己发动自己的机器",人和动物的不同在于"多几个弹簧和齿轮""疾病是机器某部分发生故障而失灵,需修补、完善""保护健康就像维护机器一样"。这种以机械论的观点和方法来观察与解决健康与疾病问题的状况,在当时是一种普遍倾向,这就是机械论医学模式。在这种医学模式的影响下,人们发现了血液循环,提出了细胞病理学说。该学说的提出,使医学科学摆脱宗教、经院、哲学的影响,同时也促进了外科医学的发展。这个时期的外科医学解决了止血、麻醉、感染三大问题,迅速走上了高速发展的道路,但同时,也影响了现代外科医生的医学思维,即"一言不合一刀切"。只要有一把手术刀,哪里有病症就给它"来一刀",又快又省事。

目前,大多数人更关心自己的身体健康情况,会经常去体检,在体检过程中,经常容易发现甲状腺结节、胆囊结石、子宫肌瘤等诸多问题。多数情况下,外科会建议切除治疗。像胆囊结石,通过手术予以切除,一般来说,不会再长结石了,可有很多患者在一两年或三五年,甚至十余年之后,又在胆管、胆总管、肝外胆管内生成了结石,疼痛更加难忍,无奈只得再次手术。请想一想有多少人手术取石后没有复发的呢?有多少外科医生反复四次五次甚至十几次地给患者做手术?为什么割了又长,长了又割,却不去深思其病因何在?那为什么切完之后这么容易复发?这是因为通往胆囊与胆囊密切关联的脏器、管道还在,而生成结石的因素(产生结石之本)并没有消除,没有去掉病因,所以结石会反反复复一直生长,那么反复手术,最后只会导致患者的身体越来越虚弱,最终患者可能不是被疾病害死,而是被消耗掉生命。

还有像甲状腺结节,目前临床中的检出率特别高。有些患者一看到结节,就特别害怕,担心马上要得癌症了,治疗特别积极,到医院再碰到一些大夫稍把病情说得重一点,患者就会不假思索地马上住院手术。殊不知多少人因为这样草率的决定,就把甲状腺摘除了。甲状腺是一个器官,具有许多内分泌功能,而不单单像机器的一个小部件,可以随时予以更换。多少人切掉之后反复地口服药物,长期复查相关指标。这里不是说甲状腺不能切,而是说有多少是真正适合切除的,患者和大夫又有多少人真正地思索过。

目前还有许多医生抱有这种思维:把人体看作一个机器,机器的零件是可以随时更换的。但人体的零件真的也可以随时更换吗? 这是值得思考的问题。

(二)生物医学模式

18世纪下半叶的英国工业革命后,由于生物科学的进步,医学发展进入了新的历史时期。具体表现在解剖学、组织胚胎学、生理学、微生物学、生物化学、病理学、免疫学及遗传学等生物学体系的形成,使人类从生物学的观点来认识生命现象以及健康与疾病的关系。生物医学的成就,使人类在传染病防治方面取得了重大进展。通过采取杀菌灭虫、预防接种、抗菌药物应用"三大法宝",人类取得了第一次卫生革命的胜利,在短短几十年里明显降低了急、慢性传染病和寄生虫病的发病率和死亡率。同时,生物医学模式中没有宗教迷信和神秘主义的位置,很大程度地消除超自然的因素,扫除宗教神学的影响,倡导科学的生命观、人体观和疾病观,促进了医学知识的普及。

生物医学模式是指立足于生物、物理、化学科学基础上,对健康和疾病问题的一种总认识。生物医学模式是工业社会背景下的产物,伴随着"征服自然"的节节胜利,人们一次次发起征服疾病的冲击,开始了以防治疾病为中心的卫生革命。这一时期的人们普遍认为,只有将人视为高级智能生物,全力以赴从生物学、物理学、化学等方面进行深入研究,才是解开生命之谜、征服一切疾病的唯一正确的选择。该模式把人体分解为各个部分,认为每一种疾病都可在器官、细胞或生物大分子上找到形态或化学变化,确定其生物的或理化的原因,并都能找到特异的治疗手段。这种单因单果的疾病表现形式,其缺点不在于它突出了生物因素,而主要在于它忽视了人的社会性,从而限制了它的视野。

实际上,随着人类心脑血管病、精神疾病等的出现,人们发现生物医学模式不能彻底解决人类的疾病。这种只注重生物医学方面诊治的医学模式,在指导医学实践的过程中,并没有给心理的、社会的行为留下诊治、思维空间,说明这种医学模式仍然存在关键的缺陷。传染病、寄生虫病等虽然有了有效的控制手段,但心理、社会因素起很大作用的心脑血管病、癌症、公害病等疾病仍然无法完全解决。

这些思维模式在医学领域中表现出明显的局限性:第一,它们基于一种简化论的观念,将人体拆分为简单的组成部分进行研究,这种做法在某种程度上忽视了人体的复杂性和整体性,从而可能导致对人体的理解出现根本性的偏差;第二,将人体机械类比,假定其反应遵循与机器相同的因果规律,忽略了人体作为生命体的独特性和动态变化;第三,建立在简化机制上的诊疗手段往往基于一种线性思维,假设人体对医疗干预的反应是单一且可预测的,忽视了人体反应的多样性和复杂性;第四,这种思维模式将疾病视为孤立的静态实体,忽略了疾病在地域、季节、昼夜节律等环境因素下的动态变化,使得疾病的解释、诊断和治疗缺乏全面的环境考量;第五,在诊断和治疗过程中,过度依赖医疗设备收集的生化数据,而忽视了医师感官感知能力和临床经验在决策中的重要性,这可能导致对患者个体差异的忽视;第六,在确定病原体与疾病状态之间及治疗手段与疗效之间的因果关系时,过度依赖统计分析发现的相关关系和临床试验数据,而这种依赖可能忽略了其他潜在的影响因素和复杂机制,从而限制了医学研究的深入和对疾病本质的理解。

(三)生物-心理-社会医学模式

生物-心理-社会医学模式是生物医学模式的延伸,而非替代,它是建立在生物医学模式的基础之上,并对其进行完善和发展。生物-心理-社会医学模式强调健康与疾病的同属关系,它强调了健康与疾病同时共存于人体,任何时候和情况下都可以采取手段来提高自身及他人的健康状况,这一观点促使人们更加积极地采取有效措施维护健康,使人们对健康的理解不再局限于躯体上,而是强调从生物、心理和社会三方面对健康进行考察,将健康问题置于个人所处的自然和社会环境中去,寻求综合措施维护健康。生物-心理-社会医学模式也为当代整合医学发展奠定了基础,它从人的角度出发,将基础医学、公共卫生、预防医学及中医学等一级学科与二级学科进行整合,适应了人类的健康需求。

现代医学模式补充了以往医学模式的不足,提高了健康的标准,强调心理与社会对健康的影响,改变了医患关系的模式,强调平等合作的医患关系。传统的医患关系强调医生的主导作用,医生和患者之间是一种"命令-服从"型关系;现代医学模式强调患者的参与和社会、环境的支持,医患之间是"平等-合作"型的医疗服务法律关系。重视心理、社会因素对健康的影响,深化人类对疾病的认识。该模式将疾病的产生和治疗由生物、生理单一作用深化为心理、社会、生理、环境相互作用的结果,拓展了治疗方式,强调生物与心理、社会相结合的综合治疗,由单一的医学治疗拓展为医学与心理及环境调节相结合的治疗。

现代医学模式在诊疗过程中相比以往的医学模式更加严谨、更加全面,也会有更多的要求。在治疗过程中将人体各个系统、组织、器官以及人的心理活动看作一个相互作用、相互影响的有机整体,在诊疗过程中必须全面认识,综合考察。从内环境看不仅要注重患者的疾病、生理状况,而且还要注重个体的认知、情绪、习惯等心理状况;从外环境看将人与环境结合起来进行考察,强调人与自然的和谐与统一,注重社会、自然环境及心理因素对人体和疾病的相互作用及影响,重视医患关系的改善和患者自身潜能的发挥,在治疗上强调采取生物、心理、社会的综合防治。

目前,在生物-心理-社会医学模式的影响下,出现了许多更全面的提法,如生物-心理-自然-社会医学模式、生物-心理-社会-伦理医学模式、多元医学模式、大小宇宙相适应医学模式等。对于医学模式的发展前景,有学者提出高水平健康医学模式。这一模式更注重强调人们自身对健康的主动性责任,要求最大限度地发挥人的主观能动性,并善于利用各种有利因素,克服有害因素,全面满足生理、心理、伦理和社会适应需求。

三、西医的诊疗方法

西医是治人的病,西医在诊断疾病的时候是很依赖辅助检查的,它有一些技术作为中介,让你去更好地运用所学的知识,但这也造成了西医诊断疾病的单一性。无论什么样的患者都要去做辅助检查进行疾病的筛查,进而给予相应的治疗。

(一)西医的诊断方法

西医的诊断方法有问诊、体格检查、实验室检查、心电图检查、医学影像学的检查等。①问诊:用交谈的方式,通过患者或知情人的叙述,了解患者的情况,做出初步诊断。②体格检查:医生利用自己的感觉器官通过视诊、触诊、叩诊、听诊、嗅诊等方法或借助听诊器、叩诊锤、血压计、体温表等简单的工具对患者进行全面、系统的检查来诊断患者的疾病。③实验室检查:对患者的血液、体液、分泌物、排泄物、细胞取样和组织标本等进行检查来诊断患者的疾病。④心电图检查:通过心电图仪的记录来检查患者心脏的疾病。⑤医学影像学的检查:利用 X 射线对各组织器官的穿透能力,使人体内部结构在荧光屏上或 X 射线片上显出阴影进行观察,从而了解疾病等情况的诊断方法。有些病变的部位和性质如显示不清,应用 CT 和 MRI 检查,就能做出更精确的诊断。总之,西医的诊断更多的是借助先进的医疗仪器设备做出对疾病准确的诊断。

(二)西医的治疗方法

西医治疗,特别是现代医学的治疗方法,其结合先进科学技术,方法丰富多样,并伴随科技进展迅速更新换代。大体可归纳为 5 类。

1.药物疗法　西药治疗疾病的基本原理在于通过影响或改变人体的生理、病理过程,从而达到治疗疾病的目的。具体来说,药物可以通过以下几种方式发挥作用:①干扰或阻断疾病的病理过程。抗生素通过抑制细菌的生长和繁殖,从而治疗细菌感染性疾病,如阿奇霉素在治疗肺炎支原体肺炎时能够直接作用于细菌的核糖体,抑制细菌蛋白质的合成,从而达到杀菌的效果。②补充生命代谢物质。铁剂补充血液中铁元素,治疗贫血;胰岛素补充糖尿病患者体内缺乏的胰岛素,降低血糖水平。③调节生理功能。抗精神病药物通过调节大脑神经递质的分泌,改善精神病患者的症状。

2.物理疗法　物理疗法发展极为迅速。百年前 X 射线被发现的第 2 个月,便被用于治疗乳腺癌。放疗现已成为克制恶性肿瘤的主要方法之一,高 LET 射线中快中子、负 π 介子及轻原子核等最近也已投入临床治疗。放射性核素早已用于治疗甲状腺功能亢进症和癌症。

3.手术疗法 做手术能解除的病症日趋增多。尤其是早期癌肿,手术切除效果最好。传统采用内科治疗的冠心病等,也可用外科冠状动脉旁路移植术治疗。器官移植、人工脏器的研制等也已在临床大量开展。

4.心理疗法 包括谈心、精神分析、催眠暗示等,专治心因性或社会因素引起的疾病,愈来愈受到重视。

5.其他 某些遗传病已能通过遗传工程技术加以治疗。介入性放射学技术可以治疗癌症和血管狭窄性疾病。音乐疗法能够代替麻醉,成功地用于拔牙和治疗躁狂型精神病及忧郁症等。自然疗法是依靠食物、空气、水、阳光等来增强体质,恢复健康。

四、西医人文关怀的不足

(一)人文关怀的意义

人文关怀就是对人的生存状况的关怀,对人的尊严与符合人性的生活条件的肯定,对人类的解放与自由的追求。医学自古以来就一直被认为是最具有人文传统的一门学科,医生本应该是最具有人情味的职业。中国古代将医学称为"仁术",医生被誉为"仁爱之士"。孙思邈被尊称为"药王",不仅因其医术高超,妙手回春,更因为其"大医精诚"的医德,受所有医家敬仰。"医乃仁术"既是社会对医学的尊重,也是社会期望医学发展的方向。古代医生由于缺乏有效的治疗和缓解病痛的手段,因此他们在竭力为患者寻求治疗和缓解病痛的措施的同时,更注重对待患者的态度和行为方式,通过对患者的同情、关心、安慰等,给予患者情感的关照。现代医学的人文关怀,主要是要求医生必须具备广博的人文素养,不仅能治病,还能治人,并且具备"救死扶伤的人道主义"精神,做到"以患者为中心",以关爱人、解除人的痛苦为目的,以求善、求美、关注人性和关注人的情感为特点,强调临床的客观感受,追求医学的人性化,重视情感因素的注入,在整个医学过程中将生命的价值和人的感受置于一个重要的地位。然而,随着现代科学技术的飞速发展和商品经济活动的融入,医学已逐渐从解救患者躯体与精神的疾苦演变为单纯疾病的治疗、单纯器官的修复与更换,医学的目的在迁移,人文精神已逐渐被技术所摒弃,具有人文精神的医学已被裂解为唯技术的医学。

(二)人文关怀不足的原因

医疗技术的迅猛发展,导致了一系列的变化:一方面,技术的快速发展,使专业分工越来越精细,一个医生只能关注某一专业的发展,不能兼顾整体;另一方面,技术的发展引起了诊疗过程的变革,改变了医生的诊疗方式,医生与患者的交流不用通过视、触、叩、听等方式,只需要通过各种仪器设备就可以与患者进行接触交流。随着大量高新技术的应用,医院的专业分科越来越细,许多医生进入了狭窄的专业范围,专科医生面对一个器官,甚或某一个器官的一部分,他们把患者当成"机器",认为患者仅仅是疾病的载体和医疗技术施与的对象,或者把"病"与"人"完全分割开来。"只关心病不关心人",忽视了工作对象是人而不是病的基本理念;忽视了疾病的发生与发展除生物病因以外的社会环境、个人行为、生活方式和观念认知等诸多因素,而过于关注和强调疾病的生物学属性。随着医学诊疗技术的发展,部分医生过度地依赖于各类影像和检查报告单,不看患者,仅凭报告单来判断病情和诊断疾病,医生的基本诊断工具,如听诊器、叩诊锤、检验镜等被忽视,面对面与患者接触的"视、触、叩、听"被忽略,医患之间的对等交流在消失。现代医学的进步并没有使人类因为高新技术的介入而完全摆脱疾病的困扰,医学科学技术发展至今,"技术至上"导致医学逐渐离人远去,技术越发达,医生与"人"的距离越远,与"病"的距离越近。新技术的应用虽然挽救了某些危重患者的生命,延缓了死亡的进程,但并不能从根本上解决健康问题。随着时间的推移,人们开始认识到,单纯无条件地依靠医疗技术来保护和延长生命是有欠缺的,这种脱离了患者去治疗疾病,将患者视为"肉体物质"或"生命机器"的倾向,可能导致医疗保健的畸形发展,给患者和社会带来沉重的经济负担。

(三)解决人文关怀不足的方法

1. 医患沟通 医患沟通是一门艺术,好的医患沟通能够打开患者的真实世界,可以为患者诊疗提供有效信息。然而,不断更新的诊疗技术导致医生花费更多的时间在实验室,而不是在患者床边聆听患者的陈述和与患者交谈。随着生活水平的提高,患者对于生活质量和健康水平的要求也随之提高。医学是一门复杂的科学,大多数患者对于医学知识一知半解,对医学及医疗工作的高风险和局限性缺乏理性认识,因此在治疗过程中,对诊疗效果期望值过高,甚至很多患者及家属过多干预治疗,对医生的不信任也随之产生。医患双方应敞开心扉,推心置腹地交流,医生了解患者的愿望和需求,换位思维,倾听患者的感受诉说,在温馨的交流氛围中融入对患者的尊重,能缓解患者的焦虑紧张,获得更加丰富的"病"的信息,为疾病诊断提供帮助。

2. 医学教育 医学教育的发展是保证医学传承的重要途径,尽管如今医学强调以患者为中心,但是人文精神教育落后于医疗技术的教育,医德的准入落后于技术的考核,情感的交流落后于疾病的诊治,其结果必然是医学人文精神在医学生中得不到有效的传承。而这一部分人成为医生后,也会不尊重患者的情感和要求,不考虑患者的整体利益,就病而治,导致医疗服务质量较差,进而导致医患关系紧张。

"有时去治愈,常常去帮助,总是去安慰",美国特鲁多大夫的名言明确了医学饱含着人文精神。重建医学的人文精神,必须正确处理患者与高新技术的关系,认识到医学技术是既能造福人类,也可能给人类造成灾难的双刃剑,保持医学技术与人文精神之间的平衡,将有利于医学技术与社会文化之间的协调发展。一方面人类需要大力发展医学技术以保障和促进自身的健康,不得不突破传统观念,重建价值观、道德观;另一方面,人类又需警惕高新技术带来的不利影响,设法使之确保为人类利益服务,避免其消极作用。科学医学指导什么是正确有效的治疗,人文医学指导什么是好的治疗。因此,以人文精神确保技术应用的正当性是十分重要的。医学科学与人文精神的融合,不仅意味着对患者个体的关照,而且还蕴含着保证每个公民都能享受到医学技术的成就。我们要把握住疾病是人的疾病,而不是单单的一个病。

第三节　争论不休各千秋,中西合璧疗效优

历经千年的辩论,中西医学各展其长,而今合璧所展现的协同疗效,为现代医疗提供了全新的视角。展示中西医结合如何在治疗许多疾病时发挥出优于单一体系的效果,可以为患者带来更加全面和深入的治疗体验。让我们一起走进这一跨文化的医疗融合之旅。

一、回眸百年中西医结合之路

中医在诊疗疾病上有很大的优势,但西医技术发展之迅速对当今国家医学诊疗体系所做出的贡献也是不可磨灭的,所以中西医结合治疗疾病的模式逐渐兴起。

中医药学是中国人民几千年来同疾病斗争的经验总结,对中华民族的繁衍昌盛做出了不可磨灭的历史贡献,被列为中国三大国粹之一。在西方医学传入中国之前,中国的传统医学开创了我国医学发展的无限的辉煌。医学的终极目的是健康,中、西医两种不同的医学理论体系,在其各自发展的过程中取长补短,相互交融,齐头并进,共同为我国人民的生命健康保驾护航,并在中国这片土地上谱写辉煌的篇章。

中西医结合研究的历史,如果从中西汇通派算起已有多年了,在这多年的历史过程中,古代西方医学刚传入中国时,中医药学以海纳百川的气魄,兼容并蓄的姿态接纳其融入;近代西方医学飞速发展时,中医药学借助着它的技术缓慢前行,并逐渐被边缘化。现代西方医学突飞猛进时,中医药学等传统医学又被呼唤着回归。我们有必要回顾历史,了解中西医结合的过程,以史为鉴,走出一条中国特色的医学发展道路。

(一)西方医学传入中国的历史

根据史料记载,西方医学最早传入中国是从明代中后期开始的,这一时期有一些西方传教士来到了中国,他们带来了许多西医知识,这时期传入中国的西医知识已经涉及了人体解剖、生理病理、临床药物等方面。意大利天主教士利玛窦撰写的《西国记法》是传入中国的第一部记载有关西方医学的典籍,而《人身图说》《泰西人身说概》《四体液说》等由龙华民、罗雅各、汤若望等翻译过来的西方医学书籍,是中国现存最早的解剖生理学书籍。在这个时期,传统中国医生开始了解到了希波克拉底和盖伦的医学理论,接触到了一种和中国传统医学完全不同的理论,刺激了当时传统中国医生固化已久的认识习惯,并引起了他们的注意。王肯堂所著的《疡科准绳》一书中记载了人体骨骼的形状和

数目,赵学敏所著的《本草纲目拾遗》收录了很多西药,如吸毒石、日精油、药露、金鸡纳、强水等,并详细介绍了它们的功用和主治。这时中西医开始简单地接触,多数是自发的,中医药学者以包容的姿态接触新鲜事物,并为其所用,但这仅限于表面比较,难以对中医学产生实质性影响。

(二)中医与西医的初步汇通

随着西方医学知识深入发展和广泛传播,中医和西医之间开始了深入的交流,人们开始对传统中医的理论和疗效产生了怀疑,这对于长期被中国人依赖和信奉的传统中医而言,无疑是一次很大的冲击和威胁。面对这样的窘境,中医界人士必须对传统中医的未来走向做出思考,中西医开始出现了汇通思想,相互借鉴发展。比较典型的是十六世纪中叶以前,在中国的安徽地区就已经对天花这种恶性传染病应用鼻苗法即水痘法来预防控制,随后这种接种方法东渡日本、朝鲜,北至俄国,并逐渐席卷整个欧亚大陆。在中国人痘接种术的启发下,英国乡村医生琴纳发明了牛痘(天花疫苗)接种术。这种方法远涉重洋来到中国,成了预防天花的唯一方法。从人痘接种术的"走出去"到牛痘天花疫苗的"走进来",印证了中西汇通的存在对于医学前进发展举足轻重的意义。并且,此时期出现了一批"开始接受西医学说的医家",如汪昂提出的"脑主记忆"的观点、王清任的《医林改错》。另外,这时期作为官方代表的李鸿章于《万国药方》序中正式阐释了中西医汇通的重要意义。从鸦片战争之后到中华人民共和国成立之前,经过百年的风雨磨砺,在众多先驱医家呕心沥血的不断努力下,出现了一批精通医理、医术精湛、著述宏富、眼光深远的中西医汇通学者,像明确提出中西医汇通口号第一人唐宗海、中西医汇通论的临床试验倡导大师张锡纯、中西医汇通派的开明医家朱沛文、近代中医界精通旧学与西医学的第一人恽铁樵,最终形成了中西医汇通学派,开启了中医学术发展的新方向。

(三)中华人民共和国成立后中西医深入交流

中华人民共和国成立以后,西方医学已全面进入中国,与中国医学不同的新医学体系已完全呈现在中国人面前。中西医两种不同医学在发展过程中,进一步展开了相互之间的碰撞与冲突,形成了中国医学发展的独特时代特征。两种渊源不同的医学模式虽然具有各自不同的理论基础与学术框架,但都具有肯定的临床实效,因而在碰撞与冲突的同时,具有不同文化背景和知识结构的学者先后对两者的关系进行了深刻认识与反思,对如何处理两者的关系进行了前瞻性的探索。于是,他们开始了从实践出发自觉寻找中西医结合正确道路的艰难摸索。首先是中医学习西医,简称"中学西"。中华人民共和国成立初期,国家对中医学的态度是鼓励、扶持和保护,但是当时医疗卫生条件、卫生资源、卫生环境的限制,以及"废止中医"呼声和中医科学化思潮的诱导,都对中医学的发展造成了重创。很多年轻的中医放弃了自己多年所学,脱离了中医,甚至改行从事西医工作。这种不正常的医药发展趋势引起了官方的高度重视,中央明确指出,要彻底改变目前的中医境遇,否则就会使我国的卫生事业受到重创,甚至丧失中医学这一伟大的文化瑰宝。同时,强调不只要组织中医学习西医,西医也要向中医学习,鼓励西医真诚地与中医合作,虚心向中医学习,从而挖掘祖国医学的宝藏,进而开启了"西学中"的历程。当时"西学中"主要通过在职学习、离职学习和自动学习等方式进行,并且各大医院开始设立中医科,中医大夫进入西医院工作,通过讲座、授徒、带徒等方式,促进西医大夫对中医的学习和研究,开创了中西医结合研究的新局面。像20世纪50年代中期,流行性乙型脑炎流行,石家庄中医郭可明大夫应邀同西医会诊,在中西医的积极配合下,治疗34例患者,无一人死亡,全部治愈。在中西医的共同努力下,这一次的流行性乙型脑炎得到了很好的控制。正是中西医两种医疗的有效结合,为我国公共卫生体系的建设提供了有效的参考。

截至1958年,中西医结合发展方向、目标及路径已经很明确地被提出,并且政府把它作为今后中西医结合事业发展的方针政策确定了下来。之后的日子里,中西医结合研究活动在政府的领导和支持下如火如荼地开展起来。1958—1977年中西医结合研究进行了初步尝试,这时期提出用现代科学的方法研究整理我国的医药学遗产,把它提高到现代科学的水平,并对现代医学做出新的贡献,是我国中西医药学家共同的责任;改革开放之后,中西医结合研究工作全面开展,确定了中西医结合的发展方针,走中西医结合的发展道路是符合我国医学科学技术发展思路的。同时,要积极打造一支对中西医结合工作态度热忱、兴趣浓厚、具有扎实西医理论基础的"西学中"骨干队伍,争取实现我国医学科学技术的全面发展,能够应对新时期各种医疗难题的挑战,且将通过中西医结合诞生出的新医学和新药学作为我国新时期医药科技发展的最终目标,也将其作为我国医学科学现代化的根本标志。中西医结合的过程是中西方两种医学互相渗透、互相碰撞、互相优化的过程,因此,国家提倡中西医结合,不是要取代中医或者西医,而是要让中医,西医和中西医结合三足鼎立、长期并存,寻求共同的发展,进而推进我国医学科学的现代化,开创具有中国特色的新型医学。

历史的车轮进入了新世纪,面对新时期、新思想、新挑战,我国关于中医药的既定方针政策仍然保持不变,继续坚持中西医结合的路线。在党和国家领导人的亲自指导下,在人民群众的极力支持下,中西医结合事业取得了新进展,不仅更加广泛地取信于民,且得到国家政府更充分的肯定和政策法规更有力的支持,中西医结合更加全面化。在临床医疗活动中,采用中西医两种方法治疗;或者西医诊断,中医药治疗;或中西医结合诊断,中医分型辨治。并且中西医结合更加深层次化,开展临床医学实验研究活动,观察其疗效及机制研究,或者病因病机的实质化研究,或者中医诊断的客观化、标准化、规范化研究,中西医结合全面发展,促进我国医学发展达到新局面。

以史为鉴,直面历史,才能深刻反思我国医学过去发展的优势和不足,才能更好地探索新的医学发展模式,促进我国医学研究的快速发展,形成具有中国特色的医学发展之路,为我国人民健康保驾护航。

二、现代医学呼唤传统医学的回归

如果说20世纪上半叶是传统医学面临危机的时期,那么20世纪下半叶则是传统医学再次获得生机的时期。传统医学再次受到大家的重视,被各医疗机构纳入居民医疗卫生保障体系当中,为居民健康保驾护航。传统医学能再次受到大家的重视主要由以下几种因素促成。

(一)新的健康问题渐渐显现

首先,20世纪由于现代医学的快速发展,威胁人类健康的各种急性传染病、寄生虫病、营养缺乏性疾病的发病率明显下降。而由于人民生活水平的不断提高,居民烟酒消费增加、饮食结构不合理、超重和肥胖人数增多等不利健康的因素普遍存在,以及工作节奏加快、精神压力大、老龄化进程加速等因素的诱发,各种慢性病(如高血压、冠心病、脑血管病、糖尿病、高脂血症、肥胖症、慢性胃炎、慢性气管炎)、肿瘤(肺癌、胃癌、肝癌等),以及与人类的生活和行为方式相关的心身疾病、精神疾病(神经衰弱症、抑郁症、焦虑症、头痛)等成为威胁人类健康和生命的主要问题。疾病谱的变化,导致生物医学治疗模式,在治疗慢性病方面不再那么灵验。其次,随着人均寿命的延长,各国医疗负担逐渐加重,高额的医疗费用给患者、社会带来巨大的经济负担,各国政府均难以承受,医疗费用不足带来全球性的医疗问题,必须对医学的目的做根本性的调整。再次,长期应用化学药物,其毒副作用不可避免地出现,并日益威胁着人民的身体健康,人民渴望寻求更加安全、绿色的疗法。

(二)传统医学的优势受到重视

面对现代医学日渐突出的这些问题,世界各国都在积极寻找传统医学来解决。世界卫生组织(WHO)的统计资料显示,在许多亚洲和非洲国家,有80%的人口依赖传统医学提供初级卫生保健;在一些发达国家,70%~80%的人口使用某种形式的传统医学和替代医学。1977年,WHO第30届大会通过一项历史性决议,敦促各国政府"充分重视利用它们的传统医学,以合适的章程满足全国的卫生需要"。满足人们的医疗保健需要,可以说是传统医学在现代医疗卫生服务中承担的重要社会功能,其价值得到了WHO的认可,也赢得了广大患者的信任和欢迎。2009年由我国倡导提出的《传统医学决议》在WHO第62届世界卫生大会上通过,这是该组织有史以来第一次以专门决议的形式敦促会员国全面发展传统医学。《传统医学决议》的通过明确了我国中医药在世界传统医学领域的引领地位,反映了世界上多数国家对传统医学发展的普遍关注和重视。传统医学作为古老的医学方法,包含着各民族独特的智慧,为其民族人民的生命健康保驾护航,对人类的发展起到过不可磨灭的作用。在现代医学发展如此迅速的历史背景下,传统医学不但没有消亡,反而萌发出新的生机,越来越受到患者的欢迎和各国政府的重视,并且中国传统医学集中了中华民族几千年来与疾病斗争的经验,其在慢性病治疗、预防保健等方面具有显著的优势。

中医学最主要的是整体观念,中医理论认为人类是大自然的产物,每个人生活在社会群体中,人的生命活动必然与天地相应、与人事相通。人之所以生病,是脏腑功能失调所导致的结果,而气候的寒热变化、空气的潮湿干燥、居处的冷暖干湿、季节节气的交替更迭、太阳月亮的起落升降、人际交往中的情绪波动、饮食口味的饥饱偏嗜等,都是可能导致脏腑功能紊乱的因素,医生必须将各种因素综合考虑、全面考察,才能找到真正的病因。因此,中医强调的不是静态的人体形态结构,而是动态的人体功能状态,这可以为现代医学提供借鉴,需要把人当为整体,整体把握人体的功能。中医采取的治疗方法多是因势利导、调节平衡的方法,中医理论特别重视这一点,就是把阴阳平衡看作是维系生命的基础,医生应当谨察阴阳所在而调之,并在此基础上确立"平衡调节"这一总的治病原则。治疗手段除了药物治疗之外,还有针灸、按摩、拔罐、泥疗、水疗等治法,属于非药物疗法,不存在药物在体内代谢或残留对人体造成的伤害问题。其中,特别是针灸,在镇痛、调节内分泌紊乱、调节神经功能方面具有独特的作用,因此受到患者的普遍欢迎。

三、未来医学发展需要中西医互补

中医和西医虽然是两种不同的医学模式,但在临床诊疗疾病的过程中把中医辨证与西医辨病相结合,那么对于疾病的治疗会不会更有优势呢? 未来的医学发展正在逐步向这种治疗方法靠近。

(一)现代医学面临的问题

21 世纪随着科学技术的快速进步,在现代人看来,现代医学已经发展到相当发达的程度,甚至是"为所欲为"。人们利用医学技术变换性别、改变基因、移植器官,甚至人造器官、生物,诸如此类。这一切似乎留给我们的印象就是现代医学已经无所不能,但这些美好的前景并不能掩盖当今医学的现实困境。由此而产生的抗生素滥用、医学伦理的危机、肿瘤的高发、医疗成本的不断增加、患者对医疗结局的质疑、医疗利益集团的形成等诸多问题,都是摆在当今医学,确切地说,是摆在现代人面前的大问题。人类似乎对医学技术的驾驭能力在不断减弱,相反,医学技术开始左右人类的思想和实践。这些危险信号,正在不断地提醒人类,需要新的医学模式来保证机体的健康。在这种情况下,系统生物学、整合医学、精准医疗等未来医学模式应运而生,而这些新的医学模式所蕴含的思想与中医传统思维方式有诸多相通之处,这促使未来医学更需要中西医结合解决目前的医学困境。

(二)中西医结合的理论基础

1. 系统生物学与整体观念　　诞生于三大科学方法论基础上的系统生物学,主要是研究一个生物系统中所有组成成分的构成及这些组成成分间的相互关系,并分析其在一定时间内的动力学过程,其动态、全面、系统的思维方法与中医学天人合一、整体观念思维相似,有望成为中西医结合的桥梁。系统论强调把所研究和处理的对象当作一个系统,并分析系统的结构和功能,研究系统、要素、环境三者的相互关系和变化规律。人体是一个复杂的生物系统(整体),这个系统不断地对外进行着物质、能量、信息的交换(系统与环境),同时也在进行着复杂的自我调节,这正与中医学"天人合一"的自然观不谋而合。另外,在人体这个系统(整体)中,每个子系统在神经、内分泌调节下相互联系、相互影响而协调工作,使机体处于健康状态。一旦内外环境变化超过系统自我调节能力,就会发生结构或功能的异常,进入疾病状态,而这些变化的本质则是生物分子(核酸、蛋白质、脂质、糖类及其代谢产物等)的代谢发生紊乱。在健康与疾病的不同阶段,系统的结构、功能在物质代谢的基础上又会发生不同的规律性变化(动态性),因此治疗措施也有所不同。这又与中医基础理论中强调的"整体观念"思想和"辨证论治"理念相契合。同时,系统生物学强调了"分层"理念的重要性。首先是人体不同疾病、健康状态的分层;其次是同一疾病的不同类型、程度、阶段的分层。在不同的层级中,结构、功能及代谢变化有共性又有差异,导致了临床五大表型资料(病史、体格检查、实验室、影像学、功能检查)有共性也有差异;中医亦是如此,不同疾病或同一疾病的不同阶段,其证候分布可同可异。因此,把中医学思维与西医学思维巧妙融合,将辨病论治与辨证论治紧密结合,灵活掌握"同病异治""异病同治"等方法和技巧,对疾病的诊断、鉴别诊断及治疗有重要意义。现代生活方式和疾病谱的转变使我们重新审视医学分科越来越细的弊端。近年来许多专家呼吁建立整合医学体系,以克服专科的局限性,策略上以患者为核心,实践上将各种防治手段有机整合,优化整合医疗资源和相关学科资源,以满足人们对医学和卫生保健服务的需求,应对目前面临的医疗挑战。整合医学就是将医学各领域最先进的知识理论和临床各专科最有效的实践经验分别加以有机整合,并根据社会、环境、心理的现实进行修整、调整,使之成为更加符合、更加适合人体健康和疾病治疗的新的医学体系。整合医学不仅要求把已知各生物因素加以整合,而且要将心理因素、社会因素和环境因素等也加以整合;不仅要将现存与生命相关领域最先进的科学发现加以整合,而且要将现存与医疗相关各专科最有效的临床经验加以整合。整合医学的概念里包含着3个重要观念。①整体观:整合医学吸收中医整体观念的思维方式,认为人体是一个有机的整体,人是整个世界的一部分;同时又关注局部,重视研究对象内部各要素的本质研究。②整合观:整合医学包含多个环节,在这个过程中将发现的数据和证据还原成事实,将获得的认识和共识提升为经验,将发明的技术和艺术凝练成医术,然后在事实、经验和医术这个层面反复实践,从而整合成新的医学知识体系。"整合"不是"加和",而是要结合心理、社会和环境等因素,将最先进的医学发现与最有效的临床经验加以整合,从而构建更符合自然规律的医疗体系。③医学观:整合医学概念的核心在"医学",充分理解医学的概念,对正确阐释整合医学的概念至关重要。而整体观念是中医学的精髓,强调人是一个有机整体、人与自然界的统一性及人与社会环境的统一性。"整体观"贯穿中医学理论体系的各个方面,中医对疾病的诊治是建立在"辨证求因,审因论治"的整体观念基础上。《黄帝内经》强调,"治病必求于本""谨守病机,各司其属",同时医者需"上知天文,下知地理,中知人事",既要顺从自然规律,因时、因地、因人制宜,又要注意调整因社会因素导致的精神情志和生理功能的异常。整体观念作为中医学的重要思想具有不可替代的价值,这一思维观念始终强调整体观察和综合分析。因此,从中医整体观念出发,可以找到中西医相互借鉴发展的模式。

2. 精准医学与辨证论治　精准医学是由 2015 年美国总统奥巴马在国情咨文演讲中提出的,要求推动个性化的基因组学研究,依据个人基因信息为癌症等疾病患者制订个体化治疗方案。精准医学是在传统医学实践的基础上,将现代基因技术、生物信息技术、分子影像技术、网络技术与患者的生活环境和个性特点相结合,实现对患者准确预测、准确诊断和准确治疗的一种新医学模式,从本质和源头上对人类疾病进行精准治疗,实现疾病的精准分类,制订个性化的治疗方案,减少不必要的医疗浪费,节约医疗资源。精准医学是以患者为中心的,它采用传统的评估方法、基因分型和基因组评估,以预测疾病风险和治疗结果,为患者提供量身定制的治疗方案。此外,它还鼓励患者参与自己的护理过程。愉快的环境、家庭和社会的支持等人类因素,可以显著地改善疾病治疗结果。精准医学重新定义了患者的概念,在早期诊断和检测疾病倾向的情况下,患者只是样本提供者,可能还没有疾病症状,甚至不会生病。精准医学进程中的患者可以分为为研究提供样本的参与者、检测出疾病基因但没有疾病症状的潜在患者、出现疾病症状的常规患者。这强调了精准医学预测性的意义,可以说,(前)患者正在等待已经预测的疾病症状出现。精准医学鼓励科学家创新医疗手段,包括利用分子信息、遗传信息、细胞信息、个人行为、环境参数等检测和分析生物医学信息,以便尽早发现癌症或疾病复发情况,为精准医学研究提供足够的资源,实现精确医学的全部潜力。而辨证论治一直是中医治疗的优势所在,它是根据患者的综合信息,因时、因地、因人,辨清疾病发生的原因、部位、性质及其发展趋势,制订个体化的治疗方案,为患者量体裁衣。而精准医学的提出和发现,充分体现了以人为本的医疗理念,这与中医药数千年来的个体化辨证论治有不谋而合之处,是中西医结合的切入点,可以为未来医学研究提供参考。

随着社会的发展和科学的进步,未来新的医学模式逐渐出现,能够将人体这一复杂的生物系统进行多要素、多维度、多层面、动态的、有序的研究。中医学独特的理论体系、有效的治疗方案,可以为未来医学贡献东方医学的智慧,这些为未来的中西结合奠定了理论基础。中西医结合逐渐成为新时代医学模式的必然趋势,我们应秉承"勤求博采"的理念,不断挖掘和吸取中西医的精髓,将二者在理论上融会贯通,在临床上优势互补,努力向中西医结合的最高层次攀登,为人类健康事业做出贡献。

四、中西医合璧效更优

我们谈及了中西医结合的理论,那么我们又如何将理论应用到实际呢? 近代医学已在中西医结合治疗某类疾病上做出了很多的研究,效果也确实比单用中药或者单用西药疗效突出。

(一) 中医与西医的区别

中医治疗的对象是人,中医的目标是把人治好。西医治疗的对象是病,西医的目标是把病治没。中医强调个人的独特性:不同的患者即使所患疾病大致相同,但由于个人身体状况不同,则必须采用不同的治疗措施、不同的药品。西医强调疾病的普遍性:同一种疾病不同的患者在治疗和用药上应该相同。中医强调人与自然的统一:同一种疾病在不同的年龄、不同的地区、不同的季节处理方法会不同。西医强调疾病的标准性:人体、疾病以外的其他因素。

中医从大处入手:天、地、人。天人合一,人与自然和谐统一。西医从微观入手:原子、分子、元素、细胞、组织、器官、人体。西医是科学,而中医是哲学。二者完全不同,科学须日新月异,而哲学是永恒不变的规律。五千年来中医的理论早已是规律。

中医与西医的不同是在于形与神,西医注重的是形,中医是形神兼具,气血同调,精气神缺一不可。形与神的不同:形是一个可以看得到摸得到的物体,而神就是指人的精气神。中医把人体看成一个不可分割的整体,各个器官、组织都是连在一起的,一荣俱荣,一损俱损。譬如"五行五脏"认为,人体器官最重要的就是五脏,任何疾病的产生都与五脏功能下降有直接或间接的关系。而五行学说把五种内脏的关系做了联想界定。任何一个内脏都通过相生相克与其他器官联系起来。中医的整体观还体现了人与自然的关系、人与社会的关系,人和自然、人和社会都是一个整体,人体得了病可以从自然方面和社会方面来求治。又譬如中医的四时养生,春夏秋冬的季节变化要求人的衣食住行做出相应的调整,否则就会影响健康。中医特别强调人的情志,而情志主要体现在人际关系上,人与社会关系的和谐就是健康的保证。

中医和西医是两个完全不同的系统,中医注重调理和个性化治疗,而西医注重科学和标准化治疗。中医强调个性化和生活建议,而西医强调快速治疗和药物治疗。中西医结合可以治疗急病和慢病,但需要根据具体情况选择治疗方式。

中医和西医作为两种完全不同的医疗体系,其治疗疾病拥有不同的理论和方法:一般来说,中医学来自经验医学,其理论多通过实践经验总结而来,其体系以功能为主,无论八纲辨证体系、六经辨证体系或是脏腑辨证体系等,都以功能为基础,重视整体观念和天人合一;西医学属于实验医学,其理论常由实验得出,其体系以形态结构为基础,如解剖学、组织胚胎学、病理学等西医基础医学都非常重视人体的形态结构基础,重视细节和局部。西医主要的优势是先进的现代检查、诊断设备和方法,以及完备的手术治疗体系;中医的主要优势在于整体观念、辨证论治与未病先防。尽管当前中医学和西医学在疾病治疗上都有优势,但是两种医学治疗都有它的限度,并且都面临着一些困惑。因为疾病太复杂了,在多因素、多环节、多条件下,单一的线性思维考察因果关系显得有些繁杂,系统的模糊的整体思维往往存在着不精确性。所以,把中医和西医结合起来是非常有必要的。

(二)中西医结合的道路

在我国,自从中西医结合研究开始,中西医结合工作者便积极开展工作,探寻中西医可能的结合方法。西医讲究"内稳态",而中医讲究"阴平阳秘"状态;西医讲预防医学,而中医讲"未病先防、已病防变、已变防渐";西医重结构,而中医重功能;西医重局部,而中医重整体。中医、西医各有所长,中西医应该优势互补、取长补短、求同存异,通过兼容并蓄,两者优势互补,可以提高临床疗效、减低医疗费用。对于临床中的一些疾病,西医技术高明,中医参与的必要性不大;中医优势明显,疗效显著,几乎不需要西医参与;还有一些情况,中西医均具有较好的优势,全程配合应用可使效能大于某种医学单独应用,这个时候可以在西医的诊断、手术基础上加上中医的各种特色疗法和中药,在两种医学的应用统筹上下功夫,以疗效提升为标准,进行合理有益的优势融合,才能使中西医结合在临床服务中取得更大突破。

不管哪种医疗体系,其最终目标是一致的,都是提高临床疗效,维护人民健康。目前,中西医能够相辅相成,相互取长补短,共同维系着我国人民的生命健康。随着目前人类疾病谱的变化,中西医工作者充分利用中医诊疗技术,像汤剂、丸剂、针灸、推拿、耳穴疗法、中药离子导入、中药鼻吸疗法等特色疗法,联合西医诊疗手段,对于临床中的常见病、多发病进行综合防治,在许多疾病的防治方面积累了丰富的经验。我们来简单梳理一下中西医结合在哪些疾病中有明显的疗效。

(三)中西医结合治疗慢性病的优势

中医治疗慢性病在理论与实践方面均具有一定的优势,疗效可靠,副作用少,特别是注重人体功能的整体调节,激发人体自身的抗病能力和康复能力,有利于对病因复杂的慢性病的综合治疗与康复。目前临床中开展的中西医防治的慢性病有心力衰竭、冠心病、心律失常、病毒性心肌炎、心肌病、支架内再狭窄等心血管疾病;脑出血、脑梗死、中风后遗症、帕金森病、脑积水、脑萎缩、脱髓鞘疾病、癫痫、颅内感染、脊髓炎、周围神经病变、神经变性病、呼吸睡眠障碍等神经系统疾病;阻塞性黄疸、急慢性胰腺炎、炎性肠病、各型病毒性肝炎、酒精肝、脂肪肝、肝硬化腹水、原发性肝癌等消化系统疾病;IgA 肾病、慢性间质性肾炎、紫癜性肾炎、狼疮性肾炎等急慢性肾炎,以及尿路感染、泌尿系结石、肾病综合征、糖尿病肾病、高血压肾损害及各种原因引起的慢性肾衰竭等常见肾脏疾病;糖尿病慢性并发症、代谢综合征、肥胖症及甲状腺结节等内分泌疾病;再生障碍性贫血、白血病、骨髓增生异常综合征、多发性骨髓瘤、淋巴瘤、各种溶血性贫血、白细胞减少症、粒细胞缺乏症、血小板增多症、真红细胞增多症、骨髓纤维化、难治性血小板减少性紫癜、全血细胞减少等血液系统疾病;慢性阻塞性肺疾病、肺间质纤维化、肺炎、睡眠呼吸障碍疾病、支气管哮喘、肺心病、支气管扩张症等呼吸系统疾病;不孕症、流产保胎、妊娠恶阻、异位妊娠、月经不调、更年期综合征、女性生殖系统炎症等妇科疾病;儿科常见的咳嗽、哮喘、消化不良、泄泻、小儿亚健康、紫癜、肾病、矮小症、性早熟、多动、抽动症等疾病;落枕、颈部软组织损伤、颈椎病、寰枢关节错位、颈肌筋膜炎、钩椎关节紊乱症、颈椎间盘突出症、颈椎失稳症、颈肩综合征、胸椎关节紊乱、胸背及腰臀肌筋膜炎、颈腰椎间盘病、腰椎小关节紊乱、腰椎间盘突出症、骨质疏松症、骨坏死、风湿、类风湿等各种骨关节病。对于这些慢性病的治疗,中西医结合在预防阶段,针对主要危险因素,结合中医整体辨证论治的特点,调节人体的气血阴阳,扶正祛邪,从而有效调控危险因素,达到人体内环境的平衡,进而起到治未病的作用;在治疗阶段,基于中医的理论的传承和发展,综合现代病理生理、中药药理的研究成果,通过中医的临床精准辨证,改善其症状,缓解病情,改善其预后,并能进行长期的中医综合调治,提高临床疗效。

像临床中常见的肿瘤防治,中西医结合有较好的效果。一般来说,肿瘤能够早发现,通过西医手术方法,早治疗,可以根治,自然是首选。但是如果肿瘤在中晚期才被发现,手术无法达到根治的效果,西医的不足就出现了,这个时候要做到优势互补。对可以手术的患者,辅以中医药治疗,可改善患者的一般症状,创造良好的手术条件,保证手术顺利进行,可在一定程度上控制癌症的发展,预防潜在的转移风险。术后多伤及气血,中医可予益气固表、补气养血等方法治疗,使患者因手术造成的损伤得以早日恢复,以尽快接受其他治疗,提高肿瘤治愈率和生活质量;在肿瘤的放化疗期间,辅助中药,某些活血化瘀中药能改善微循环、改变肿瘤内环境,增强癌细胞对放化疗的敏感性;放化疗耗伤正气,伤及阴液,造成气阴两伤或阴虚内热等证,服用益气养阴、滋阴清热等药物,可以明显预防或减轻上述不良反应;扶正、益气养血、健脾益肾中药能保护患者的骨髓和免疫功能,使放化疗顺利完成;防转移和复发阶段,肿瘤患者大部分手术、化疗、放疗后,进入一个"等待"阶段,西医不再进行任何治疗,只要求定期复查,直至肿瘤出现复发、转移时再采用相应的治疗,而这"等待"阶段正是中医药发挥优势的良好时期;我们强调的阴平阳秘、"治未病",讲究整体治疗与局部治疗相结合,辨病治疗与辨证治疗有机结合,将大幅度降低肿瘤患者复发和转移的概率,明显延长患者的生存期;逆转癌前病变风险,对于萎缩性胃炎、肝硬化、乳腺囊性增生症、宫颈糜烂、黏膜白斑、慢性溃疡性结肠炎等,如早期应用中医药干预,不但症状可得到明显改善,还能明显降低癌变的风险;中医药手段可提高患者生活质量,通过中医辨证论治开具相应的处方,缓解相应的症状,对患者的营养状况也要进行评定,根据评定结果加强营养调护及营养摄入,通过心理测评量表可以评价患者的心理状况,根据量表结果对需要干预的患者可进行中药疏肝理气和专业心理疏导。总之,对于肿瘤的治疗,中医可以全程参与。经过综合治疗,患者可以带瘤生存,明显提高生活质量。

21 世纪既是现代医学的世纪,也是中医药学的世纪。人类的健康问题日益突出,以西方医学为主的现代医学治疗疾病时,产生的药源性疾病也会不断增加。返璞归真,回归自然的潮流不可阻挡,以天然药物为主,疗效确切、副作用小的传统医药越来越引起世人的重视,其因巨大的社会和经济效益,成为各国医药、科技和商业界激烈竞争的战场。我国政府对中西医结合事业是十分重视和支持的,这些无疑都有利于我国中西医结合事业的蓬勃发展,加之国际环境对传统医学的重视,中西医结合研究已经不再是在一个封闭的环境下从事的活动,而是在一个开放的国际大舞台上开展,必定为世界医学增砖添瓦。中国人是幸福的,中国有两种医学方式共存,可以有两种选择方式,西医缺乏治疗方法的时候可以选择中医,中医疗效不理想时可以选择西医,并且,也可以根据个人的情况同时选择两种医疗方式,取长补短,优势互补,共同为健康保驾护航。

第五章

中医治疗慢病的优势

当现代医学的药丸像咖啡一样让人提神却难以下咽时,中医则像一杯温暖的老火汤,慢慢地、温柔地修复你的体魄。中医在治疗慢性病方面不仅仅扮演医生的角色,更像是一个经验丰富的老友,给予你时间和耐心,让疗效自然渗透,无须急躁,就如同品味一壶好茶,慢慢见效,深得你心。

第一节　慢病吃药总伤肝,中医防治优势显

在我们的生活中,慢性病和吃药似乎已经成了不速之"宾客"。长期服药,肝也嚷嚷着要抗议了! 在这里,让我们转向一种古老却充满智慧的治疗方式——中医。它不仅对慢性病有着独到的见解,还能在护肝道路上大显身手。别急,让我们一起探索中医如何在现代社会中展现它的独特魅力。

一、认识慢性病

慢性病的全称是"慢性非传染性疾病",不是特指某一种疾病,而是对一类起病隐匿,病程长且病情迁延不愈,缺乏确切的传染性生物病因证据,病因复杂,且有些尚未完全被确认的疾病的概括性总称。慢性病是一种长期存在的疾病状态,表现为逐渐的或进行性的器官功能降低。

慢性病具有几大特点:病因复杂,与人们的生活方式密切相关;潜伏期长,与长期不良生活习惯、心理因素、环境因素均有关;病程长,不可自愈,且难以治愈,可终生带病;可以预防,通过改变行为习惯和不良环境能起到良好的预防作用;病死率和致残率高,治疗需要的费用高。

常见的慢性病主要有心脑血管疾病(高血压、冠心病、脑卒中等)、代谢紊乱类疾病(糖尿病、高脂血症等)、恶性肿瘤(肝癌、肺癌、乳腺癌等)、慢性呼吸系统疾病(慢性气管/支气管炎、慢性阻塞性肺气肿、哮喘等)、慢性消化系统疾病(慢性病毒性肝炎、肝硬化等)、血液系统疾病(慢性白血病、慢性淋巴瘤等)、结缔组织和风湿类疾病(类风湿关节炎、系统性红斑狼疮、强直性脊柱炎等)。

（一）危险因素

慢性病发生的危险因素主要可以归纳为三大方面：一是遗传因素，与遗传基因变异有关；二是环境因素，年龄、体重超重与肥胖、长期过量饮食、运动不足、营养失衡、吸烟与饮酒、病毒感染、自身免疫、化学毒物接触等因素；三是精神因素，精神紧张、情绪激动及各种应激状态。在这些危险因素当中，除了年龄、性别、遗传等不可控制因素以外，主要是和人们的生活方式息息相关，可以说，慢性病在很大程度上是一种生活方式病。医学研究表明，在促使慢性病形成的多个因素中，遗传因素占15%，社会因素占10%，气候因素占7%，医疗条件占8%，而个人生活方式则占60%。也就是说，人们对慢性病发病率上升的诸多因素的分析，揭示了个人生活方式对慢性病患病的影响作用是主要的方面。现代社会，随着人们生活水平的提高、生活节奏的加快，生活方式也发生了很大的改变，不合理的饮食结构和饮食习惯、生活作息的不规律、烟酒等不良嗜好的养成、缺乏运动、体重超标等都是慢性病发生和发展的"垫脚石"。

（二）进展过程

整体来说，慢性病的发病和演变是一个不断进展的过程。第一个阶段是"无危险阶段"。在这一阶段，人们的周围环境和行为生活方式中暂不存在危险因素，因此预防措施主要以健康教育为主，使人们认识到危险因素的有害影响，保持良好的生产生活环境和健康生活方式，以防止危险因素的出现。第二个阶段是"出现危险因素阶段"。随着年龄的增加和生活、心理环境改变，人们的生产、生活环境中出现了危险因素，但由于作用时间短暂、作用程度轻微，这些危险因素并未对人体造成明显危害，或者是其危害作用还不容易被察觉。此时，通过环境因素检测或行为生活方式调查，其实是能够发现危险因素的，可惜的是，大多数危险因素是被人们所忽视的。第三个阶段是"致病因素出现阶段"。随着危险因素的叠加和作用时间的延长，危险因素转化为致病因素，开始对机体产生危害作用，但由于人体自我防御机制的作用及致病因素的弱化，尚不足以形成疾病，若能及时采取干预和阻断措施，停止危险因素的作用，是可以阻止疾病发生的，这也就是我们为什么说慢性病是可以预防的原因。第四个阶段是"症状出现阶段"。此时期，疾病已经形成可逆的形态功能损害，用生理、生化的诊断手段可以及时发现，因此，通过筛检，在正常人群中及时发现无症状患者，并予以早期诊断、早期治疗，可及时阻止危险因素的作用，使病程逆转而恢复健康，这是慢性病防控的重要措施。第五个阶段是"体征出现阶段"。症状与体征可以同时出现也可以先后出现，此时患者能够明显感觉到自身异常而主动就医，但即使停止危险因素的继续作用，病程也是不可逆的，只能采取治疗措施以改善症状和体征，减少劳动能力的丧失。第六个阶段是"劳动力丧失阶段"。随着疾病的发展，症状加剧，患者逐渐丧失生活和劳动能力，这是慢性病疾病进程的最后阶段，只能采取康复治疗，以提高生存质量。可以看出，慢性病是一种"可防可控"的疾病，这需要我们每一个人在个人生命进程的各个阶段关注并重视个人的健康和生命质量问题。

（三）危害及管理模式

慢性病无论是对个人和家庭，还是对社会的影响都是巨大的。慢性病严重影响我国劳动力人口的健康，同时常可造成人体脑、心、肾等多个重要脏器的损害，且其致死、致残率高，给患者和家庭带来的精神压力比较大，使其容易产生焦虑、紧张、恐怖等心理，甚至会诱发抑郁症，严重影响患者及其家庭的生活质量。在此基础上，慢性病与贫困形成恶性循环，因病损失的工作时间、因病而使陪护人员及亲友损失的工作时间、因病而降低工作能力引起的经济损失、因病而引起的过早死亡，甚至包括因病而必须提供服务的费用（医药费、住院费、预防经费）和接受服务的费用（患者及陪护人员的差旅费、伙食费、营养食品费等），给患者家庭带来的经济负担和对社会资源的消耗都是巨大而沉重的，"因病致贫"使国民幸福感极度下降，阻碍社会各方面的平衡发展。

据统计，我国已成为全球慢性病"第一大国"，慢性病在我国卫生费用负担中所占比例高达70%左右，已成为威胁国人健康的"第一大杀手"。2018年我国慢性病工作报告显示，慢性病已成为我国城乡居民死亡的主要原因，城市和农村慢性病死亡的比例高达85.3%和79.5%；同时，流行病学调查显示，2019年全球死因构成比中，慢性病致死人数高达3 300万，占比达58.9%，而我们国家慢性病死亡人数有700万，占比高达77.8%。2019年中国居民营养与健康调查结果显示，高血压患者有1.6亿，高脂血症患者有1.6亿，糖尿病患者有2 000多万，糖耐量减低者有2 000多万……种种数据显示，慢性病已经成为严重威胁人类健康的公共卫生问题，我们的慢性病防控与治疗工作已经到达了社会总动员的时刻，因此，更好地对慢性病进行管理是我们必须掌握的一项技能。

纵观世界各国形形色色的慢性病管理模式，其实都有一个共同的特征，那就是要充分调动个人、集体、社会的积极性，增强全民健康意识，优化配置医疗资源以满足慢性病患者的健康需求，从根本上延缓并发症的发生、发展，降低医疗费用，提高社会整体的健康水平。目前，我们国家的慢性病管理工作主要以慢性病患者为中心，并辐射至家庭成员，以社区为单元，对慢性病患者及其家庭成员提供基本的诊疗服务及相关的随访和健康教育等，将慢性病随访、健康教育、康复指导等基本公共卫生服务落到基层，调动慢性病患者的积极性，加强患者的自主监测意识，熟知自身慢性病病程、可能出现的并发症及管理策略，同时开展慢性病患者健康分享会，加强慢性病患者间互帮互动及经验分享，提高患者的自我管理能力。这种模式以预防为重点，为慢性病患者提供一体化、综合化的管理，增强患者的自主管理意识及自我管理技能，从根本上实现初级卫生保健工作的目标。可以看出，慢性病管理越来越突出患者自身的作用，这就要求我们每个人都对自身的健康状况有基本的判断，了解基本的慢性病知识，这无论是对慢性病预防还是治疗来说都是有益的。

二、老年慢病特征——多病共存

众所周知,慢性病发病率与年龄紧密相关,随着年龄的增长,慢性病的发病率逐年上升。老年人是慢性病的高发人群,而近年来,慢性病低龄化趋势日益明显。如何遏制这一趋势,更好地预防和管理慢性病是值得我们整个国家和社会思考的重要问题,也是值得每一个有健康意识的居民重视的问题。大量的流行病学调查发现,在大中城市,老年人群中患病率高的疾病依次为高血压、冠心病、高脂血症、慢性支气管炎、肺气肿、脑血管病、恶性肿瘤、糖尿病,其中高血压的患病率高达30%～70%,而死亡率则以脑血管病、心脏病、恶性肿瘤及呼吸系统疾病居前4位。可以看出,无论是发病率还是死亡率,对老年人健康威胁最大的疾病全部都是常见的慢性病。因此,作为世界上老年人口最多的国家——60岁以上人口占社会总人口将近20%、已经步入"老龄化社会"20年,对老年人群健康的管理是慢性病防治的关键所在。而老年慢性病患者有一个最大的特征,那就是多病共存。

"您怎么不舒服啊?"医生话音刚落,71岁的患者张大爷就从随身的手提袋里"哗哗啦啦"地倒出一堆药品:降压药、止咳药、非甾体抗炎药、钙片等五六种。再追问病史,得知张大爷患有高血压、慢性支气管炎、膝关节炎、前列腺增生、骨质疏松症等多种慢性病。

这种情况在各个医院的门诊都非常普遍,老年人往往面临多病共存的现象。所谓的多病共存,指的是同一个患者身上同时存在2种或2种以上的慢性病。临床统计发现,老年人群中患有2种疾病的占85%,3种的占50%,以高血压、血脂异常、冠心病、糖尿病、脂肪肝、高尿酸血症及痛风共存者居多,或再加上慢性支气管炎、冠心病、心律失常、慢性胃炎、慢性肾炎、慢性乙型病毒性肝炎,甚至某个脏器肿瘤等,这些病症之间会互相牵制、互相影响。在美国和英国,每4个人中就有1人患有共存疾病,而65岁以上的老年人群中这一比例超过2/3,我国65岁以上的老年人平均每人可患7种疾病,最多者甚至达到25种,几乎没有一例老年患者仅患1种疾病。多病共存的现状不仅给老年人造成了巨大的健康威胁,也给社会带来了沉重的经济负担。

老年人多病共存可能是青中年疾病的延续和逐渐累加,也可能是老年期的新发病,这主要与老年人生理功能的减退、器官组织的结构和功能变化、机体的抗病能力降低有关,这也是老年慢性病区别于其他年龄层次疾病的一个重要特征。多病共存的表现形式可以是同一器官和系统的多种病变,以心脏为例,冠状动脉粥样硬化、肺源性心脏病、心脏传导系统或瓣膜的退行性病变可以同时存在;也可以是多个系统疾病同时存在,以高血压患者为例,老年高血压的患病率达50%,是我国老年人群心脑血管病发病、死亡最重要的危险因素,而老年高血压常常与脑血管病、心脏病、糖尿病、高脂血症、肾脏疾病等共存。

另外,老年慢性病患者多病共存更深一层的含义还包括了多种并发症的合并存在状态,这是影响老年慢性病患者生活质量的重要原因,也是威胁其生命安全的关键因素。

以我们最常见的高血压病为例,随着年龄升高,高血压的进展会带来心、脑、肾等多个重要脏器的损害。长期的高血压可促进动脉粥样硬化的形成和发展,冠状动脉粥样硬化则会阻塞血管腔而造成血管狭窄,或因冠状动脉功能性改变而导致心肌缺血、缺氧、坏死,进而引起冠状动脉粥样硬化性心脏病,也就是我们常说的冠心病,这是动脉粥样硬化导致器官病变的最常见类型,也是严重危害人类健康的常见病。另外,高血压还会造成心脏结构的改变,最常见的是造成左心室肥厚和扩大而形成高血压性心脏病,这是高血压长期得不到控制的一个必然趋势,最后甚至可能会因心脏肥大、心律失常、心力衰竭而影响生命安全。高血压对脑血管的影响往往是突发的、致命的,当高血压患者的脑动脉硬化达到一定程度时,一时的激动或过度的兴奋(愤怒、突发事故的刺激、剧烈运动等),甚至某一次用力的排便,都会使血压急骤升高,脑血管破裂出血,血液便会溢入血管周围的脑组织,造成突然昏迷、肢体功能障碍、言语障碍等。这就是我们常说的脑出血,不仅来势凶猛,且致死率极高,即使不致死,大多数也会致残,是急性脑血管病中最凶猛的一种。高血压还会对人体的肾脏造成损害,常见的高血压性肾损害主要有高血压性肾性蛋白尿、肾小动脉病变、肾实质损害和慢性肾衰竭等。此外,高血压还会对眼底产生损害,引起视力下降、眼底出血,严重者甚至可能造成失明。所以说我们不要以为高血压没有症状,或者简单地认为只有头晕、头痛等"小毛病",没有明显的感觉不代表没有危害,它对人体大大小小器官的破坏是慢慢累积的,堪称是人体健康的"隐形杀手"。

而对于糖尿病患者来说,糖尿病本身的症状(多饮、多食、多尿、体重减轻等)并不是最可怕的,由血糖升高带来的一系列急、慢性并发症才是痛苦且致命的。糖尿病酮症酸中毒、高渗性昏迷、乳酸酸中毒、低血糖昏迷等糖尿病急性并发症随时有可能威胁糖尿病患者的生命安全,而一系列慢性并发症的发生发展则严重影响了糖尿病患者的生活质量。糖尿病的慢性并发症可遍及全身各重要器官及组织。首先,是大血管病变,与非糖尿病患者群比较,糖尿病患者群中动脉粥样硬化的患病率更高、发病年龄更早、病情进展更快。大、中动脉粥样硬化主要侵犯主动脉、冠状动脉、脑动脉、肾动脉和肢体外周动脉等,引起冠心病、缺血性或出血性脑血管病、肾动脉硬化、肢体动脉硬化等。肢体外周动脉粥样硬化常以下肢动脉病变为主,表现为下肢疼痛、感觉异常和间歇性跛行,严重供血不足可导致肢体坏疽。其次,是微血管病变,微血管主要是指人体的毛细血管和微血管网,糖尿病微血管病变主要表现在视网膜、肾、神经和心肌组织,其中尤以糖尿病肾病和糖尿病视网膜病变最重要。糖尿病肾病常见于病史超过 10 年的患者,是 1 型糖尿病患者的主要死亡原因,在 2 型糖尿病中,其严重性次于冠状动脉和脑血管动脉粥样硬化病变;糖尿病视网膜病变常见于糖尿病病程超过 10 年的患者,大部分患者合并程度不等的视网膜病变,是糖尿病微血管病变的重要表现,是失明的主要原因之一。另外,心脏微血管病变和心肌代谢紊乱可引起心肌广泛灶性坏死等损害,形成糖尿病性心肌病,可诱发心力衰竭、心律失常、心源性休克和猝死等。再次,是糖尿病性周围神经和自主神经病变,临床上先出现肢端感觉异常,分布如袜子或手套状,伴麻木、针刺、灼热或如踏棉垫感,有时伴痛觉过敏,随后有肢痛,呈隐痛、刺痛或烧灼样痛,夜间及寒冷季节加重,后期可有运动神经受累,以致肌萎缩和瘫痪。糖尿病自主神经病变也较常见,主要表现为瞳孔改变、排汗异常、胃排空延迟、腹泻(饭后或午夜)、便秘等胃肠功能失调,直立性低血压、持续性心动过速、心搏间距延长等心血管自主神经功能失常,以及残尿量增加、尿失禁、尿潴留等。从次,糖尿病眼底及眼的其他改变也很常见,除糖尿病视网膜病变以外,糖尿病还可以引起黄斑病、白内障、青光眼、屈光改变、虹膜睫状体病变等。最后,还有我们常说的糖尿病足。糖尿病患者因神经末梢病变、下肢动脉供血不足及细菌感染等多种因素,引起足部疼痛、皮肤深度溃疡、肢端坏疽等病变。与非糖尿病患者群相比,糖尿病患者群所有原因的死亡增加 1.5～2.7 倍,心血管病的死亡增加 1.5～4.5 倍,失明率高 10 倍,下肢坏疽及截肢率高 20 倍。此外,糖尿病肾病是致死性肾病的第一或第二位原因。

这种多病共存及容易伴发多种并发症的状态,决定了老年慢性病患者势必面临"多重用药"的问题,随之带来的一系列不良反应也是不可忽视的,加上老年人本身肝、肾功能减退导致药物代谢与排泄减慢,使药物在机体内的半衰期延长,长期使用易引起蓄积中毒;同时,老年人对药物的耐受性和敏感性与中青年不同,一旦发生药物不良反应,其程度往往较重,严重时甚至危及生命。

目前,各种慢性病基本都有各自的诊疗指南,临床研究往往没有考虑到共病、高龄等因素,对于某一种疾病本身而言,单病种诊疗指南可能是较好的方案,但对多病共存患者反而会出现"铁路警察,各管一段"的局限性,出现"一叶障目,不见泰山"的现象。针对这种情况,许多医院都开设了"全科医学科",创立了"老年病房",对老年患者特别是老年慢性病患者综合进行健康管理,这也是慢性病管理一个新的发展方向。

三、药能治病,也能伤肝

老年人在多病共存的情况下往往需要服用多种药物治疗疾病,但我们都知道药物不仅能够治疗疾病,而且还能够损伤肝脏及产生不良反应等多种危害,下面我们就来谈一下。

(一)药物性肝损伤

药物性肝损伤是指药物本身和(或)其代谢产物引起的肝损伤,在我国药物性肝损伤患者约占急性肝炎住院患者的 10%,仅次于病毒性肝炎、脂肪性肝病患者。药物性肝损伤是严重的药物不良反应之一,重者可致肝衰竭甚至死亡。全球已知有 1 100 种以上的药物具有潜在的肝毒性,种类涉及抗菌药(含抗结核药物)、非甾体抗炎药、他汀类降血脂药、部分中药、中成药等。西药所致的药物性肝损伤在病理上主要表现为肝细胞损伤,而中药所致药物性肝损伤主要表现在淤胆、胆管损伤。肝毒性表现发作迅速,通常在出现在药物摄入后48小时;转氨酶升高和高胆红素血症会在12~36 h内出现,而肝功能异常出现在用药第3天。药物性肝损伤涉及药物种类繁多、发病机制复杂,其临床类型、肝损伤严重程度及预后的个体差异性也很大。

(二)西药的不良反应

西药是通过从天然产物提制或者是用化学合成方法制成的一类,区别于中药的药物。西药大体上可以分为以下几种:①抗感染药物,主要包含一些抗生素类药物、合成的抗菌药和抗结核病药;②神经类药物,主要是一些中枢兴奋药、镇静催眠药及镇痛药;③精神类药物,主要是抗精神病药和抗焦虑药;④抗肿瘤药物,主要是烷化剂和抗肿瘤抗生素等药物;⑤心血管类药物,主要是一些抗心绞痛药物、抗心律失常药、抗高血压药和抗心力衰竭药等;⑥呼吸类药物,主要是祛痰药和镇咳药;⑦还有消化类药物、激素及其有关药物和调血糖药物。

我国每年由西药不良反应造成患者死亡的人数大约有19万,由于西药的不良反应而增加的抢救费和医疗费也是有增无减。此外,西药的不良反应不仅会产生各种药源性疾病,而且还有可能诱发其他疾病,对人体健康而言,西药是把双刃剑。下面我们就几类常用药来简单说明一下西药的不良反应。

1. 常用降血糖药的不良反应 常用降血糖药对人体的健康造成了严重的威胁,它对人体的心、肝、脑等器官都有毒副作用,长期服用会刺激人体的甲状腺、肾上腺和性腺,轻者可能会造成内分泌失调,重者甚至会诱发癌变。用于促使胰岛β细胞分泌胰岛素的磺脲类药物,易导致人体体重增加,引起高胰岛素血症,以及过敏和呕吐、腹泻等不良反应;用于通过增加胰岛素的敏感性来减轻糖尿病患者体重的双胍类药物,有可能引起乳酸酸中毒,以及一些恶心呕吐的不良反应;用于抑制小肠上段淀粉等多糖水解的α-糖苷酶抑制剂,有着伤肝、伤胃、伤肠的不良反应。此外,用于刺激胰岛功能的降血糖西药,其降糖本质是"鞭打病牛",刺激胰岛β细胞,把原本已是残缺的胰岛β细胞强拉硬拽出来,这就无异于促进了胰岛β细胞的衰竭。

2. 常用降压药的不良反应 正所谓"是药三分毒",常用的降压西药也不例外,它对人体的心脏造成严重的威胁,严重时甚至诱发死亡。用于调节重症高血压的钙通道阻滞剂,主要是通过扩张人体的血管来达到降压的目的,可能引起头痛、心律失常,还对肠胃有一定的刺激作用;用于降压的血管紧张素转化酶抑制剂,可能刺激人体的肺部引起咳嗽;用于降低高血压同时对心肌梗死和心绞痛等心脏病有一定效果的β受体阻滞剂,可能引起心动过缓;用于治疗重症高血压患者的利尿剂,可能对人体的肾功能造成威胁,也会引起高脂血症、高血糖等一系列疾病。

3. 其他常用药的不良反应 在日常的生活中,人们接触西药的机会很大,不管是一些感冒、发热的小病,还是糖尿病、高血压等慢性病,现在大部分患者都在使用西药治疗,这些西药对人体健康的危害是不容忽视的。虽然抗生素类药物能解决不少疾病,但是任何事物都不是绝对的,更何况是药品。一些人往往没有什么大病就使用抗生素类药物,一些抗生素类药物如果使用不当很可能对机体造成直接的危害,影响肝功能和肾功能,产生严重的毒副作用,加速细菌的进化,加重毒性,诱发更强的细菌的产生。如果在临床大量使用激素类药物,不仅会引起人体内分泌失调,还会破坏和抑制人体的肝功能,严重者导致人体内分泌的永久性失衡,而饱受只能靠药物维持机体正常工作的痛苦。一有病就无节制地滥用药物会破坏人体的基本的保护功能,对人体自身的功能有抑制作用,甚至使人体丧失这种功能,而且这种功能的丧失对人类的后代健康同样造成了严重的威胁,从而造成恶性循环。

(三)中药的毒性

民间常有"是药三分毒"的说法,如何正确认识和处理好"是药三分毒",始终是中医药发展和病患施治过程中需要解决的问题。中医药学是一个思想缜密、结构完整的科学体系,它既是一门技术,又富含哲学思想。在历史上中医药为中国人民的卫生保健事业和中华民族的繁衍昌盛做出了巨大贡献,那么,我们如何来认识中药的毒性呢?

1. 中药毒性的划分 古人把所能治病的物质称为"药",而古代本草书籍中认为,毒性是药物的偏性,毒性是药物毒副作用大小的标志。如《素问·五常政大论》把药物毒性分为"大毒""常毒""小毒""无毒"4 类;《神农本草经》分为"有毒""无毒"2 类;《证类本草》和《本草纲目》又将毒性分为"大毒""有毒""小毒""微毒"4 类。文献记载分级尚缺乏明确的实验数据,目前最通行的分类方法将中药毒性划分为大毒、有毒、小毒 3 类。

2. 有毒的中药 中药的品种达 12 800 余种,而报道有毒的中药有 100 多种,按普通高等教育"十一五"国家级规划教材《中药学》记载的 544 种中药,小毒的有细辛、重楼、鸦胆子、吴茱萸、川楝子、艾叶、桃仁、杏仁、土元、水蛭、刺蒺藜、蛇床子等 18 种。有毒的有苍耳子、苦豆子、山豆子、甘遂、大戟、芫花、木通、附子、苦楝皮、生半夏、生天南星、白果、洋金花、全虫、蜈蚣、硫黄等 39 种。大毒的有巴豆、川乌、山海棠、雷公藤、马钱子、升药等10 种。以上共 67 种,需炮制的有 36 种,通过炮制后均降低了一定的毒性,其中许多含毒的中药目前临床上还很少使用。国内报道较多的与肝损伤相关的中药有何首乌、土三七,以及治疗骨质疏松症、关节炎、白癜风、银屑病、湿疹、痤疮等疾病的某些复方制剂等。

3. 避免有毒药物的措施 ①应将中医的整体观念、辨证论治与现代医学检查结果相结合,提高诊断准确率,避免误诊误服含有毒性的药物。②含有毒性的药物按规范剂量使用。③中药材一定要纯真地道,绝不能误服伪劣药品(如发霉、变质,为防虫蛀掺加啤酒、滑石粉、姜黄、食盐、硫黄熏制等)。④严格按照不同的药性和用药要求,用多种炮制方法炮制药物,以降低药物毒性,减少不良反应,如巴豆压油取霜,醋煮甘遂、大戟,酒炒常山,甘草银花水煮川乌、草乌,姜矾水制南星、半夏,附子久煎等。⑤给患者使用外用药时,必须叮嘱其禁止口服,以免中毒。⑥处方配伍是否遵循本草十八反、十九畏,妊娠服药禁忌。⑦体质虚弱或过敏体质患者不应使用含有毒性的药物,若病情需要,需小剂量使用。⑧临床中当患者服药后疾病治愈,应"中病即止",不可过服,以防止用药过量和蓄积中毒。

四、中医治疗慢病的特点

中医是一门古老而年轻的医学,是世界唯一保存完整,迄今仍发挥着巨大的保健治疗作用,并融入现代社会的传统医学体系。中医药的研究是对当今迅速发展的生命科学的丰富和发展。在现代生命科学日新月异发展的今天,中医药防治疾病的特色与优势使之成为世界医学的重要组成部分而发挥服务人类的作用。

慢性病是一种长期存在的疾病状态,常见的慢性病有高血压、糖尿病、肝病、恶性肿瘤等。老年人是慢性病的高发人群。随着老龄化社会的到来,慢性病已经成为人类健康的头号杀手。慢性病患者不仅自己长期经受病痛的折磨,也给家庭和社会带来沉重的经济负担。慢性病一般病因复杂、病情多样,需要治疗与调养并重,中医药对于慢性病的调养具有重要意义。控制慢性病的关键在于防危险因素、防发病、防严重疾病事件、防疾病事件严重后果、防疾病事件后复发,因此早诊早治至关重要。中医药对慢性病防治积累了丰富的经验,有着系统的理论知识,有很多防治慢性病的优势。

(一)辨证论治的个体化诊疗模式

慢性病症状多,甚至有的患者全身不适,一天要吃很多种药物。患者常抱怨每天吃药都吃饱了,哪还吃得下饭。中医看病是综合患者的症状特征,分析所属证型,在确定主证的基础上,辨证施治。还可以随着病情的变化,随时调整用药,非常方便。很多人是同一种慢性病,但中药处方却不相同,这正是中医辨证论治的结果。中医学根据人体的健康状况和生命信息把握疾病动态变化,运用望、闻、问、切四种诊法,收集人体外在信息,通过综合、分析、判断人体的整体状态(证候),确定相应的治疗原则和方法。这种诊疗模式,一方面真正实现了个体化诊疗,另一方面可以早期干预,防止疾病演变,从而达到阴阳平衡、脏腑协调的以人为本的医疗保健目标。

(二)整体观念与整体调节的防治手段

中医的整体观念有三方面含义:一是人体内部是一个有机的整体。中医认为人体以五脏为中心,通过经络沟通,气血灌注,将六腑、官窍、四肢百骸、筋、脉、肉、皮毛、骨连接成一个有机的整体。二是人与自然界是一个有机整体。自然界的变化(如季节气候、昼夜晨昏、地区方域等)可以直接或间接地影响人体,人体则适应自然界的变化而发生变化。三是人与社会环境的统一。社会环境主要包括社会政治、经济、文化行为,群体精神状态和生活方式等方面。人是社会的组成部分,社会环境因素的变动,特别是社会的安定与动乱、进步与落后,个人在社会中的地位及变化,富贵与贫困,都直接或间接地影响人体的健康状况,甚至导致疾病发生。

中医对人体的认识,在整体观念指导下,全面动态地把握人体的生理病理信息,注重人体阴阳平衡,脏腑协调,形神统一,天人相应,注重人体内部整体恒动及与自然、社会和环境的和谐生存状态,形成整体调节的治疗理论与实践。这种整体调节的治疗方式,如扶正祛邪、标本兼治、益气活血、滋补肝肾等,对治疗病因复杂、多脏腑罹患的慢性病,特别是对现代医学缺乏有效诊治模式的慢性病危险状态的治疗具有明显优势。

(三)"治未病"理念指导下的早期干预

"未病先防""既病防变""瘥后防复"三方面,强调重视保养身体,顾护正气,提高机体的抗病能力,以达到未生病前预防疾病的发生、患病后防止病情的进一步发展、疾病痊愈后防止复发的目的。"治未病"倡导早期干预,截断病势,在养生、保健、治疗与康复等方面采用早期干预的理念与方法,可以有效地实现维护健康、防病治病的目的。

(四)中医疗法综合干预效果肯定

针对慢性病病程长、多脏器损害的特点,中医药具有简便、价廉、安全的特点,能够更好地发挥整体调节、综合干预的优势,更适合脏腑功能减退、代谢功能较差、罹患慢性病的广大中老年人群。有些慢性病目前找不到明确的病因,如一些功能失调性疾病、亚健康状态,患者终日有不适症状,但检查不出具体疾病。还有些慢性病虽然病因明确,但还没有非常理想的治疗措施,或者由于治疗费用很高,患者无法针对病因进行治疗。中医根据症状、体征、舌象、脉象等分析辨证,立法处方,综合调理,能够起到调节脏腑功能、改善临床症状、提高生活质量的目的。治疗慢性病是在整体观念和辨证论治理论指导下,系统地认识人体,针对不同机体疾病状态,建立个体化的诊疗方案,使机体逐步恢复阴阳平衡的健康状态;在"治未病"理论指导下,针对机体危险状态"未病先防",降低慢性病发病率;完善慢性病防治早期干预措施,提高慢性病患者生存质量,从而降低慢性病死亡率。

(五)中药的天然性

中草药,本身就是天然有机物。它取自动物、植物、矿物及其产品,并保持了各种成分结构的自然状态和生物活性。这些物质原本就是地球生物机体的组成和维护生态平衡不可缺少的物质。同时,它们又是经过人和动物体的长期实践筛选保留下来的对人和动物体有益和最易被接受的外源精华物质。此外,这些物质在用于机体之前,又经过中国创立的自然炮制法去其无益于机体的因子,从而保持纯净的天然性。

(六)中药的低耐药性

耐药性的出现多是由细胞产生了大量的适应酶和耐药菌株造成,中药较少出现这一弊端,但不能说中药无耐药性。有人选用黄连、黄芩、金银花、鱼腥草、乌梅、大青叶、山楂、石榴皮、牡丹皮等中药分别对金色葡萄球菌、大肠埃希菌 SF96、鸡大肠埃希菌、鸭大肠埃希菌、多杀性巴氏杆菌、枯草杆菌等常见畜禽病原菌在中药低浓度中接种传代五代,测定传代前后抑菌浓度的变化,以研究细菌对中药的耐药性。结果表明,多数细菌在低浓度中药中传代后的最低抑菌浓度比传代前有不同程度的提高,这说明细菌对中药也产生不同程度的耐药性。若与化学合成物合理配伍应用,可消除后者的毒副作用,具有保肝、解毒等作用。如甘草可消除链霉素对听神经的毒性,党参、白术、黄芪、苦参、茵陈、垂盆草、五味子等,可减轻化疗或放疗对机体的损害以及保肝、解毒。很多人在强调中药的优势时,首先谈到中药无毒副作用、无残留,但是专家认为这种提法欠妥,"是药三分毒",并且在古代"毒"与"药"是相通的。

(七)中医的非药物疗法

所谓中医的非药物疗法,是指除中西药物以外的所有用中医辨证施治原则指导的医疗保健技术的总称。由于这些医疗保健技术不需用药物,故称中医非药物疗法或称中医无药疗法。它们属中国自然医学的范畴,也是中医学的重要组成部分,其历史悠久,源远流长,是中国人民在长期治疗疾病过程中不断地反复论证而形成的丰富的经验总结。如针灸、刺络法(亦称放血疗法)、挑针疗法、生物全息法、生物针控疗法、气功、推拿按摩、拔罐、刮痧、砭术及现代很受患者欢迎的 220 V 经络电指针法(也称电气功疗法,但不同于电气功表演)等。慢性病病情复杂,往往需要综合多种治疗措施。中医治疗可多种方法并用,如针灸治疗中风后遗症具有非常显著的效果,妇科疾病外用中药洗浴方便实用,对老年人的骨关节疾病,推拿按摩有着不可替代的作用。另外,按摩、艾灸、拔火罐、刮痧等操作简便易行,老百姓在家中就可以使用,省去到医院看病的麻烦。

(八)中医的养生保健

中医主张"上医治未病,中医治欲病,下医治已病"。也就是说,中医首重养生保健。中医养生保健理论可以说每个人都知道一点,如冬吃萝卜夏吃姜,不劳医生开药方。这就是种养生方法。过去讲,要想小孩安,三分饥和寒——要求小孩不要过饱和过暖,甚至要求成人吃饭也不要过饱。这也是中医的养生方法。早晨起来打太极拳,同样是中医养生的方法。如果平时重视养生保健,何苦非要进医院的急救室。大力推广中医防治慢性病适宜技术和方法,对控制慢性病具有重要意义。

第二节　关口前移"治未病",有病早治伤害轻

在与疾病这场博弈中,定要谨记把关口留在病前! 需提前预防,把戏码放在未病先防之上。想治疗伤害轻? 那就得早点上阵! 学会这场医疗版的"先发制人"大战,让你笑着在健康问题关键时刻迎刃而解,赢得"无病之身"的宝座!

一、何谓"治未病"

提到扁鹊这个名字,相信我们大家都不陌生,发生在他身上的神奇故事举不胜举,他也因为高明的医术为人所熟知,后来逐渐成为中国古代神医的代称。

相传,扁鹊经常出入宫廷为君王治病。有一天,他巡诊去见齐桓公,礼毕,立于桓公身旁细心观察其面容,然后说道:"我发现君王的皮肤有病,您应该及时治疗,以防病情加重。"桓公听后不以为然地说:"我一点病也没有,用不着什么治疗。"扁鹊走后,桓公还不高兴地说:"医生总爱在没有病的人身上显示自己的能耐,以便把别人健康的身体说成是被他医治好的,我不相信这一套。"10天以后,扁鹊第二次去见桓公,察看了桓公的脸色之后说:"您的病已经深入肌肉里面去了,如果不接受治疗,病情还会继续加重。"桓公仍然不相信,并对扁鹊的说法深感不快。又过了10天,扁鹊第三次去见桓公,看过桓公后说道:"您的病已经发展到肠胃里面去了,如果再不赶紧医治,病情将会再度恶化。"桓公还是不相信,而且还对"病情变坏"的说法更加反感。接着又隔了10天,扁鹊第四次去见桓公,两人刚一见面,扁鹊扭头就走,这下倒把桓公搞糊涂了,他心想:"怎么这次扁鹊不说我有病呢?"于是派人去找扁鹊问原因,扁鹊说:"一开始桓公皮肤患病,用汤药清洗、火热灸敷容易治愈;稍后他的病到了肌肉里面,用针刺的方法可以攻克;后来桓公的病患至肠胃,服用草药汤剂还有疗效;可是目前他的病已深入骨髓,人间医术就无能为力了。得这种病的人能否保住性命,生杀大权在阎王爷手中,我若再说自己精通医道,手到病除,必将招来祸害。"5天过后,桓公浑身疼痛难忍,他见情况不妙,主动要求找扁鹊来为自己治病,派去找扁鹊的人回来后说扁鹊已逃往秦国去了。桓公这时才后悔莫及,然而为时已晚,最终桓公挣扎着在痛苦中死去了。

这个故事从扁鹊能够预知疾病的发生、发展和转归,提出了疾病要"早发现、早治疗"的观点,见微知著,防微杜渐,生动地体现了扁鹊"治未病"的思想。

当时魏文王听说扁鹊家中兄弟三人医术都很不错,就好奇地问扁鹊:"你们兄弟三人,都精于医术,谁是医术最高明的呢?"扁鹊回答说:"大哥最厉害,二哥差一些,我是三人中最差的一个。"魏文王又问了:"那为什么你最出名呢?"扁鹊解释说:"我的大哥治病,是在病情发作之前,那时患者自己还不觉得有病,大哥就下药铲除了病根,没人知道他的厉害之处,他的医术难以被人认可,所以没有名气,只是在我们家中被推崇备至。我的二哥治病,是在病初起之时,症状尚不明显,二哥就能药到病除,使人都认为二哥只是治小病很灵,所以他的名声仅限于乡里之间。我治病,都是在病情十分严重之时,患者痛苦万分,家属心急如焚,他们看到我在经脉上穿刺,用针放血,或在患处敷以毒药以毒攻毒,或动大手术直指病灶,使患者病情得到缓解或很快治愈,所以我名闻天下。其实,比起我大哥与二哥来,我的医术是最差的。"

这场精彩的对话从侧面反映了扁鹊对于真正医学的看法:他认为高明的医生应在患

者发病之前就能预防并为其根除隐患，人们应该在平时就注意防范疾病的到来，即便疾病已经到来了，只要及时发现，就能轻松解决，这样才能达到事半功倍的效果。这就是扁鹊所提倡的"治未病"理念，也是中医一直所坚持的健康观念，是给世界医学留下的宝贵财产。

讲了这么多，那么到底什么叫作"未病"？我们又要如何"治未病"呢？

中医"治未病"的概念最早来自《黄帝内经》："是故圣人不治已病治未病，不治已乱治未乱，此之谓也。夫病已成而后药之，乱已成而后治之，譬犹渴而穿井，斗而铸锥，不亦晚乎！"意思就是说，高明的医生就犹如圣明的君主，在疾病未发生前就采取措施去预防，在世道未乱之前就能居安思危去预防祸乱发生；如果疾病已经发生再去用药干预和治疗，天下大乱之时再去治世安民，就好像人们感到口渴才去打井取水，临到打仗才去铸造兵器，早就为时已晚！《黄帝内经》中提到"治未病"思想的还有两处。《素问·刺热》篇说："病虽未发，见赤色者刺之，名曰治未病"，这里所说的"未发"，实际上是说已经具备了发病的隐患因素，只是症状较少且又较轻微，未被人发现和重视而已，在这种情况下，早期发现、及时诊断和治疗无疑起到决定性的作用。《灵枢·逆顺》篇中提到："上工刺其未生者也；其次，刺其未盛者也……上工治未病，不治已病，此之谓也"，"未生"即疾病尚未发生，"未盛"即疾病已发生而未到达严重阶段，其实都是为了强调在疾病发作之先，把握时机，及时予以治疗，从而达到"治未病"的目的。

中医所讲的"治未病"并不仅仅是叫人们锻炼身体、预防疾病那么简单。就目前我们所说的"治未病"具有以下四重含义：其一是"未病先防"，指的是在疾病发生之前，根据各人的体质特点实施针对性的措施来保养身体、顾护正气，提高机体的免疫功能，起到预防疾病的作用，也就是中医所说的"正气存内，邪不可干"；其二是"欲病早治"，指的是存在各种潜在的病因和病机而未发病之时，及时有效地祛除发病因素，从而阻断和化解各种恶性疾病的发生，包括阻止各种慢性病和癌症的发生；其三是"既病防变"，指的是患病以后除了及时地诊断和治疗以外，还应采取相应措施以扶正祛邪，防止疾病的传变和发展，也就是现代医学所说的预防并发症的发生和遏制疾病的进一步恶化；其四是"瘥后防复"，指的是疾病治愈后防止其再次复发，主要体现在医生对患者在精神、饮食和劳作各方面做出的生活指导，以使其避免或减少再次患病的风险。

总的来说，"治未病"的实质是对生命的尊重和热爱，体现的是中医以增强体质为核心的包括养生、防病、治疗等一系列思想在内的健康理念，外适应自然环境的变化，内促进人体的抗病能力，促使人们有规律地安排生活起居、调整饮食习惯、调节心身健康，以达到阴阳平衡、健康长寿的目的，因此对于全民健康素质的提高具有重要的指导意义。

二、中医体质辨识与"治未病"

前面我们提到，"治未病"的第一重含义在于"未病先防"，而谈到如何做到"未病先防"，我们就不得不提到体质这个概念。那什么是体质？中医对人体的体质又是如何界定和划分的呢？根据体质又该如何调摄以做到"未病先防"呢？我们一一进行解答。

（一）体质的概念

生活中我们常常会碰到这样的事情：夏天吹空调，同样的温度条件下，有人觉得有点凉，有人却还是感到热；同样是吃东西，有人喜欢将东西放进冰箱里凉一点儿再吃，有人一吃凉的却会腹泻……为什么会出现这样的情况？究其原因，其实就是因为个人体质不同。一个人的身体素质从广义上来讲其实就是体质，它禀受于先天，又受后天环境影响。简单来说，先天禀赋决定着个体体质的特异性和相对稳定性，而后天的各种环境、营养、精神等因素又使机体的体质具有动态可变性。由于不同的体质对疾病的易感性不同，对疾病的发生、发展、转归的影响也不同，因此，疾病的预防和治疗都必须参照个体体质的差异进行。了解了自身的体质特点，采取相应的保健措施，及时进行健康调养，则可以达到有效地预防疾病、提高生活质量的目的。正是由于体质的不同与疾病的发生有着千丝万缕的关系，所以我们常说——体质平和乃健康之源，体质偏颇为百病之因。

（二）体质的划分

那么，中医对人体的体质是如何界定和划分的呢？在了解了自己的体质以后，又该如何调摄以做到"未病先防"，从而达到"治未病"的目的呢？

中医把人体的体质划分为九种类型，分别是平和质、气虚质、阳虚质、阴虚质、痰湿质、湿热质、血瘀质、气郁质、特禀质，第一种属于平和体质，其余八种皆是偏颇体质。据调查，人群中 32% 左右的人属于平和质，其余八种体质各占相应的比例，不同的体质各有各自的特点和对疾病的易感性。接下来我们就各种体质的特征表现及调养方法做简要介绍，以使大家对各自的体质有一定了解。

1. A 型　平和质。总体特征：阴阳气血调和，以体态适中、面色红润、精力充沛等为主要特征。

形体特征：体形匀称健壮。

常见表现：面色、肤色润泽，头发稠密有光泽，目光有神，鼻色明润，嗅觉通利，唇色红润，不易疲劳，精力充沛，耐受寒热，睡眠良好，胃纳佳，二便正常，舌色淡红，苔薄白，脉和缓有力。

心理特征：性格随和开朗。

发病倾向：平素患病较少，没有明显的患病趋向。

调养方法：饮食不宜过饱，也不能过饥，不宜吃冷，也不能吃得过热，多吃五谷杂粮、蔬菜瓜果，少食过于油腻、辛辣刺激之物。运动上，一般选择温和的锻炼方式，运动强度不宜过大，老年人可适当散步、打太极拳等。

2. B 型　气虚质。总体特征：元气不足，以疲乏、气短、自汗等气虚表现为主要特征。

形体特征:肌肉松软不实。

常见表现:平素语音低弱,气短懒言,容易疲乏,精神不振,易出汗,舌淡红,舌边有齿痕,脉弱。

心理特征:性格内向,不喜冒险。

发病倾向:易患感冒、内脏下垂等病;生病后抗病能力弱且难以痊愈。

调养方法:多吃具有益气健脾作用的食物,如黄豆、白扁豆、大枣、桂圆、蜂蜜等,而对于一些具有耗气作用的食物则应尽量避免,如槟榔、空心菜、生萝卜等。运动以柔缓为主,如散步、打太极拳等,不宜做大负荷消耗体力的运动。

3. C 型　阳虚质。总体特征:阳气不足,以畏寒怕冷、手足不温等虚寒表现为主要特征。

形体特征:肌肉松软不实。

常见表现:平素畏冷,手足不温,喜热饮食,精神不振,舌淡胖嫩,脉沉迟。

心理特征:性格多沉静、内向。

发病倾向:易患痰饮、肿胀、泄泻等病;感邪易从寒化。

调养方法:如血压正常,宜多吃具有甘温益气作用的食物,比如牛羊狗肉、葱、姜、蒜、花椒、韭菜、辣椒、胡椒等,不宜过食生冷,比如黄瓜、藕、梨、西瓜等。平时多进行户外活动,以舒展阳气,天气湿冷时尽量减少户外活动。秋冬注意保暖,尤其是足下、背部及下腹部丹田部位的防寒保暖,夏季避免吹空调、电扇以及长时间待在空调房间。可做一些舒缓柔和的运动,如慢跑、散步、打太极拳、做操等。多与别人交谈,平时多听一些激扬、高亢、豪迈的音乐,调节情绪。

4. D 型　阴虚质。总体特征:阴液亏少,以口燥咽干、手足心热等虚热表现为主要特征。

形体特征:体形偏瘦。

常见表现:手足心热,口燥咽干,鼻微干,喜冷饮,大便干燥,舌红少津,脉细数。

心理特征:性情急躁,外向好动,活泼。

发病倾向:易患咳嗽、虚劳、不寐、甲状腺功能亢进症等病;感邪易从热化,如咳嗽者多为干咳、少痰。

调养方法:饮食宜清淡,远肥腻厚味、燥烈之品,多吃甘凉滋润的食物,比如瘦猪肉、鸭肉、绿豆、冬瓜、百合等,少食羊肉、狗肉、韭菜、辣椒、葱、蒜等性温燥烈的食物。中午保持一定的午休时间,避免熬夜、剧烈运动和在高温酷暑下工作,只适合做中小强度、间断性的身体锻炼,可选择打太极拳、练太极剑等,锻炼时要控制出汗量,及时补充水分。平时宜克制情绪,遇事要冷静,可以用练书法、下棋来怡情悦性,用旅游来寄情山水、陶冶情操,平时多听一些曲调舒缓、轻柔、抒情的音乐,防止恼怒。

5. E 型　痰湿质。总体特征:痰湿凝聚,以形体肥胖、腹部肥满、口黏苔腻等痰湿表现为主要特征。

形体特征:体形肥胖,腹部肥满松软。

常见表现:面部皮肤油脂较多,多汗且黏,胸闷,痰多,口黏腻或甜,喜食肥甘甜黏,苔腻,脉滑。

心理特征:性格偏温和、稳重,多善于忍耐。

发病倾向:易患胸痹、眩晕、消渴、中风等病,即西医所说冠心病、高血压、高脂血症、糖尿病、脑梗死/脑出血等疾病,一般来说都是跟血液代谢有密切关系的代谢性疾病。

调养方法:饮食清淡为原则,少食肥肉及甜、黏、油腻的食物,宜多食有健脾利湿、化痰祛痰作用的食物,如山药、薏米、扁豆、萝卜、洋葱、冬瓜、红小豆等。平时宜多进行户外活动,以舒展阳气,调达气机;保持居室干燥,衣着应透气散湿,能够把一些湿气散掉,经常晒太阳,天气湿冷时则要减少户外活动,避免受寒雨侵袭。

6.F型　湿热质。总体特征:湿热内蕴,以面垢油光、口苦、苔黄腻等湿热表现为主要特征。

形体特征:形体中等或偏瘦。

常见表现:面垢油光,易生痤疮,口苦口干,身重困倦,大便黏滞不畅或燥结,小便短黄,舌质偏红,苔黄腻,脉滑数。

心理特征:容易心烦急躁。

发病倾向:易患疮疖、黄疸、热淋等病。

调养方法:饮食宜清淡,多吃甘寒、甘平的食物,如绿豆、空心菜、苋菜、芹菜、黄瓜、冬瓜、藕、西瓜等,少食辛温助热的食物,如牛羊肉等。应戒除烟酒,以免助湿生热。忌熬夜、过于劳累。盛夏暑湿较重的季节,减少户外活动。适合做大强度、大运动量的锻炼,如中长跑、游泳、爬山、打各种球类、练武术等。

7.G型　血瘀质。总体特征:血行不畅,以肤色晦暗、舌质紫黯等血瘀表现为主要特征。

形体特征:胖瘦均见。

常见表现:肤色晦暗,色素沉着,容易出现瘀斑,口唇暗淡,舌黯或有瘀点,舌下络脉紫暗或增粗,脉涩。

心理特征:易烦,健忘。

发病倾向:易患癥瘕及痛证、血证等。

调养方法:可多食黑豆、海藻、海带、紫菜、萝卜、胡萝卜、山楂、醋、玫瑰花、绿茶,因为这些物质有活血、散结、行气、疏肝解郁的作用,少食肥猪肉等。保持足够的睡眠,但不可过于安逸。可进行一些有助于促进气血运行的运动项目,如打太极拳、练太极剑、跳舞、步行等。保健按摩可使经络畅通,达到缓解疼痛、稳定情绪、增强人体功能的作用。血瘀体质的人在运动时如出现胸闷、呼吸困难、脉搏显著加快等不适症状,应及时去医院检查。

8.H 型　气郁质。总体特征:气机郁滞,以神情抑郁、忧虑脆弱等气郁表现为主要特征。

形体特征:形体瘦者为多。

常见表现:神情抑郁,情感脆弱,烦闷不乐,舌淡红,苔薄白,脉弦。

心理特征:性格内向不稳定,敏感多虑。

发病倾向:易患失眠、抑郁症、神经官能症、梅核气等,发病与情绪密切相关,对精神刺激适应能力较差。

调养方法:多吃小麦、蒿子秆、葱、蒜、海带、海藻、萝卜、金橘、山楂等具有行气、解郁、消食、醒神作用的食物。睡前避免饮茶、咖啡等提神醒脑的饮料。尽量增加户外活动,以舒展阳气,调畅心情,选择适合自己的中小强度的运动,如慢跑、骑自行车、打太极拳等。要经常有意识地参加集体性的活动,多跟其他人交往,多交朋友,保持心情舒畅,气机调畅。

9.I 型　特禀质。总体特征:先天失常,以生理缺陷、过敏反应等为主要特征。

形体特征:过敏体质者一般无特殊;先天禀赋异常者或有畸形,或有生理缺陷。

常见表现:过敏体质者常见哮喘、风团、咽痒、鼻塞、喷嚏等;患遗传性疾病者有垂直遗传、先天性、家族性特征;患胎传性疾病者具有母体影响胎儿个体生长发育及相关疾病特征。

心理特征:随禀质不同情况各异。

发病倾向:过敏体质者易患哮喘、荨麻疹、花粉症及药物过敏等;遗传性疾病如血友病、21-三体综合征(唐氏综合征)等;胎传性疾病如五迟(立迟、行迟、齿迟、发迟和语迟)、五软(头软、项软、手足软、肌肉软、口软)等。

调养方法:饮食宜清淡、均衡,粗细搭配适当,荤素搭配合理。通常容易发生过敏反应的食物也要尽量避免,比如蚕豆、白扁豆、牛肉、鹅肉、鲤鱼、虾、蟹、酒、辣椒、浓茶、咖啡等辛辣之品、腥膻发物及含致敏物质的食物。过敏季节少户外活动,尽量避免接触冷空气及明确知道的过敏物质;平时多锻炼以增强体质,可选择慢跑、打太极拳、练八段锦、跳健身操等适合自己的运动。

重视不同体质与疾病和证候的内在联系,了解不同体质对方药等治疗反应的差异,是实施个体化诊疗、贯彻中医"因人制宜"思想的具体实践,根据不同体质类型或状态来调整机体的阴阳平衡,体现中医"治病求本"的治疗原则,及早发现、干预体质的偏颇状态,进行病因预防、临床前期预防、临床预防,实现调质拒邪、调质防病及调质防变,从而践行中医"治未病"理念,才能最大程度地发挥中医在防病治病方面的优势与特长。

三、中医养生与"治未病"

中医学从《黄帝内经》开始就把养生作为防病治病的主导思想,前面我们提到过的

"上工治未病",就是中医养生最早的启蒙思想,因此"治未病"与中医养生是密切相关的。所谓养生,"养"即为保养、调养、护养,"生"即是生命、生长、生存,中医养生的内涵,一方面在于如何延长生命的时限,另一方面在于如何提高生命的质量。

关于如何延长生命的时限,《黄帝内经》中有这样一段话:"上古之人,其知道者,法于阴阳,和于术数,食饮有节,起居有常,不妄作劳,故能形与神俱,而尽终其天年,度百岁乃去",反映的就是要顺应自然规律,根据阴阳法则调和自身,有节制、有规律地安排饮食起居,才能达到"形与神俱"的境界,也就是我们所说的"形神统一",如此才能健康长寿、长命百岁。这里也提出了中医养生的基本大法——顺时养生,说的就是中医养生讲究顺应自然界四时阴阳规律——春生、夏长、秋收、冬藏,只有顺应这些更替变化,通过各种办法调整自我,增强体质,预防疾病,才能真正做到合理养生、颐养生命,从而达到益寿延年的目的,正如古代医家所强调的"顺四时则生,逆四时则亡"。

(一)顺应自然

一年四季气候的更迭、寒热温凉四气的变化,都会直接影响人的生命活动,而其实四季春夏秋冬、四时寒热温凉的变化,都是由阴阳消长变化形成的。按照中医的理论,冬至阳生,由春天到夏天是阳长阴消的过程,所以有了春之温、夏之热;夏至阴生,由秋天到冬天是阴长阳消的过程,所以有了秋之凉、冬之寒。中医学整体观念中一个重要组成部分就是人与自然的整体性,人类作为自然界的一部分,势必要根据自然界的规律变化来达到阴阳平衡的养生保健目的。随着人们生活节奏的加快,四时养生作为中医传统养生学的重要组成部分,对于调整人的心态、维持人的健康、延缓人的衰老、提高人的寿命,发挥着不可替代的作用。

春天阳气生发,万物生机盎然,白昼渐长,黑夜渐短,所以应当晚睡早起,并适当午睡,保证充足的睡眠,有助于阳气升发。同时,春在五行中属木,与肝相应,肝主疏泄,主调畅情志,与人体气机相关,所以春季养生需注意顾护精神,保持心情愉悦,不宜过分约束和压抑自己,以使机体自然平和,顺应春之气机。饮食忌酸,因酸性收敛,影响肝之疏泄和阳气生发,可适当吃一些味甘性缓的食物,如大枣、山药、百合等,能够起到缓和情绪、养育心神的作用。若反其道而行之,便会损伤肝脏,机体提供给夏长之气的条件不足,到夏季就会发生寒性病变。

夏季是一年之中阳气最盛的季节,也是人体新陈代谢最旺盛的时期,夏季养生宜顺应万物蓬勃生长、阳气旺盛的特点,不能因为天气炎热就一直躲在空调房里,要保持适当的室外活动。保持情绪稳定,戒躁戒怒,以使气机宣畅,通泄自如。同时,夏季暑湿之邪为盛,饮食以清淡为主,少食油腻,不宜贪凉饮冷以致损伤阳气,适当以薄荷、荷叶、菊花、金银花、连翘、莲子等清热解毒、清心泻火,以藿香、佩兰等芳香之品健脾利湿。若反其道而行之,将会损伤心气,机体提供给秋收之气的条件不足,到了秋天就容易生病,冬季甚至可能产生重病。

秋天是万物成熟、平定收获的季节，天高风急，地气清肃，宜早睡早起，保持神志安宁、情绪乐观、舒畅胸怀，避免悲伤情绪，以减缓秋季肃杀之气对人体的影响。秋季阴气上升，代谢减慢，体内毒素易于聚集，应适当运动，健体排毒，增强心肺功能。同时，秋季气候干燥，人体也要收敛精津，以养内脏，宜多食蜂蜜、银耳、百合、雪梨、甘蔗等酸、甘、润之品以养阴润燥、生津润肺。若反其道而行之，就会伤及肺脏，而中医讲肺与大肠相表里，机体提供给冬藏之气的条件不足，大肠功能减弱，到了冬天就容易大便溏泄。

冬天是生机潜伏、万物蛰藏的时令，阳气潜藏、阴气盛极，宜早睡晚起，待到日光照耀时起床才好，切勿烦劳过度，要让自己沉下心来，做事情的意愿不要过于强烈，恬淡虚无，自得其乐，以免扰动阳气。要躲避寒冷，求取温暖，不要使皮肤开泄而令阳气损失。饮食上要关注肾脏的调养，注意补充热量，饮食宜多温少寒，如牛肉、羊肉、大豆、核桃、木耳、芝麻、萝卜等均是冬季适宜食物。若反其道而行之，就要损伤肾脏，机体提供给春生之气的条件不足，春天就会发生肢体痿弱、气血厥逆的疾病。

(二) 饮食与运动

饮食和运动，也就是我们常说的"管住嘴"和"迈开腿"。那么该怎么做呢？下面我们具体来看一下。

1.饮食　关于饮食，在前面体质辨识部分我们对各种体质的饮食宜忌已经做过介绍，相信大家可以根据自己的体质调整自己的饮食习惯。值得一提的是，我们现在的人在吃得对的基础上，还存在着吃得太多、吃得太好的问题。蛋白质、脂肪、糖类等各种物质的摄入常常超过自身需要，再加上由于工作繁忙、生活节奏过快，运动量又常常跟不上，所以过剩的营养物质就会蓄积在体内，从而带来一系列的健康问题。所以我们不要老想着"食补"，还应该想办法防止营养过剩带来的危害，在"管住嘴"的同时，还必须"迈开腿"。接下来我们就着重探讨一下"运动养生"的问题。

2.运动　运动是维持和促进人体健康的基本因素，适当的运动锻炼，可以达到增强体质和改善偏颇体质的目的。古语有云："形不动则精不流，精不流则气郁"，说的就是运动可以促进人体精气流通，使气血畅达，以增强机体抗御病邪的能力。"动则不衰"是中华民族养生、健身的传统观点，早在数千年前，运动锻炼就已经成为强身防病的重要手段。当时尚无运动养生的概念，人们就已经学会通过练习诸如"五禽戏""八段锦""太极拳"等导引运动来调节人体的精气神：呼吸吐纳调其意识以养神；以意领气，以气行推动血液周流全身；以气导形，通过形体和筋骨关节的运动使经脉畅通，营养整个机体，内外相和，脏腑协调，以使机体达到"阴平阳秘"，亦即"阴阳平衡"的状态，从而增进健康，保持旺盛的生命力。

《素问·宣明五气》说："久视伤血，久卧伤气，久坐伤肉，久立伤骨，久行伤筋，是谓五劳所伤。"中医认为肌肉为脾所主，只有适度运动才能使脾气健旺，肌肉益健；若久坐不动，脾运受困，则肌肉失其充养而伤肉。现代社会飞速发展，人们的生活节奏加快，工作方式也发生了变化,越来越多的人长期面对电脑办公,长期保持坐位姿势容易诱发多种疾病。久坐不动使血液循环减慢,日久会影响心脏泵血功能,特别对于动脉硬化、血液黏度增加的中老年人来说,最容易诱发心肌梗死和脑血栓形成;久坐不动,机体胃肠蠕动减弱,消化液分泌减少,日久就会出现食欲减退、脘腹饱胀、消化不良等消化道症状;久坐时颈肩腰背部持续保持固定姿势,韧带和椎间盘长时间处于紧张僵持状态,导致颈椎病、腰椎间盘突出等疾病的形成,特别是坐姿不当,还易引发驼背和骨质增生;久坐还会使骨盆和骶髂关节持续负重,影响腹部和下肢的血液循环,从而诱发便秘、痔疮、下肢静脉曲张等疾病。由此可见,适当的运动对于现代人来说是不可或缺的。

意识到了运动的必要性,还需要培养运动的兴趣,自觉主动、积极愉快地参加运动锻炼,才是运动养生的关键所在。

相传,东晋书法艺术家王羲之从小就喜欢看鹅,时常逗鹅玩耍。成年以后,更嗜好养鹅。他觉得大白鹅浑身羽毛洁白,一尘不染,鹅掌鲜红,在绿水中轻快划动,好像一只小船,十分可爱。所以,他就在院子里专门修建了两个水池,一个用来刷洗笔砚,一个用来养鹅。这两个水池,一个在东,一个在西。东边的那个称墨池,除非刮风下雨的坏天气,王羲之几乎每天都在池边上摆上书案,研墨练字或看书。传说王羲之"临池习书,池水为之尽黑",指的就是这个地方。而当他写得劳累了,手指酸痛了,就放下笔,走到鹅池边去看鹅,观察鹅的各种动作,有时一边看,还一边用手比画着。乍看起来,白鹅划水的动作似乎很简单,仔细观察,却又并不那么简单,包括了收腿、屈肢、缩趾和伸腿、张趾、划动等许多动作。王羲之情不自禁地模仿起来。他发觉这些动作很美,不仅能扩胸,还能屈腕、伸掌、亮指,对于锻炼臂力、腕力和指力大有益处。经过一两年的实践和研究,他编制了一套以鹅掌划水动作为主,并融汇大鹅行走、亮翅、觅食等动作在内的操练动作。这套操,有的动作好像鹅在陆地上行走,左右摇摆,姗姗来迟,十分逗人喜爱;有的动作又如鹅在水中游动,扇动着翅膀互相追逐,显得活泼矫健;有的动作好像鹅在水中急速划行,引颈朝天欢鸣,显得十分敏捷。这就是他所创造的适合书法家锻炼身体的"鹅掌戏",不仅可以活动身躯四肢,增强体力,而且在锻炼臂力和腕力方面,更能与习练书法紧密结合。通过练习"鹅掌戏",他的书法艺术更趋精湛,他的晚年生活更加幸福。

在这里,我们将简单易学的"运动养生十八法"介绍给大家。

第1式——发常梳:两手十指自然微屈呈爪形,从头部前面向后方轻轻地梳发,反复做36次。能防治高血压、头晕头痛,提高智力。

第2式——目常运:两眼睁开,眼珠慢慢地向左右、上下、远近各活动18次,再向顺时针和逆时针方向各转动18次。能防治眼病,提高视力。

第3式——面常浴:两眼轻闭,先将两手掌前后搓动24次,随后将两手掌面从鼻旁两侧向上按摩到前额,又向两侧分开按摩到太阳穴,再向下按摩到下颌,反复浴面18次,最后两眼睁开。能防治面部疮疖,消皱美容。

第4式——鼻常揉:用两手中指指面放在鼻孔旁的迎香穴上,轻轻地揉按48次。能防治感冒、鼻炎。

第5式——齿常叩:先叩上下门牙48次,后叩两侧大牙48次,叩的力量不宜太大,以轻轻作响为度。能防治牙病,提高智力。

第6式——舌常搅:口唇轻闭,先将舌头放在牙齿外面、嘴唇里面,按顺时针和逆时针方向慢慢地转动,各做9次。能防治牙周炎,提高语言能力,增加唾液。

第7式——津常咽:当口腔中唾液较多时,要分3次,用意念诱导慢慢地吞咽到小腹部。能防治口腔炎,帮助食物消化吸收。

第8式——耳常弹:口腔微闭,用两手掌心捂住两侧外耳道,十指放在后脑部,用示指指面压在中指指背上,轻轻地滑弹后脑部24次,可听到咚咚响声。能防治耳病,提高听力。

第9式——头常抬:头部由前向后慢慢抬起,反复做24次。能防治颈椎病、头晕头痛。

第10式——胸常撸:两手掌面在胸部自上而下反复撸胸24次。能防治咳喘症、心脏病、忧郁症。

第11式——腹常摩:两手掌心重叠放在肚脐中央,先在肚脐周围按顺时针方向小范围摩腹12次,再大范围摩腹12次;随后按逆时针方向大范围摩腹12次,再小范围摩腹12次。能防治肝、胆、胃、肠、胰、盆腔诸病。注意:便秘宜顺时针摩腹,腹泻宜逆时针摩腹。

第12式——腰常转:将两手掌心轻轻地放在两侧腰部的肾俞穴上,指尖朝下,慢慢地向顺时针和逆时针方向各旋转3次,随后以脊柱为轴,再向左侧和右侧各转腰3次。能防治腰椎病、腰肌劳损、肾脏病。

第13式——丹常养:两目轻闭,两手掌心重叠放在肚脐下方小腹部,意念轻轻地集中在小腹部约5分钟。能提高人体的精力、体力、智力、免疫力、活力。

第14式——肛常提:吸气时慢慢地收腹提肛,呼气时慢慢地鼓腹松肛,反复做20次。能防治痔疮、尿频尿急、小便失禁、大便失禁。

第15式——肩常摇:两手臂由下,向后、向上、向前,再向下摇动做20次。能防治肩周炎、上肢酸痛麻木。

第16式——膝常蹲:两膝稍屈、伸直,上下蹲膝反复做20次。能防治膝关节炎,增强下肢肌力。

第17式——腿常跷:一侧下肢着地,另一侧下肢伸直上跷,固定在一定高度,约5分钟,两腿交替。能防治下肢肌肉萎缩,增强下肢活动力量。

第18式——跟常颠:两脚跟慢慢跷起后用力下颠,反复做7~10次。能防治多种慢性病,提高体力、智力。

四、"治未病"与亚健康

(一)何谓亚健康

根据最新的健康标准,人体的健康包括"身体健康、心理健康、道德健康、社会适应良好"四个方面,而我们所谓的"亚健康状态"指的是人的身心处于疾病与健康之间的一种低质状态,是机体虽无明确的疾病,但在躯体上、心理上出现种种不适应的感觉和症状,从而呈现活力低下和对外界适应能力下降的一种生理状态。

亚健康的临床症状,在生理上主要表现为疲劳、困倦、乏力、失眠、多梦、头晕、目眩、心悸、易于感冒等;在心理上主要表现为烦躁、焦虑、抑郁、妒忌、恐惧、冷漠、孤独、反应迟钝、精神紧张、情绪低落等;在社会适应能力上主要表现为记忆力下降、注意力分散、学习困难、工作吃力、人际关系紧张、家庭关系不和谐等。亚健康的转归方向有二:一是经过及时有效的调控转向健康状态;二是任其发展恶化转向疾病状态,甚至可能出现"过劳死"。

世界性的普查结果表明,健康人群仅占5%,患病人群约占20%,而亚健康人群则占75%左右。据估计,中国亚健康人群的总数已超过7亿,知识分子、企业管理者、机关干部人群中70%以上处于亚健康状态,而在步入中年的人群中亚健康状态的比例接近50%,亚健康人群集中在35~45岁的脑力劳动者中。"亚健康状态"这种生活方式病已然成为威胁人类生命质量的头号杀手,这一概念的发现和提出,是人类应对疾病的策略从治病转向预防的一个根本性转变,这种医学思想代表着未来医学发展的大方向。

结合现代医学理论,综合各家说法,可以将人群的健康状态分为三种:一是健康未病态,即人体处于没有任何疾病时的健康状态;二是欲病未病态,即体内病理信息隐匿存在的阶段,或已经具有少数先兆症状或体征的小疾小恙状态,但尚不足以诊断为某种疾病;三是已病未传态,即人体某一脏器出现了明显病变,根据疾病的传变规律及脏腑之间的生理、病理关系,病邪可能传入其他脏腑,但病邪尚局限在某一脏腑未发生传变的状态。而我们中医学"治未病"中的"未病先防、欲病早治、既病防变"恰恰就针对以上三个状态实施干预。

中医对亚健康的认识最早可追溯到《黄帝内经》时代,古人认为医学的目的在于"消患于未兆""济羸劣以获安"。"未兆"指的是未有显著发病征兆之时,"羸劣"指的是机体的疲惫虚损状态,但不一定有病。这些概念其实正是我们现在所谓的"亚健康状态"。从根本上来说,亚健康的内容正是"治未病"理论的一个重要组成部分,所谓的"上工治未病"就是经过及时有效的调控,促使亚健康状态转化为健康状态。

中医讲究"阴平阳秘,精神乃治",健康是人与自然及社会之间的一种动态平衡,现代社会的亚健康状态主要是由生活节奏加快、竞争激烈、环境恶化等造成的长期心理压力导致的慢性疲劳和心情压抑、免疫功能降低,继而出现一系列偏离健康的症状。中医学在长期医疗实践中形成的独具特色的防治亚健康的体系——"上工治未病",通过食疗药膳、保健按摩及辨证施药等多种方法对亚健康进行有效调控,引导人们改变不良的生活习惯,坚持适度的体育锻炼,加强思想修养,以稳定思想情绪,消除病理状态,恢复正常健康状态,这是中医在防治亚健康方面的特有优势。发挥这方面的优势不仅能够实现对亚健康状态的有效调整与改善,而且对于拓展中医学新的生存空间有重要价值。

(二)亚健康的防治

运用中医"治未病"思想指导亚健康防治具体包含以下几个方面。

1.调畅情志　中医素来就有"百病皆生于气""怒则气上,喜则气缓,悲则气消,恐则气下,惊则气乱,思则气结"的说法,情志刺激可致正气内虚,招致外邪致病;在疾病过程中,情志波动又能使疾病恶化。现代医学证实,心身失调常源于负性情绪的刺激,长期高度紧张和心理压力的持续作用,催生出低沉、悲哀、愤怒等异常情绪,久之形成焦虑、抑郁等病理状态,继而出现交感神经、自主神经、内分泌、免疫等的紊乱和失调改变;而心情舒畅、精神愉快,人体气机调畅、气血和平,对预防疾病的发生和控制疾病的发展具有积极的意义。《素问·上古天真论》中"恬淡虚无,真气从之,精神内守,病安从来",指的是要有平和安宁的心态,使精气神存于体内不外泄,便无从得病。调畅情志,防止七情刺激,避免七情损伤人体正气,使正气存内、邪不可干,是预防亚健康的首要关卡。

2.顺应四时　《素问·四气调神大论》说"四时阴阳者,万物之根本也""阴阳四时者,万物之终始也,死生之本也。逆之则灾害生,从之则苛疾不起,是谓得道",充分体现了中医学天地人相应的整体观念,强调个体必须适应自然气候变化,才能够避免疾病发生。进而引申到起居的规律性,要白天活动,夜晚休息,不能日夜颠倒,作息紊乱,是预防亚健康的重要前提。

3.加强锻炼　汉代名医华佗根据"流水不腐,户枢不蠹"的理论,创造了"五禽戏"这一传统健身运动,即模仿虎、鹿、熊、猿、鸟五种动物的动作来锻炼身体,促使血脉流通、关节流利、气机调畅,以增强体质,防治疾病。后世发展的太极拳、八段锦、易筋经等多种健身方法,不仅能增强体质,提高健康水平,预防疾病的发生,而且还对多种慢性病的防治有一定的作用。现代研究表明,运动可以活动全身肌肉、筋骨、关节,能疏经活络、振奋阳气、畅行气血、增强体质,适度而恰当的锻炼对于抵御病邪的入侵具有重要意义,同时运动还可以使人心情舒畅,长期运动可加快新陈代谢,增强体质,是预防亚健康的有效方法。

4.节制饮食　《周礼·天官》记载有"食医",专门研究饮食养生,同时古代很多文献记载为"食治、宜食、忌食",在饮食种类、时间、数量等方面均有记载。药王孙思邈也说:"凡欲治病,先以食疗,既食疗不愈,后乃药尔。"在讲究保健与健康生活的今天,食疗的意义显得比以往任何时候都更加重要,食疗安全、经济又简便易行,且无创伤痛苦和毒副作用,是调整亚健康状态的重要疗法。

5.药物预防　亚健康病机以肝郁气滞或心脾两虚为主,亦有气血亏虚、肝肾不足、痰湿内生、湿热内蕴、脾肾阳虚等证型。治疗上主要以疏肝解郁、理气健脾、益气养血、养心安神、健脾和胃、滋阴补肾、化痰除湿等为主,多用逍遥散、四君子汤、四物汤、归脾汤、养心汤、甘麦大枣汤、参苓白术散、六味地黄丸、杞菊地黄丸、知柏地黄丸、二陈汤、三仁汤等加减。中医药调治亚健康的优势关键在于根据个体的不同情况辨证施治、综合调理。

6.针灸推拿　运用针刺、艾灸、推拿等作用于人体相应穴位以疏通经络、运行气血、平衡阴阳,从而调整脏腑功能、沟通内外上下,使人体恢复阴平阳秘、脏腑功能协调的状态。现代研究证明,经常接受推拿按摩治疗,能够增强心肌功能,加速血液运行,加快新陈代谢;促进血氧和营养物质的吸收,改善肌肉僵直、手足麻木、痉挛和疼痛等症状;可以调节神经功能,改善大脑皮质兴奋和抑制过程等;还可以促进炎症的吸收,缓解肌肉的痉挛和疼痛。亚健康人群常见的肩背疼痛、肌肉关节疼痛等症状运用推拿手法可起到直接疏通经络、缓急止痛的目的。

总而言之,健康是人们不懈追求的目标,疾病是人们力求避免的灾难,而调整亚健康状态是人们追求健康、避免疾病的关键。对亚健康状态的有效调整,将使我们把握健康自主权,从而提高整体人群的生存质量。

第三节　一人多病吃药多,慢病调理中医选

一人多病,吃药成了家常便饭?别急,中医来"救驾"!慢性病调理,正是中医大显身手的时刻。揭秘中医调理的神奇妙用,领略中医的"一药多效"的奇妙魔力,让身体轻松过关,摆脱药瓶的枷锁,享受身心健康的轻松生活!

一、一人多病下的多重用药

慢性病病因复杂,且会引起不可逆的病理变化,通常为终身性疾病。目前,除极少数慢性病可以治愈外,绝大多数慢性病还没有找到有效的治愈方法。慢性病患者通常需要长期甚至终身用药以控制、缓解病情,就医用药对于大部分老年慢性病患者来说是生活的常态。老年人的生理、心理特点使其成为特殊的用药群体。生理方面,各器官的功能和代偿适应能力将随年龄的增加而逐渐减退,与成年人相比,老年人的药物代谢能力减弱,绝大多数药物的主动转运吸收减少、药物排泄功能降低、血药浓度增高、半衰期延长。此外,慢性病是身心性疾病,不仅损害机体的各器官功能,还给患者造成巨大的精神压力。

当前药物治疗仍是慢性病防治的重要手段,随着我国老龄化进程的加快,慢性病在

老年群体中广泛流行,老年人已成为慢性病用药的主要群体。老年人通常一人多病、多药联用、长期用药,易出现用药相关问题,成为用药的特殊群体。调查显示,老年人平均用药5.82种,最多达10多种。目前,影响我国人民群众身体健康的常见慢性病主要有心脑血管疾病(高血压、冠心病、脑卒中等)、糖尿病、恶性肿瘤、慢性呼吸系统疾病等。第四次国家卫生服务调查的结果显示,患病率较高的前5种慢性病分别是高血压、胃肠炎、糖尿病、类风湿关节炎和脑血管病,占患病总数的48.3%。

近年来,我国慢性病的患病率和死亡率均呈现持续上升趋势。研究显示,我国65岁以上老年人慢性病患病率为65.4%。多项研究均已证明,慢性病和年龄密切相关,年龄是慢性病的主要影响因素之一。患病率随年龄增加明显升高,且老年人常同时患有多种慢性病。调查显示,老年人慢性病患病率为75.1%,患有3种及以上慢性病的老年人占38.6%。据调查,虽然老年人口占总人口的比重不到15%,但对处方药品的消耗量占总处方药品的1/3以上,对非处方药品的消耗所占比重更大。其中,服药率最高的是高血压,高血压也是其他心脑血管疾病公认的最重要和独立的危险因素,因此,应将高血压的防治作为我国老年慢性病防治工作的重中之重。其次为糖尿病、冠心病、肿瘤、脑梗死/脑血栓等。

药物治疗会产生两种效果,一是积极的健康效果(药物疗效),二是消极的健康效果(药物不良反应或健康损害)。其中,药物不良反应(advise drug reaction,ADR)是指在预防、诊断、治疗疾病或调节生理功能过程中,个体在正常的用法用量条件下使用药物时,出现的任何有害的和与用药目的无关的反应。不良反应构成比由高到低依次是胃部不适、便秘、心悸和恶心呕吐、胸闷、头晕、冒冷汗、呼吸不畅或加快,其他如脚肿、腰痛等。有统计显示,老年人药物不良反应平均发生率约10%;随着用药种类的增多,不良反应发生率增高,服用10种以上药物者不良反应发生率高达41.7%。药物不良反应的发生与多种因素有关,如药物本身的特性、个体差异、药物的相互作用、长期用药等。其中,22%的药物不良反应是由药物间相互作用引起的。而多药联用增加药物间的相互作用,已成为老年人用药潜在风险中的最危险因素。持续用药时间3年左右,用药后药物不良反应率高达91.7%。

治疗高血压使用率较高的药物为苯磺酸左旋氨氯地平/苯磺酸氨氯地平、硝苯地平、酒石酸美托洛尔、尼群地平、非洛地平等;治疗冠心病的使用率较高的药物为丹参片/滴丸、阿司匹林、单硝酸异山梨酯、脑心通、他汀类等;治疗糖尿病的使用率较高的药物为盐酸二甲双胍、胰岛素、阿卡波糖、格列齐特、瑞格列奈等;治疗高脂血症的使用率较高的药物为瑞舒伐他汀、辛伐他汀、阿托伐他汀等;治疗脑梗死/脑血栓的使用率较高的药物仍为阿司匹林,其次为银杏叶片、脑心通等。对于慢性病患者,有些人为单病种,服用一种药物即可控制;而对于一人多病者,则需要多种药物联合服用,甚者单独某一病种也需要联合用药方可控制病情。如糖尿病合并肾损害、高血压合并肾损害,当原发病糖尿病、高血压很难控制时,需要联合 2 种甚至多种降血糖、降压药物。老年患者往往多病共存,多重用药现象普遍。

人体的内脏功能会随着年龄的增长而不断下降,代谢功能也在下降,这时候服药数量多了,很容易发生药物不良反应。"是药三分毒",很多患有慢性病的老年人,擅自加药加量,或盲目相信电视广告上的各种治病偏方,或把保健品当药,或乱吃别人推荐的药,导致延误病情的案例数不胜数。还需要注意的是,老年人的记忆力随着年龄的增加会衰退,一些老年患者常常会忘记吃药的时间和剂量,造成重服或漏服药物。老年人每天服药多种,药物之间可能会相互作用,导致不良反应。

(一)老年人用药的原则

1. 避免"一把吞"　尤其是经常服用阿司匹林的人,不要将阿司匹林与治疗心脑血管病的银杏叶制剂和抗凝血药物华法林一起吞服,否则会增加出血危险。阿司匹林与抗炎镇痛药如布洛芬也不能一起吃,因为会有胃肠道出血的风险。

2. 做好用药记录　提前按服药时间分包药物,注明服药时间,以温开水送服药物,不可以用咖啡、茶、果汁代替。

3. 做好家庭药品管理　保留药品原标签,进行强调性标注,标明药品名称、用法、用量、作用、禁忌证、有效期;内用药、外用药分开存放,外用药品加醒目标注;正确存放药品,避光、干燥、密封,中药材不宜放在冰箱中贮存,定期清理过期、变质的药品。

4. 谨遵医嘱　若出现吞服药物困难,服药后或者增加药物后出现不适现象,要尽快与主治医生取得联系,遵照医嘱。

(二)联合用药

临床上许多疾病在治疗时常常需要联合用药。但是,不是所有的药物都可联合使用,若使用不恰当,反而会加重病情或引发新的疾病。一个人若身患多种疾病,就得同时服用多种药物,而有些药物联合使用后会在吸收、分布、代谢、排泄等环节上相互影响,从而使药物的疗效减低或不良反应加重等。如果您需要服用多种药物,这些知识不可不知。

1. 不能同时服用的常用西药　①磺胺药与酵母片,合用会影响效果。②异烟肼、利福平与催眠药,合用时可引起严重毒性反应,还可引起药物性肝炎,甚至可引起肝细胞坏死。③四环素类药物与补血药物,两类药合用,将使治疗失败。④红霉素与维生素 C,合用会降低疗效。⑤磺胺药与维生素 C,合用容易形成尿结石。⑥麻黄素与呋喃唑酮,合用会使血压大幅度升高,甚至可产生血管意外而死亡。⑦甲氧氯普胺(胃复安)与溴甲阿托品、溴丙胺太林、阿托品,合用会降低药效。⑧阿司匹林与吲哚美辛,合用会使胃穿孔的机会明显增加。⑨氯霉素与磺脲类降血糖药,合用会引起低血糖。

2. 不能同时服用的中成药　①中成药舒肝丸不宜与西药胃复安合用,合用会降低效果。②中成药止咳定喘膏、麻杏石甘片、防风通圣丸与西药复方降压片、帕吉林不能同服,合用会降低效果。③中成药蛇胆川贝液与西药吗啡、哌替啶(度冷丁)、可待因不能同服,两者同服易导致呼吸衰竭。④中成药益心丹、香连丸、川贝枇杷含有生物碱,与西药阿托品、咖啡因同服会增加毒性,引起药物中毒。⑤中成药益心丹、麝香保心丸、六味地黄丸不宜与西药普罗帕酮(心律平)、奎尼丁同服,同服可导致心搏骤停。⑥中药虎骨酒、人参酒、舒筋活络酒与西药苯巴比妥等镇静止痛药同服可加强对中枢神经的抑制作用而发生危险。⑦丹参片不宜与复方氢氧化铝合用,合用会降低效果。⑧昆布片不宜与异烟肼合用,合用可能失去抗结核分枝杆菌功能。⑨活络丹、香连片、贝母枇杷糖浆不宜与阿托品、咖啡因、氨茶碱合用,合用可能造成药物中毒。⑩止咳片、通宣理肺丸、消咳宁片不宜与地高辛合用,易引起心律失常。⑪国公酒、壮骨酒、骨刺消痛液不宜与阿司匹林同服,严重时可导致消化道出血。⑫黄连上清丸不宜与乳酶生合用,因黄连素可明显抑制乳酶生中乳酶菌的活力,使它失去消化能力。⑬保和丸、乌梅丸、五味子丸不宜与碳酸氢钠、氢氧化铝、氨茶碱同服,合用会降低效果。

二、常见慢性病的中医治疗

(一)脑梗死

脑血管病一直以来都是中老年人群的常见病,发病率高,且容易致死致残,已经成为严重威胁人类健康的一大疾病。脑梗死,俗称中风,又称缺血性脑卒中,是指因脑部血液循环障碍,缺血、缺氧所致的局限性脑组织的缺血性坏死或软化,占脑血管病发病的87%。脑梗死具有"三高一多"的特点:发病率高、死亡率高、致残率高、并发症多,严重威胁人们的健康。

1.病因病机　脑梗死的病因可分为三类。

(1)心源性:占60%~75%,常见病因为慢性心房颤动,栓子主要来源是风湿性心瓣膜病、心内膜炎赘生物及附壁血栓脱落等,以及心肌梗死、心房黏液瘤、心脏手术、心脏导管、二尖瓣脱垂和钙化、先天性房室间隔缺损(静脉反常栓子)等。

(2)非心源性:如动脉粥样硬化斑块脱落、肺静脉血栓或凝块、骨折或手术时脂肪栓和气栓、血管内治疗时血凝块或血栓脱落等;颈动脉纤维肌肉发育不良(女性多见);肺感染、败血症、肾病综合征的高凝状态等可引起脑栓塞。

(3)来源不明:约30%的脑栓塞。

2.证型

(1)中经络:风痰入络。

[主症]肌肤不仁,甚则半身不遂,口舌歪斜,言语不利,或謇涩或不语。平素头晕、目眩。舌质暗淡,苔白腻,脉弦滑。

[治则]息风化痰,活血通络。

[方药]半夏白术天麻汤合桃仁红花煎加减。药用:半夏、茯苓、陈皮、甘草、桃仁、红花、香附、青皮、延胡索、天麻、生姜、大枣。

(2)中经络:风阳上扰。

[主症]半身不遂,肌肤不仁,口舌歪斜,言语謇涩,或舌强不语。平素急躁易怒,头痛,眩晕耳鸣,面红目赤,口苦咽干,尿赤,便干。舌质红或红绛,苔薄黄,脉弦有力。

[治则]清肝泻火,息风潜阳。

[方药]天麻钩藤饮。药用:天麻、钩藤、珍珠母、石决明、桑叶、菊花、夏枯草、黄芩、山栀、牛膝。

(3)中经络:阴虚风动。

[主症]半身不遂,一侧手足沉重麻木,口舌歪斜,舌强语謇。平素头晕头痛,耳鸣目眩,双目干涩,腰酸腿软,急躁易怒,少眠多梦。舌质红绛或暗红,少苔或无,脉细弦或细弦数。

[治则]滋养肝肾,潜阳息风。

[方药]镇肝息风汤。药用:天麻、钩藤、白芍、天冬、玄参、枸杞子、龙骨、牡蛎、龟甲、代赭石、牛膝、当归。

(4)中脏腑:闭证——痰热腑实。

[主症]平素头痛眩晕,心烦易怒。突然发病,半身不遂,口舌歪斜,舌强语謇或不语,神志欠清或昏糊,肢体强急,痰多而黏,伴腹胀,便秘,舌质暗红,或有瘀点、瘀斑,苔黄腻,脉弦滑或弦涩。

[治则]通腑泄热,息风化痰。

[方药]桃仁承气汤。药用:桃仁、大黄、芒硝、枳实、陈胆星、黄芩、全瓜蒌、桃仁、红花、牡丹皮、牛膝。

(5)中脏腑:闭证——痰火瘀闭。

[主症]突然昏仆,不省人事,牙关紧闭,口噤不开,两手握固,大小便闭,肢体强痉,面赤身热,气粗口臭,躁扰不宁,苔黄腻,脉弦滑而数。

[治则]息风清火,豁痰开窍。

[方药]羚角钩藤汤,另服至宝丹或安宫牛黄丸。药用:羚羊角(或山羊角)、钩藤、珍珠母、石决明、胆星、竹沥、半夏、天竺黄、黄连、石菖蒲、郁金。

(6)中脏腑:闭证——痰浊瘀闭。

[主症]突然昏仆,不省人事,牙关紧闭,口噤不开,两手握固,肢体强痉,大小便闭,面白唇暗,静卧不烦,四肢不温,痰涎壅盛,苔白腻,脉沉滑缓。

[治则]化痰息风,宣郁开窍。

[方药]涤痰汤,另用苏合香丸宣郁开窍。药用:半夏、茯苓、橘红、竹茹、郁金、丹参、

石菖蒲、胆南星、僵蚕。

(7)中脏腑:脱证。

[主症]突然昏仆,不省人事,目合口张,肢体软瘫,鼻鼾息微,肢冷汗多,大小便自遗,舌质痿,脉细弱或脉微欲绝。

[治则]回阳救逆,益气固脱。

[方药]参附汤合生脉散加减。药用:人参、附子、干姜、五味子、山萸肉。

(8)恢复期和后遗症期:风痰瘀阻。

[主症]舌强语謇或失语,口舌歪斜,半身不遂,肢体麻木,舌质紫暗或有瘀斑,苔滑腻,脉弦滑或涩。

[治则]搜风化痰,行瘀通络。

[方药]解语丹。药用:天麻、胆星、天竺黄、半夏、陈皮、地龙、僵蚕、全蝎、远志、菖蒲、豨莶草、桑枝、鸡血藤、丹参、红花。

(9)恢复期和后遗症期:气虚络瘀。

[主症]偏枯不用,肢软无力,面色萎黄,舌质淡紫或有瘀斑,苔薄白,脉细涩或细弱。

[治则]益气养血,化瘀通络。

[方药]补阳还五汤。药用:黄芪、桃仁、红花、当归、赤芍、地龙、牛膝。

(10)恢复期和后遗症期:肝肾亏虚。

[主症]半身不遂,患肢僵硬拘挛变形,舌强不语,或偏瘫,肢体肌肉萎缩,舌质红,脉细,或舌质淡红,脉沉细。

[治则]滋养肝肾。

[方药]左归丸合地黄饮子加减。药用:干地黄、首乌、枸杞子、山萸肉、麦冬、石斛、当归、鸡血藤。

【中成药选用】

复方丹参片、脑心通颗粒、灯盏花素片、芪龙胶囊、丹红注射液、脉络宁颗粒、麝香抗栓胶囊、复方地龙片。

3.防治

(1)生活方式:要养成良好的作息规律,特别是老年人。目前,有很多老年人出现失眠的问题,要及时就医,一些西药可能具有依赖性,可以选择口服中药进行调理。必须保证良好、充足的睡眠,夜间睡眠在7~8小时为宜,午睡在20~30分钟为宜,以此来给身体充电,恢复身体功能。中医讲"正气存内,邪不可干",我们只有保证自身正气的充足,才能驱赶外邪的侵入,从而预防疾病的发生。

(2)饮食疗法:脑梗死患者时常伴有各种营养不良的情况,一系列治疗还会导致营养免疫抑制加重,进而引发各种并发症,对患者的生命安全构成威胁。对于脑梗死患者而言,养成良好的饮食习惯至关重要,因此应注重对患者进行针对性的饮食干预,帮助患者改善不良饮食习惯,以促进病情恢复。同时,科学合理的饮食护理不仅可以满足患者的身体所需,还有助于改善机体的肠黏膜细胞结构及功能,加快肠胃蠕动,促进内脏蛋白的合成及代谢调节。

1)推荐食谱如下。

鲫鱼萝卜汤:白萝卜去皮,加生姜 3～4 片,适量葱白,和鲫鱼一起炖煮。每次喝 100 毫升,每天 2 次,持续食用 2 周。

大枣粳米粥:黄芪、生姜各 15 克,桂枝、白芍各 10 克,加水浓煎取汁,去渣。取粳米 100 克、红枣 4 枚加水煨粥。粥成后倒入药汁,调匀即可。每日 1 次。可益气通脉、温经和血,用于治疗脑梗死后遗症。

羊肚山药汤:取羊肚 1 具,去筋膜后洗净切片,加水煮烂后下入鲜山药 200 克,煮至汤汁浓稠,代粥服。适用于脑梗死后体质虚弱者。

黑豆汤:取大粒黑豆 500 克,加水入砂锅中煮至汤汁浓稠即成。每日 3 次,每次服 15 毫升,含服、缓咽。适用于言语謇涩者。

2)饮食禁忌如下。

禁食高脂肪、高热量食物:脑梗死、冠心病、心脏病等心血管疾病,都是由血液流量供给不足所致,如果摄入高脂肪、高热量食物,会导致血液黏稠度增加,动脉粥样硬化斑块更容易形成,血栓形成的概率也就越大。应少吃肥肉、鱼卵、蛋黄、奶油等油脂多、胆固醇高的食物。

禁食刺激性食物:刺激性食物包括辛辣、生冷及腌制的食品,如白酒、麻辣火锅、酸菜、腌萝卜、冰激凌、冰饮料等。

禁烟酒:烟草中的烟碱可以影响人的神经系统,而烟毒会损害血管内膜,引起血管收缩,容易形成血栓。酒精摄入过量,容易导致脂肪堆积,阻断血液流通,从而引起脑梗死。

(3)运动保健:要适度运动,避免运动量过度,这不利于老年人的身体健康。可以在清晨打一套太极拳或八段锦,可以在饭后进行散步,散步时间以 30 分钟为宜。尽量减少快跑、蹦跳等剧烈运动,这会加重老年人的疲劳程度。此外,剧烈运动可能会导致老年人汗出过多,进而导致颅脑低灌注,这可能会造成脑梗死患者病情的加重。

(4)精神调养:《素问·举痛论》篇中的"百病生于气也",强调了情志刺激会导致各类疾病发生发展。异常的情志变化可使人体气机失调,气血逆乱,甚至导致脏腑功能失常而发生疾病。所以,老年患者要正确舒缓内心情绪,尽量避免焦虑、恐惧、紧张、抑郁等不良情绪。中医讲"阴平阳秘,精神乃治",只有通过维持中和的情绪,保持良好的身心状态,才能达到预防和治疗疾病的效果。

(5)针灸疗法:中医针灸疗法是目前治疗脑梗死的重要方法,多用于干预脑梗死后出现的肢体麻木无力、言语含糊等症状,也是公认的对脑梗死恢复期具有明显疗效的治疗方法。脑梗死恢复期即可开始中医针灸治疗,针灸治疗选取的方法多样,有体针、头皮针、埋针、电针、艾灸(热敏灸)等,中医针灸越早应用效果越好。

(二)糖尿病

糖尿病属中医"消渴病"范畴,消渴之名首见于《素问·奇病论》,另有消瘅、膈消、肺消、消中之称,临床以多饮、多食、多尿、乏力、消瘦,或尿有甜味为典型表现。糖尿病是一种由遗传基因决定的全身慢性代谢性疾病,发病率仅次于心脑血管疾病、肿瘤,成为威胁人类生命的第三大疾病。血糖异常可引起心、肾、眼底、血管、神经等多器官的慢性进行性损害,同时,糖尿病各种急症严重威胁患者的生命安全。中医认为,消渴之病,主要在肺、胃、肾三脏,因肺为水之上源、胃为水谷之海、肾为主水之脏,三者各有其所主又互相影响,其中又以肾为关键。本病病机以阴虚为本、燥热为标,故清热润燥、养阴生津为本病的治疗大法。中医药在防治糖尿病及其并发症方面有着悠久的历史和丰富的实践经验,形成了整体认识、综合防治和个体化治疗的特色与优势,用中药配合饮食调养、运动治疗和各种非药物治疗手段,能够改善临床症状、减轻西药不良反应、提高患者生活质量,并有效防治并发症,具体应在辨体质、辨病、辨证的基础上合理选用。

1. 病因病机　糖尿病的病因尚未阐明,不同类型的糖尿病病因不同,即使在同一类型中也有所不同。总体来说,遗传因素和环境因素共同导致了糖尿病的发生。主要是胰岛细胞功能障碍导致的胰岛素分泌减少,或者机体对胰岛素作用不敏感或两者兼备,从而导致血液中的葡萄糖不能被有效利用和储存。当前,除了部分特殊类型糖尿病的分子病因明确外,绝大多数糖尿病的分子病因尚不明确。糖尿病有一定的遗传易感性,存在家族聚集现象。但是,流行病学和临床医学研究已经非常明确,导致 2 型糖尿病的主要原因是不良生活方式。如果要减少我国糖尿病的患者数,改善促进不良生活方式形成的社会环境是重中之重。

2. 证型

(1)上消:肺热津伤。

[主症]口渴多饮,口舌干燥,尿频量多,烦热多汗,舌边尖红,苔薄黄,脉洪数。

[治则]清热润肺,生津止渴。

[方药]消渴方。药用:天花粉、葛根、麦冬、生地黄、藕汁、黄连、黄芩、知母。

(2)中消:胃热炽盛。

[主症]多食易饥,口渴,尿多,形体消瘦,大便干燥,苔黄,脉滑实有力。

[治则]清胃泻火,养阴增液。

[方药]玉女煎。药用:生石膏、知母、黄连、栀子、玄参、生地黄、麦冬、川牛膝。

(3)中消:气阴亏虚。

[主症]口渴引饮,能食与便溏并见,或饮食减少,精神不振,四肢乏力,体瘦,舌质淡红,苔白而干,脉弱。

[治则]益气健脾,生津止渴。

[方药]七味白术散。药用:黄芪、党参、白术、茯苓、山药、甘草、木香、藿香、葛根、天冬、麦冬。

(4)下消:肾阴亏虚。

[主症]尿频量多,浑浊如脂膏,或尿甜,腰膝酸软,乏力,头晕耳鸣,口干唇燥,皮肤干燥,瘙痒,舌红苔少,脉细数。

[治则]滋阴固肾。

[方药]六味地黄丸。药用:熟地黄、山茱萸、枸杞子、五味子、山药、茯苓、泽泻、牡丹皮。

(5)下消:阴阳两虚。

[主症]小便频数,浑浊如膏,甚至饮一溲一,面容憔悴,耳轮干枯,腰膝酸软,四肢欠温,畏寒肢冷,阳痿或月经不调,舌苔淡白而干,脉沉细无力。

[治则]滋阴温阳,补肾固涩。

[方药]金匮肾气丸。药用:熟地黄、山茱萸、枸杞子、五味子、山药、茯苓、附子、肉桂。

【中成药选用】

消渴丸、参芪降脂颗粒、津力达颗粒、六味地黄丸、金芪降糖胶囊、心可舒胶囊、血脂康胶囊、降糖胶囊。

3.防治

(1)生活方式:养成良好的生活习惯,戒除烟酒,注意低盐、低糖、低脂、低热量饮食。同时,由于糖尿病患者代谢紊乱,抵抗力低下,容易合并各种急、慢性感染,故需注意个人卫生,特别是足部卫生,防止糖尿病足的发生。另外,由于糖尿病患者常伴有周围神经病变,患者对冷、热、疼、痛等感觉刺激不灵敏,故需注意定期检查足部情况,温水泡脚,避免烫伤。

(2)饮食疗法:糖尿病的发生和饮食密切相关,健康的饮食控制是糖尿病预防和治疗的首要关卡。控制热量摄入,达到并维持理想的体重,选择低热量、高纤维素的食物,注意控制精细面食和高糖高脂类食物的摄入,坚持少量多餐,定时、定量、定餐,特别要注意"吃干不吃稀"(主食宜选择馒头、米饭、饼,尽量少吃、最好不吃粥、泡饭、面汤、面条等)。此外,粗粮、豆类及豆制品比较适宜糖尿病患者食用,苦瓜、桑叶、洋葱、香菇、柚子、南瓜可降低血糖,是糖尿病患者的理想食物,长期食用,具有降低血糖和预防并发症的效果。

推荐食谱及茶饮如下。

1)玉米须煲瘦肉:玉米须30克、瘦猪肉100克,加水共煮汤,熟后去玉米须,饮汤食肉,适用于一般糖尿病患者,偏于肾阳不足者不宜食用。

2)山药薏米粥:怀山药60克、薏苡仁30克,共熬粥食,食后有饱腹感,可减少饭量,对各型糖尿病患者均较适宜,尤以脾胃虚弱、口渴善饥者更佳。

3)蚌肉苦瓜汤:苦瓜 250 克、蚌肉 100 克,共煮汤,熟后酌加油盐调味,即可服食。两味合用,清热滋阴,适用于糖尿病之偏于胃热阴虚者。

4)推荐茶饮:乌梅生津茶,乌梅、麦冬,泡水当茶饮;石斛芩叶茶,石斛(干、鲜均可)、黄芩叶,开水沏泡,代茶饮;益气生津茶,西洋参、石斛,开水沏泡,代茶饮。

(3)运动保健:运动可以改善胰岛素的敏感性,从而促进人体糖代谢。运动要定时定量,而且要持之以恒,时间宜安排在餐后 1 ~ 2 小时,每日 1 ~ 2 次,每次 30 分钟左右,可以选择步行、散步、慢跑、游泳、打太极拳、爬楼梯、骑自行车等。

(4)精神调养:糖尿病是终身性疾病,目前尚无根治办法,但通过饮食、运动和药物的综合干预,理想的血糖控制目标不难达到。因此,在治疗过程中患者的自我认识和管理非常重要。在日常生活中,患者应避免紧张、焦虑情绪,了解糖尿病相关医学知识,建立良好的心态,树立信心。

(5)推拿按摩

1)抱颤腹部。先把手抱成球状,2 个小指冲下,2 个拇指冲上,2 个掌根冲里。将 2 个掌根放在大横穴上(这个穴位很好找,先找肚脐,肚脐两侧 1 个横掌处就是了),小指放在关元穴上(在肚脐下 4 指处),拇指放在中脘穴上(在肚脐上方 1 个横掌处)。穴位不一定找得非常准确,大体位置对了就可以。把手放在这个地方微微往下压,然后上下快速地颤动,至少每分钟超过 150 次。在饭后半个小时,或者睡前半个小时做,一般做 3 ~ 5 分钟,不仅可以改善血糖,还可以治疗便秘。

2)按摩涌泉穴、三阴交。取坐姿,左手对右脚心的涌泉穴,同时右手掌贴放于右脚背上,双手掌同时用力由脚后跟向前搓到脚趾,来回搓动 60 次,一边做完再换一边脚,双脚交替按摩;三阴交位于内踝尖上 4 横指处,用拇指揉搽,做 2 ~ 3 分钟,做完左侧再做右侧。

3)点揉中脘穴、气海穴。中脘穴的位置在肚脐上方 1 个横掌处,气海穴在肚脐下方 2 指处,用拇指分别点揉 1 分钟左右。

最后要提醒大家的是,中医在慢性病防治上有其独特优势,能够有效改善临床症状、预防并发症、减少靶器官损害,但这并不意味着我们提倡盲目偏听偏信地认为单纯依靠中医可以代替口服西药的作用。高血压、糖尿病等慢性病一经确诊,在经过生活方式干预和饮食、运动控制后临床指标仍不能有效改善者,均应遵医嘱规律口服降压、降糖类药物,并注意监测血压、血糖等指标,达到稳定治疗剂量后长期服用。中西医结合,使临床症状和各项指标都得到有效改善,预防恶性临床事件的发生,才是我们所追求的"阴阳平衡"。

(三)高血压 2 级以上合并心脑肾损害

高血压在中医学上归属于"眩晕病"或"头痛病"的范畴,古代中医虽然没有高血压的病名记载,但早在《黄帝内经》时期,就有"诸风掉眩,皆属于肝""肾虚则头重高摇,髓海不足,则脑转耳鸣"的论述,指出了眩晕发病与肝肾密切相关。唐代孙思邈的《千金方》指出:"肝厥头痛,肝火厥逆,上亢头脑也……其痛必至巅顶,以肝之脉与督脉会于巅故也……肝厥头痛必多眩晕",认为头痛、眩晕多是由肝火厥逆所致,可见中医学对本病的认识由来已久。中医认为,高血压的发病以"(肾)阴虚(肝)阳亢"为本,以"风、火、痰、瘀"等病理因素为标,对于本病的预防和治疗关键在于从整体上调节机体的阴阳平衡,从根本上解除高血压发生和发展的危险因素,从而起到未病先防、既病防变的作用。高血压常与其他心血管危险因素共存,是重要的心脑血管疾病危险因素,可损伤重要脏器,如心、脑、肾的结构和功能,最终导致这些器官的功能衰竭。

1.病因病机

(1)心:长期压力负荷增高,儿茶酚胺与血管紧张素Ⅱ等因子都可刺激心肌细胞肥大和间质纤维化,引起左心室肥厚和扩张。左心室肥厚可使冠状动脉血流储备下降,特别是在氧耗量增加时,导致心内膜下心肌缺血。高血压性心脏病常可合并冠状动脉粥样硬化和微血管病变。

(2)脑:长期高血压使脑血管发生缺血与变性,形成微动脉瘤,一旦破裂可发生脑出血。高血压促使脑动脉粥样硬化,粥样斑块破裂可并发脑血栓形成。脑小动脉闭塞性病变,引起针尖样小范围梗死病灶,称为腔隙性脑梗死。

(3)肾:长期持续高血压会使肾小球内囊压力升高,肾小球纤维化、萎缩,肾动脉硬化,导致肾实质缺血和肾单位不断减少。慢性肾衰竭是长期高血压的严重后果之一,尤其在合并糖尿病时。恶性高血压时,入球小动脉及小叶间动脉发生增殖性内膜炎及纤维素样坏死,可在短期内出现肾衰竭。

中医认为该病属"眩晕""头痛""心悸""肝阳""真心痛"范畴,其病因主要为情志失调、饮食失节、体虚年高、跌扑外伤等。其病性有虚实两端,属虚者居多,如阴虚易肝风内动,血虚则脑失所养,精亏则髓海不足,均可导致眩晕。属实者多由于痰浊壅遏,或化火上蒙。

2.证型

(1)肝阳上亢。

[主症]眩晕,耳鸣,头目胀痛,口苦,失眠多梦,遇烦劳郁怒而加重,甚则扑倒,颜面潮红,急躁易怒,肢麻震颤,舌红苔黄,脉弦或数。

[治则]平肝潜阳,清火熄风。

[方药]天麻钩藤饮加减。药用:天麻、石决明、钩藤、牛膝、杜仲、桑寄生、黄芩、山栀、菊花、白芍。

(2)气血亏虚。

[主症]眩晕动则加剧,劳累即发,面色㿠白,神疲乏力,倦怠懒言,唇甲不华,发色不泽,心悸少寐,纳少腹胀,舌淡苔薄白,脉细弱。

[治则]补益气血,调养心脾。

[方药]归脾汤加减。药用:党参、白术、黄芪、当归、熟地、龙眼肉、大枣、茯苓、炒扁豆、远志、枣仁。

(3)肾精不足。

[主症]眩晕日久不愈,精神萎靡,腰膝酸软,少寐多梦,健忘,两目干涩,视力减退;或遗精滑泄,耳鸣齿摇;或颧红咽干,五心烦热,舌红少苔,脉细数;或面色㿠白,形寒肢冷,舌淡嫩,苔白,脉弱尺甚。

[治则]滋养肝肾,填精益髓。

[方药]左归丸加减。药用:熟地黄、山萸肉、山药、龟板、鹿角胶、紫河车、杜仲、枸杞子、菟丝子、牛膝。

(4)痰湿中阻。

[主症]眩晕,头重昏蒙,或伴视物旋转。胸闷恶心,呕吐痰涎,食少多寐,舌苔白腻,脉濡滑。

[治则]化痰祛湿,健脾和胃。

[方药]半夏白术天麻汤加减。药用:半夏、陈皮、白术、薏苡仁、茯苓、天麻。

(5)瘀血阻窍。

[主症]眩晕,头痛,兼见健忘、失眠、心悸、精神不振、耳鸣耳聋,面唇紫暗,舌暗有瘀斑,脉涩或细涩。

[治则]祛瘀生新,活血通窍。

[方药]通窍活血汤加减。药用:川芎、赤芍、桃仁、红花、白芷、菖蒲、老葱、当归、地龙、全蝎。

【中成药选用】

牛黄降压丸、牛黄降压片、复方罗布麻冲剂、天麻钩藤颗粒、山绿茶降压片、清脑降压胶囊、松龄血脉康胶囊、眩晕宁颗粒(片)。

3.防治

(1)生活方式:顺应自然气候变化,生活起居应有规律,避免熬夜和过度疲劳,戒除烟酒等不良嗜好,纠正不良生活习惯,保证充足的睡眠是避免人体阴阳失调的重要前提。

(2)饮食疗法:饮食宜清淡,低盐低脂,不过食肥甘厚味和辛热燥火食物,长期高盐饮食易致血压升高,而过食肥甘厚味等油腻之品除了对血压有一定影响外,还易致血脂异常,增加高血压的危险因素。

多吃新鲜蔬菜和水果,芹菜、苦瓜、洋葱、木耳、海带、番茄、香菇、冬瓜、荠菜、马齿苋等都有一定程度降低和稳定血压的作用。推荐食谱及茶饮如下。

1)甘菊粳米粥:取甘菊新鲜嫩芽或者幼苗15～30克,洗净,与粳米60克、冰糖适量煮粥,适用于高血压、肝火亢盛之头晕。

2）芹菜苦瓜汤：芹菜 500 克、苦瓜 60 克,同煮汤饮用,或用芹菜 250 克、苦瓜 30 克,用沸水烫 2 分钟,切碎绞汁,加砂糖适量,开水冲服,适用于高血压、阴虚阳亢之头晕。

3）葛根粳米粥：鲜葛根适量洗净切片,沙参、麦冬各 20 克,经水磨后澄取淀粉,晒干,每次用葛根沙参麦冬粉 30 克与粳米 60 克煮粥吃,适用于高血压阴阳两虚之头晕。

4）推荐茶饮：可适量以菊花、决明子、山楂等开水冲泡饮服,有清肝明目、活血降压之用。

（3）运动保健：坚持轻到中等强度的运动锻炼,锻炼方式因人而异,可选择传统导引术、太极拳等,保持适当的体育锻炼和对体重的严格控制,一定程度上能够使血压降低。

（4）精神调养：保持情绪稳定,思绪平静,情志愉悦,力戒躁狂激动,避免因血压剧烈波动造成严重后果。

（5）推拿按摩：自我按摩可调节大脑皮质功能,改善脑内血液循环,使微血管扩张,血液增加,血压降低,防止动脉硬化。

1）按摩手指甲根部：在一只手的拇指的指甲根部,以另一只手的拇指与示指夹住,转动揉搓。然后,自指甲边缘朝指根方向慢慢地揉搓下去。勿用力过度,吸气时放松,呼气时施压,尽可能于早起、午间、就寝前做三次,这样可使血管扩张,血压下降。

2）"六字按摩法"：高血压患者在坚持服用降压药物的同时进行此按摩法,可帮助巩固降压疗效。

一抹：就是以双手的示指或中指抹前额。

二擦：就是用双手手掌摩擦头部的左、右两侧,用力不宜过大,以自觉舒适为好。

三梳：就是将双手手指微屈,双手十指好似虎爪般,先从前额发根开始,一寸一寸向头顶,再一寸一寸向脑后推着,边推边梳。当然也可以左、右两手互相交替反复进行推梳 5～10 分钟。

四滚：就是滚动腰背部。先将左、右两手握拳,拳眼对贴着相应的腰背部左、右两侧,用力上下滚动,幅度可以尽量大一些,按摩 3～5 分钟即可。

五揉：就是揉动腹部。两手重叠,尽量用靠近腹部的一只手按紧小腹部,沿顺时针方向轻轻揉动 3～5 分钟,揉腹后一般血压都会有较大幅度的下降。

六按：就是按摩穴位,常用的有肩井穴（位于肩上,前直乳中,大椎穴与肩峰端连线的中点,即乳头正上方与肩线交接处）、内关穴（前臂掌侧,腕横纹上 6.7 厘米处）、合谷穴（手背,第 1、2 掌骨间）等。

（四）糖尿病性心脏病

糖尿病性心脏病是指糖尿病并发或伴发的心脏血管系统的病变,涉及心脏的大、中、小、微血管损害。其包括非特异性冠状动脉粥样硬化性心脏病（冠心病）、微血管病变性心肌病和心脏自主神经功能失调所致的心律失常和心功能不全。属于中医"心悸""胸痹心痛""真心痛"等范畴。

1.病因病机　当前临床上对于糖尿病性心脏病的发病机制尚未完全了解清楚,但是从相关的临床症状及检查(如代谢紊乱、病理生理、病理解剖资料、无创性心功能检查)上来看,糖尿病性心脏病的发病原理与大血管病变、微血管病变、自主神经病变息息相关。从中医学的理论上来看,糖尿病性心脏病属于消渴、心悸、怔忡等范畴,本病相当于中医学"消渴"并发"心悸""真心痛""胸痹"等范畴。阴虚燥热是糖尿病性心脏病的基本病机,心脾两虚是其病机的关键,心血瘀阻贯穿疾病过程的始终,痰瘀互结是相关致病因素。治疗的时候需要进行针对性的补足,消渴的症状长期存在对患者的身体会有较大的损伤,导致其阴虚亏损,心脉痹阻。所以治疗的时候,选择一些活血化瘀、益气养阴的药物具有比较好的效果。

2.证型

(1)气阴两虚。

[主症]胸闷隐痛,时作时止,心悸气短,神疲乏力,自汗,盗汗,口干欲饮,舌偏红或舌淡暗,少苔,脉细数或细弱无力或结代。

[治则]益气养阴,活血通络。

[方药]生脉散(《内外伤辨惑论》)加减。药用:太子参、麦冬、五味子、三七、丹参。加减:口干甚,虚烦不得眠加天冬、酸枣仁;气短加黄芪、炙甘草。

(2)心脉瘀阻。

[主症]心痛如刺,痛引肩背、内臂,胸闷心悸,舌质紫暗,脉细涩或结代。

[治则]活血化瘀,通络止痛。

[方药]血府逐瘀汤(《医林改错》)加减。药用:桃仁、当归、红花、赤芍、牛膝、川芎、柴胡、桔梗、枳壳、生地黄、甘草。加减:心痛甚加三七、延胡索、丹参;脉结代可加炙甘草、人参、桂枝。

(3)阴阳两虚。

[主症]头晕目眩,心悸气短,大汗出,畏寒肢冷,甚则晕厥,舌淡,苔薄白或如常,脉弱或结代。

[治则]滋阴补阳。

[方药]炙甘草汤(《伤寒论》)加减。药用:炙甘草、生地黄、人参、桂枝、生姜、阿胶、麦冬、火麻仁、当归。加减:五心烦热加女贞子、墨旱莲;畏寒肢冷甚加仙茅、仙灵脾。

(4)心肾阳虚。

[主症]猝然心痛,宛若刀绞,胸痛彻背,胸闷气短,畏寒肢冷,心悸怔忡,自汗出,四肢厥逆,面色白,舌质淡或紫暗,苔白,脉沉细或沉迟。

[治则]益气温阳,通络止痛。

[方药]参附汤(《校注妇人良方》)合真武汤(《伤寒论》)加减。药用:人参、制附子、白术、茯苓、白芍。加减:面色苍白、四肢厥逆重用人参、制附子;大汗淋漓加黄芪、煅龙

骨、煅牡蛎。

（5）水气凌心。

[主症]气喘,咳嗽吐稀白痰,夜睡憋醒,或夜睡不能平卧,心悸,动辄加剧,畏寒,肢冷,腰酸,尿少,面色苍白或见青紫,全身水肿,舌淡胖,苔白滑,脉沉细或结代。

[治则]温阳利水。

[方药]葶苈大枣泻肺汤(《金匮要略》)合真武汤(《伤寒论》)加减。药用:葶苈子、制附子、茯苓、白术、人参、白芍、桂枝、五加皮。加减:胸腹水加桑白皮、大腹皮。

【中成药选用】

复方丹参滴丸、通心络胶囊、地奥心血康胶囊、速效救心丸、参松养心胶囊、芪苈强心胶囊、参麦注射液、参附注射液。

3. 防治

（1）生活方式:起居有常,寒温适宜。早睡早起,避免熬夜工作,临睡前不看令人紧张的恐怖小说和电视,保证睡眠时间和质量。

（2）饮食疗法:预防糖尿病性心脏病首先要从生活方式和饮食做起,主要目的是控制血压、血脂、血糖等,降低心血管疾病发生的风险。

1）推荐食谱及茶饮如下。

生地黄百合瘦肉汤:猪瘦肉 100 克、百合 30 克、生地黄 20 克,葱、姜、精盐、味精各适量。将百合、生地黄洗净后放砂煲内,加适量清水,浸泡半小时。将瘦猪肉洗净,切成小块,放入砂煲内,先用旺火煮沸,再改用微火煲 15 分钟,用调味品调味即成。适用于糖尿病性心脏病属心阴不足、心神不安所致的心悸、胸闷等症。

人参黄芪粥:人参 3 克(或党参 6 克)、黄芪 30 克、粳米 100 克。人参(或党参)打粉或切片,黄芪切片,粳米淘洗干净,同放入砂锅内,加适量清水,用旺火煮沸,再微火煎熬至熟即可。适于糖尿病性心脏病者食用。

益母山楂粥:山楂 30 克、益母草 10 克、粳米 50 克。将山楂、益母草用水煮后去渣,下入粳米,煮成稀薄粥食用,每日 1 次,趁温服。适于糖尿病性心脏病者食用。

山楂槐花葛根煎:山楂 30 克、槐花 10 克、葛根 12 克。将山楂、槐花、葛根用水煎煮后代茶饮即可。适用于糖尿病性心脏病伴有高血压、高脂血症者。

桃仁山楂代茶饮:桃仁 6 克、山楂 30 克、陈皮 3 克。将桃仁、山楂、陈皮用水煎煮后代茶饮即可。适用于糖尿病性心脏病瘀血证较明显者。

2）饮食宜忌如下。

低热量:饮食中的总热量应低于正常生理需要量,建议每天三餐的分配比例为早餐 30%、午餐 50%、晚餐 20%。

适量摄入糖类:糖宜控制在总热量的 60% ~70%,最好采用含纤维素较多的食物。

多吃水果、蔬菜:多吃富含维生素的食物,以改善心肌营养代谢,预防血栓发生。

少量多餐：避免暴饮暴食，以防心肌梗死的发生。

限制食盐：每日盐的摄入量应限制在 2~5 克，以减轻心、肾负担。

减少或忌服刺激性食物：少用或不用浓茶、咖啡、辣椒、芥末等刺激性食物，忌烟酒，以减轻心脏负担。

（3）精神调养：长期情志刺激，郁怒伤肝，肝气郁结不得疏泄，或劳心竭虑，营谋强思等，郁久化火伤阴，或木旺克土，脾胃损伤，积热化燥，或消灼肺胃阴津，发为消渴。所以，应高度重视精神调摄，保持平和愉快的心态，避免过于激动或喜怒忧思无度。可根据个人爱好，选择弹琴、下棋、书法绘画、听音乐、阅读、旅游、种植花草等放松心情。

（4）针灸按摩：腹部按摩可以促进腹部的肠胃蠕动和加快血液循环，有利于药物的加速吸收。按摩腹部的同时配合按摩胰俞穴和肾系穴等部位拥有更好的效果。按摩时，用力大小以患者能承受为度，每次 3~6 分钟，每天 1 次。按摩时再结合针刺膻中及双侧内关、郄门、足三里、心俞穴等穴，可以改善患者心功能状态。

（5）足浴：热水足浴可保持血流顺畅，改善足部的末梢循环，还有助于增强新陈代谢，缓解紧张、焦虑情绪，达到身心整体性健康。需要注意的是，足浴的温度不宜过高，以防烫伤，水温以 38 ℃为宜，以水深超过踝关节 5 厘米为最佳，浸泡 15~20 分钟。

（五）糖尿病性脑血管病

糖尿病性脑血管病，是糖尿病患者易发的脑血管疾病，其临床特点是脑梗死、脑血栓形成等缺血性病变多见，而脑出血较少。糖尿病患者血液黏滞度增高，红细胞聚集增强，血小板对血管壁的黏附或血小板相互间的凝集功能增强，凝血因子 Ⅰ、Ⅴ、Ⅶ、Ⅷ增加，纤维蛋白原增高等是促进脑血栓形成的主要因素。血凝功能亢进，可抑制脑血管的破裂和出血，故糖尿病性脑血管病变中脑出血较少。

1. 病因病机 糖尿病的病因比较复杂，禀赋不足、饮食失节、情志失调、劳欲过度等原因均可导致糖尿病。糖尿病病变的脏腑主要在肺、胃、肾，其病机主要在于阴津亏损、燥热偏胜，而以阴虚为本，燥热为标，两者互为因果。血管损害是糖尿病多种并发机制的病理基础，其中医病机以血脉涩滞、瘀血痹阻为核心，活血化瘀是防治糖尿病血管损伤的关键。

2. 证型

（1）阴虚风动，瘀血阻络。

[主症]突发半身不遂，或是偏身麻木，口角㖞斜，舌强语謇，烦躁不安，失眠，眩晕耳鸣，手足心热，烦渴多饮，易饥多食，尿赤便干，舌红绛少津或暗红，少苔或无苔，脉细数或弦细数。

[治则]育阴熄风，化瘀通络。

[方药]育阴通络汤化裁。药用：生地、玄参、花粉、川石斛、钩藤、甘菊花、女贞子、桑寄生、枸杞子、赤白芍各、丹参、广地龙。

（2）气阴两虚，络脉瘀阻。

[主症]半身不遂，偏身麻木，或见口角㖞斜，或见舌强语謇，倦怠乏力，气短懒言，口干渴，自汗盗汗，五心烦热，心悸失眠，小便或黄或赤，大便干，舌体胖大且边有齿痕，舌苔薄或见剥脱，脉弦细无力或弦细数。

[治则]益气养阴，活血通络。

[方药]补阳还五汤合生脉散化裁。药用：黄芪、党参、山药、玄参、麦冬、葛根、五味子、当归、川芎、桃仁、红花、赤芍、鸡血藤、牛膝、桑寄生。

（3）风痰瘀血阻脉。

[主症]半身不遂，偏身麻木，口角㖞斜，或舌强语言謇涩，头晕目眩，舌质暗淡，舌苔薄白或白腻，脉弦滑。

[治则]化痰熄风，活血通络。

[方药]化痰通络汤化裁。药用：法半夏、生白术、天麻、胆星、丹参、香附、酒大黄。

（4）痰热腑实，风痰上扰。

[主症]突发半身不遂，偏身麻木，口角㖞斜，言语謇涩，或见神昏谵语，烦扰不宁，头晕或痰多，气粗口臭，声高气促，大便三日以上未行，舌苔黄厚或黄褐而燥，脉弦滑，偏瘫侧脉弦滑而大。

[治则]通腑化痰。

[方药]通腑化痰汤加减。药用：生大黄、芒硝、全瓜蒌、胆星、丹参。

（5）痰湿内蕴，蒙塞心神。

[主症]素体肥胖多湿多痰，湿痰内蕴，病发神昏，半身不遂而肢体松懈，瘫软不温，面白唇暗，痰涎壅盛，舌暗淡，苔白厚腻，脉沉滑或沉缓。

[治则]涤痰化湿，开窍醒神。

[方药]涤痰汤加减送服苏合香丸。药用：法半夏、胆南星、枳实、橘红、党参、茯苓、菖蒲、竹茹、全瓜蒌、苏合香丸冲服。

（6）气虚血瘀。

[主症]半身不遂，肢体偏瘫，偏身麻木，口角㖞斜，口流清涎，言语謇涩，寡言少语，面色㿠白，气短乏力，自汗出，心悸，大便溏，小便清长而多，手足肿胀，舌质暗淡，边有齿痕，舌下脉络暗紫，苔薄白或白腻，脉沉细或细弦。

[治则]益气活血，通经活络。

[方药]补阳还五汤加减。药用：生黄芪、当归尾、赤芍、川芎、桃仁、红花、川地龙、丹参、鸡血藤、川牛膝。

【中成药选用】

消渴丸、糖脉康颗粒、尿毒清颗粒、褐藻多糖硫酸酯、丹香注射液、血脂康胶囊、消栓再造丸、消栓口服液、大活络丹、再造丸、华佗再造丸。

3.防治

（1）饮食宜忌

1）宜：宜食高蛋白质的食物，如蛋清、瘦肉、鱼类和豆类及豆制品等；宜每日饮鲜牛奶（去奶皮）及酸牛奶各 1 杯，以降低血脂及胆固醇的含量；宜食含维生素 C、钾、镁、碘的食物，如新鲜蔬菜瓜果、海带、紫菜、虾米等；宜食植物油，如豆油、茶油、芝麻油、花生油等。

2）忌：慎食动物脂肪，如猪油、牛油、奶油等；慎食高胆固醇的食物，如蛋黄、鱼子、动物内脏、肥肉等；忌一切肥甘、滋腻厚味的食物，如肥猪肉、狗肉、羊肉、油条、炸鸡排等；忌咖啡、浓茶、可乐、葱、姜、蒜、韭菜、花椒、辣椒等刺激、兴奋、燥热食物。

（2）控制体重：大量临床观察表明，肥胖者发生脑血管病的机会比一般人多40%，而且一旦发生，其死亡率要比一般人高 2 倍。因为肥胖者常伴有内分泌代谢紊乱等情况，容易发生动脉硬化、高血压、高脂血症、糖尿病。

（3）运动疗法：糖尿病偏瘫患者因活动不利，给锻炼带来一定困难，但决不能因此丧失信心，放弃活动。长期卧床者精神不振，悲观消沉，长期休息加重胰岛素抵抗，均不利于疾病的康复。锻炼应因人而异。首先可进行健康肢体的功能锻炼，如在床上做肢体的上抬、屈伸、旋转等活动，以促进血液循环，消耗体内多余的葡萄糖。其次可对患侧肢体进行被动活动，如头、颈、上下肢、腕、踝等关节的运动，一方面防止失用性肌萎缩，另一方面加强患肢血液循环，促使患肢早日康复。患者肢体功能有所恢复时应鼓励并帮助他们下床活动，从扶助患者运动到患者自己扶杖行走，甚至弃杖而行，可从室内活动逐渐过渡到户外活动等。运动禁忌如下。

1）防行动用力过猛：用力过猛不仅能造成肌肉、韧带、关节损伤，更严重的是对内脏造成的严重损害。用力过猛会使心跳加快，心脏收缩力加强，心搏出量增加，血压升高，而致脑血管病突然发生。

2）防体位改变过急：体位突然变化，可以引起脑部血液循环紊乱，使脑细胞得不到足够的血液供应。脑组织对缺血缺氧特别敏感，这种血流动力的改变，使脑组织处于抑制或紊乱状态。轻者可出现短暂性脑缺血，重者可诱发糖尿病性脑血管病。

3）防长期用脑过度：在用脑过度及劳累时，脑部的需血量增加，全身各器官的代谢加快。不合理的用脑方式使大脑神经细胞长时间处于高度兴奋状态，或兴奋与抑制失去了生理上的平衡，从而容易诱发脑血管病。

（4）针灸疗法：针灸治疗糖尿病性脑血管病也很有优势，如急性期"开四关""刺十二井""醒脑开窍"针法，以及恢复期毫针、头针疗法等，都有较好疗效。

（六）帕金森病

帕金森病（Parkinson disease，PD）又称特发性帕金森病，也称为震颤麻痹，是中老年人常见的神经系统变性疾病，也是中老年人最常见的锥体外系疾病。该病的主要临床特点为静止性震颤、动作迟缓及减少、肌张力增高、姿势不稳等。

1. 病因病机　帕金森病的病因迄今未明。中医对于帕金森病的认识及治疗是源远流长的,中医典籍中并无帕金森病病名,但是早在《黄帝内经》时就已经有震颤、强直、运动减少、慌张步态等症状描述。元代张子和《儒门事亲》中记载"新寨马叟,年五十九,因秋欠税,官杖六十,得惊气成风搐已三年矣。病大发,则手足震掉,不能持物,食则令人代哺,口张联唇,舌糜烂,抖擞之状如线引傀儡"。"手足震掉""抖擞之状如线引傀儡"也都与帕金森病的表现相似。明代孙一奎在《赤水玄珠》中第一次提出了以震颤为主要临床表现的疾病名称"颤振",并指出"颤振者,患者手足摇动如抖擞之状,筋脉约束不住,而莫能任持,风之象也"。20世纪90年代后,在中华全国中医学会老年脑病学术研讨会上,确立了帕金森病属中医"颤证"范畴。中医认为本病病因繁多,病机复杂。大多中医学者认为本病本虚标实,肝肾亏损、气血不足是其本,风、火、痰、瘀为其标。而风、火、痰、瘀随着病情日久相互夹杂,毒损脑络,久而筋脉失养,发为本病。总之,肝肾不足是基本病机,痰饮毒邪是病理因素,血瘀阻络是病理环节。

2. 证型

(1)风阳内动。

[主症]肢体颤动粗大,程度较重,不能自制,眩晕耳鸣,面赤烦躁,易激动,心情紧张时颤动加重,伴有肢体麻木,口苦而干,语言迟缓不清,流涎,尿赤,大便干。舌质红,苔黄,脉弦。

[治则]镇肝熄风,舒筋止颤。

[方药]天麻钩藤饮合镇肝熄风汤加减。药用:天麻、钩藤、石决明、代赭石、生龙骨、生牡蛎、生地黄、白芍、玄参、龟板、天冬、怀牛膝、杜仲、桑寄生、黄芩、山栀、夜交藤、茯神。

(2)痰热风动。

[主症]头摇不止,肢麻震颤,重则手不能持物,头晕目眩,胸脘痞闷,口苦口黏,甚则口吐痰涎。舌体胖大且边有齿痕,舌质红,舌苔黄腻,脉弦滑数。

[治则]清热化痰,平肝熄风。

[方药]导痰汤合羚角钩藤汤加减。药用:半夏、胆南星、竹茹、川贝母、黄芩、羚羊角、桑叶、钩藤、菊花、生地黄、生白芍、甘草、橘红、茯苓、枳实。

(3)气血亏虚。

[主症]头摇肢颤,面色㿠白,表情淡漠,神疲乏力,动则气短,心悸健忘,眩晕,纳呆。舌体胖大,舌质淡红,舌苔薄白滑,脉沉濡无力或沉细弱。

[治则]益气养血,濡养筋脉。

[方药]人参养荣汤加减。药用:熟地黄、当归、白芍、人参、白术、黄芪、茯苓、炙甘草、肉桂、天麻、钩藤、珍珠母、五味子、远志。

(4)髓海不足。

[主症]头摇肢颤,持物不稳,腰膝酸软,失眠心烦,头晕,耳鸣,善忘,老年患者常兼有

神呆、痴傻。舌质红,舌苔薄白,或红绛无苔,脉象细数。

[治则]填精补髓,育阴熄风。

[方药]龟鹿二仙膏合大定风珠加减。药用:龟板、鳖甲、生牡蛎、钩藤、鸡子黄、阿胶、枸杞子、鹿角、熟地、生地黄、白芍、麦冬、麻仁、人参、山药、茯苓、五味子、甘草。

(5)阳气虚衰。

[主症]头摇肢颤,筋脉拘挛,畏寒肢冷,四肢麻木,心悸懒言,动则气短,自汗,小便清长或自遗,大便溏。舌质淡,舌苔薄白,脉沉迟无力。

[治则]补阳助肾,温煦筋脉。

[方药]地黄饮子加减。药用:附子、肉桂、巴戟天、山萸肉、熟地黄、党参、白术、茯苓、生姜、白芍、甘草。

【中成药选用】

参附注射液、灯盏细辛注射液、清开灵注射液、乌灵胶囊、通心络胶囊、香丹注射液、血府逐瘀口服液、血栓通注射剂、复方地龙胶囊、脑脉泰胶囊、镇脑宁胶囊、复方羊角胶囊、脑立清胶囊、养血清脑颗粒。

3.防治

(1)生活方式:预防颤证应顺应四时,起居有节,劳逸适度,节制房事;饮食宜食用富有营养,又易于消化之品,忌暴饮暴食及嗜食肥甘厚味;戒除烟酒等不良嗜好,提高健康水平。此外,避免中毒、中风、颅脑损伤对预防颤证也有重要意义。

(2)饮食疗法:推荐食谱及茶饮如下。

1)天麻炖鱼头:天麻25克,白芷30克,川芎10克,大枣5枚,鱼头1个,调料适量。将天麻切片,大枣去核,川芎、白芷布包,鱼头劈开,食盐、味精、葱花、姜末等调味,隔水蒸熟服食。可疏风通络,养阴柔筋。

2)桑仁桂圆饮:鲜桑仁60克,鲜桂圆30克。将二者洗净,加清水适量捣烂挤汁,每日1剂,分2次服。可滋阴补血。

3)核桃糯米团:取核桃仁15个,研碎。把红枣6个放入锅内,加入水煮至发软,去核捣烂。用糯米粉100克,加水适量揉成团,放入碗内隔水蒸熟即可食用,每日1次。可补肾健脾。

4)推荐茶饮:可适量饮用菊花茶、红茶、绿茶、洋甘菊茶、薄荷茶等,有缓解焦虑情绪、改善食欲减退、提高睡眠质量等作用。

(3)运动保健:颤证以中老年居多,进入老年期后,应丰富业余生活,适当参与力所能及的家务劳动,坚持体育锻炼活动,如练气功、打太极拳、做操、散步、慢跑等以维持肌肉张力和灵活性。

(4)精神调养:注意调畅情志,保持胸怀宽敞,心情乐观、愉快,避免忧思郁怒等不良精神刺激。

（5）推拿按摩：推拿可作为一种有效的辅助治疗，疗程需长，应持之以恒。

1）指推法：取坐位，以指推法施术，分别沿督脉、膀胱经、胆经，由前发际推至后发际，再推头针疗法中的舞蹈震颤控制区，反复推数次，然后以十指尖叩击整个头部5分钟。推桥弓，左右交替施术，每侧10~20次。

2）拿揉法：拿揉颈后肌肉，再以一指禅法、指揉法施术，然后揉风池、天柱、风府、哑门等穴及压痛点。拿肩井穴，然后掌击百会穴及大椎穴数次。取俯卧位，先以掌推法、揉按法、擦法施术于背腰部，然后点揉局部反应点及心俞、膈俞、肝俞、胆俞、脾俞、胃俞、肾俞等穴。掌击腰阳关穴，然后以拍法施术于骶部，使全身产生震颤感，以透热为度，最后自下而上直擦督脉，再横擦肾俞部，以透热为度。以指推、指揉法施术于手足三阴经肘膝以下段，并点揉曲池、血海、悬钟等穴。在四肢施以揉法、拿法，并配合屈伸关节的活动。

（七）癫痫

癫痫是慢性反复发作性短暂脑功能失调综合征。以脑神经元异常放电引起反复痫性发作为特征。癫痫是神经系统常见疾病之一，患病率仅次于脑卒中。癫痫的发病率与年龄有关。一般认为1岁以内患病率最高，1~10岁以后患病率逐渐降低。我国男女患病率之比为（1.15~1.70）：1。

1. 病因病机　癫痫病因极其复杂，可分三大类，并存在多种影响发病的因素。

（1）特发性癫痫：可疑遗传倾向，无其他明显病因，常在某特殊年龄段起病，有特征性临床及脑电图表现，诊断较明确。

（2）症状性癫痫：中枢神经系统病变影响结构或功能等，如染色体异常、局灶性或弥漫性脑部疾病，以及某些系统性疾病所致。

（3）隐源性癫痫：较多见，临床表现提示症状性癫痫，但未找到明确病因，可在特殊年龄段起病，无特定临床和脑电图表现。中医认为痫病的发生，大多由七情失调、先天因素、脑部外伤、饮食不节、劳累过度，或患他病之后，造成脏腑失调、痰浊阻滞、气机逆乱、风阳内动所致，而尤以痰邪作祟最重要。

2. 证型

（1）风痰闭阻。

[主症]发病前常有眩晕，头昏，胸闷，乏力，痰多，心情不悦。发作呈多样性，或见突然跌倒，神志不清，抽搐吐涎，或伴尖叫与二便失禁，或短暂神志不清，双目发呆，茫然失所，谈话中断，持物落地，或精神恍惚而无抽搐。舌质红，苔白腻，脉多弦滑有力。

[治则]涤痰熄风，开窍定痫。

[方药]定痫丸加减。药用：天麻、全蝎、僵蚕、川贝母、胆南星、姜半夏、竹沥、菖蒲、琥珀、茯神、远志、辰砂、茯苓、陈皮、丹参。

（2）痰火扰神。

[主症]发作时昏仆抽搐，吐涎，或有吼叫。平时急躁易怒，心烦失眠，咯痰不爽，口苦

咽干,便秘溲黄。病发后,症状加重,彻夜难眠。目赤,舌红,苔黄腻,脉弦滑而数。

[治则]清热泻火,化痰开窍。

[方药]龙胆泻肝汤合涤痰汤加减。药用:龙胆草、青黛、芦荟、大黄、黄芩、栀子、姜半夏、胆南星、木香、枳实、茯苓、橘红、人参、菖蒲、麝香、当归。

(3)瘀阻脑络。

[主症]平素头晕头痛,痛有定处,常伴单侧肢体抽搐,或一侧面部抽动,颜面口唇青紫。舌质暗红或有瘀斑,舌苔薄白,脉涩或弦。多继发于颅脑外伤、产伤、颅内感染性疾患,或先天发育不全。

[治则]活血化瘀,息风通络。

[方药]通窍活血汤加减。药用:赤芍、川芎、桃仁、红花、麝香、老葱、地龙、僵蚕、全蝎。

(4)心脾两虚。

[主症]反复发病,神疲乏力,心悸气短,失眠多梦,面色苍白,体瘦纳呆,大便溏薄。舌质淡,苔白腻,脉沉细而弱。

[治则]补益气血,健脾宁心。

[方药]六君子汤合归脾汤加减。药用:人参、茯苓、白术、炙甘草、陈皮、姜半夏、当归、丹参、熟地、酸枣仁、远志、五味子。

(5)心肾亏虚。

[主症]痫病频发,神思恍惚,心悸,健忘失眠,头晕目眩,两目干涩,面色晦暗,耳轮焦枯不泽,腰膝酸软,大便干燥。舌质淡红,脉沉细而数。

[治则]补益心肾,潜阳安神。

[方药]左归丸合天王补心丹加减。药用:熟地黄、山药、山萸肉、菟丝子、枸杞子、鹿角胶、龟板、川牛膝、生牡蛎、鳖甲。

【中成药选用】

清心滚痰丸、医痫丸、紫雪丹、安宫牛黄丸、牛黄清心丸、柏子养心丸、六味地黄丸、清开灵注射液、醒脑静脉注射、参麦注射液、参附注射液。

3.防治

(1)生活方式:顺应气候阴阳变化的规律,养成良好的生活作息规律。机体会因气候的骤然变化,使寒冷或暑热侵入体内,诱发癫痫先兆。此外,在日常生活中还应预防感冒、发热,防止暴饮积食,防止暴受惊恐,防止突然发病产生意外。

(2)饮食疗法:推荐食谱如下。

1)治癫食疗方一:大枣 1 枚,巴豆 1 粒。大枣去核后和巴豆置于锅中,文火烘干,碾粉即成。每日 1 剂,分 2 次服。具有泄下痰浊之功效,用于痰浊壅窍证。

2)治癫食疗方二:鲜橄榄 12 个,明矾 1.5 克(为粉末)。将橄榄洗净,用刀划割纵纹,以明矾撒入纹内,待明矾浸入橄榄,即可食用。每小时吃 1~2 枚,细嚼咽汁吐渣。具有清热化痰之功效,用于风痰壅盛证。

3)羊脑杞子方:羊脑 1 具,枸杞子 30 克,酱油、味精适量。加入清水与调料,以文火炖煮 1 次即可食用。具有补肾益精、养血祛风之效,可用于肝肾不足和气血两虚证者。

4)蚯蚓黄豆:蚯蚓(干品)60 克,黄豆 500 克,白胡椒 30 克。上料加清水 2 000 毫升,炖煮至水干,取出黄豆晒干,入瓶贮存,每次食黄豆 20~30 粒,每日 2 次。

5)山药青黛粉:山药 2 克,青黛 0.3 克,硼砂 1 克。将山药晒干,与青黛、硼砂共研为末,每次服 3 克,日服 3 次,具有清热化痰之功。用于偏于痰热证者。

(3)运动保健:过度的体力和脑力劳动可诱发癫痫,练习五禽戏、八段锦等适宜运动能够增强体质,提高机体免疫力,调节脏腑功能,平衡机体气血阴阳。

(4)精神调养:惊恐郁怒易导致癫痫的发生,突然情绪刺激使脑部活跃速度瞬间加快,脑神经异常放电,发生先兆症状。要做到恬淡虚无,避免突发刺激,精神内守,保持一种积极向上的乐观态度,从而避免发生癫痫先兆。值得注意的是,痫病常在清晨或早晨发病,因此清晨早点叫醒患者,并专人看护,适当转移患者注意力,使患者保持平静、坦然、安详的心理。

(5)针灸治疗:针灸操作简便、不良反应出现率低,对癫痫先兆有良好的干预作用。目前针灸治疗癫痫先兆仍以体针治疗为主,侧重化痰通络、息风舒筋,调节气血阴阳脏腑。

(6)推拿治疗:推拿治疗主要针对小儿癫痫。实践证明直推或按揉脾土穴、肾水穴、肝木穴、心火穴 200~300 次,每日早、中、晚各 1 次,有较好的治疗效果。

(7)穴位埋线疗法:穴位埋线作为中医外治法的一种,由于易于开展、作用时间长、依从性较好,常结合西药治疗癫痫。其作用机制主要为抑制海马细胞凋亡,调控海马神经元氨基酸含量;调节脑细胞功能,抑制神经元的过度兴奋,调控脑电频率等。化痰息风选丰隆、太冲,调理五脏、疏肝凝神常选心俞、肝俞;另外,大椎、筋缩、鸠尾、足三里、臂臑、百会、腰奇等穴位也为常用穴。穴位埋线联合西药治疗小儿癫痫疗效优于单纯西药治疗。穴位埋线配合卡马西平治疗颞叶癫痫复杂部分性发作时可明显降低发作频率。

(8)其他预防

1)对因遗传性疾病引起的癫痫,要进行产前诊断,发现患某种遗传性疾病伴发癫痫的胎儿可以人工流产,这样就可以减少这类癫痫的发生。

2)癫痫患者在选择婚配对象时,应避免与有癫痫家族史的人结婚。癫痫患者的婚配对象在婚前要做脑电地形图检查,脑电地形图有癫痫波者避免结婚。双方都有癫痫家族史的人也应避免结婚。

3)为了预防出生时脑损伤引起的癫痫,对于高龄初产者,如预计生产过程不顺利,应及早剖宫取胎,这样可以避免因缺氧、窒息、产伤引起婴儿日后患癫痫。

4) 对于各种颅内感染引起的癫痫，主要是积极地预防这些感染的发生，一旦发生了颅内感染，应及早诊断，正确治疗，减轻脑组织损伤程度。在颅内感染的急性期，不少患者常有痫病发作，这时应及时、足量使用抗癫痫药物，以减轻脑组织因癫痫发作造成的损害，也可减少日后癫痫发作的机会。

第六章
中医治疗急症的优势

如果您认为中医只是慢性病的"长期伴侣",那么您看完本章可能会惊讶地发现,它其实还是急救箱里的一个不错的"秘密武器"!

第一节　中医治疗急性传染病

面对急性传染病的暴发,不少人认为选择西医治疗才是唯一出路,却不知中医同样可以治疗传染病,而且中医在医治传染病方面经验的总结有助于传染病防治体系的完善。首先,中医"治未病"的预防思想合乎传染病防治准则,适用于其防治的各个阶段,且防治理念契合目前传染病提倡的"早发现、早诊断、早隔离、早治疗"的思想;其次,中医辨病–辨证相结合医治传染病,且专方专药与辨证论治相结合,在辨证基础上制定专方成药,在专方基础上针对个体的体质强弱、受病深浅等不同情况进行药物加减,随证变化,一人一方,更符合国人的体质;最后,中医具有丰厚的治疫实践经验,据中国的医学史料记录,自汉代以来的两千多年时间里,中国至少遭受过 321 次流行性疫病的攻击,正是因为中医的有效预防和医治,才使疫病在有限的范围和时间内得到了控制。2003 年的"非典"疫情、2019 年的新冠疫情,中医药积极投入临床治疗并屡获良效。

急性传染病是现代医学提出的概念,在我国古代属"瘟疫"范畴。

一、晓瘟疫,识疫患

"瘟,疫也",东晋葛洪于《抱朴子》一书中最早记载瘟疫一词,"经瘟疫则不畏,遇急难则隐形""故行炁或可以治百病,或可以入瘟疫",至此"瘟疫"沿用至今,瘟疫属中医温病的范畴。"疫者,感天地之疠气。在岁运有多少,在方隅有轻重,在四时有盛衰,此气之来,无论老少强弱,触之者即病。"现代瘟疫概念是指"流行性急性传染病"或是"具有温热病性质的急性传染病",且"属温病中具有强烈传染性、病情危重凶险并具有大流行特征的一类疾病",具有较高的传染性、流行性、临床表现相似性,并且发病和气候有关等特点。

(一)瘟疫的产生

提到瘟疫大家难免好奇,它是怎么产生的? 从哪里来的? 中国早在东周时期(公元前 674 年)就有关于疫病的记载,限于对自然的认知水平的低下,当时人们对于瘟疫充满困惑与畏惧,将其归结于鬼神,这种不解与绝望交织迫使古人纷纷求助于巫术。然无济于事,疫情仍不间断,瘟疫总能不定时卷土重来,在这片土地肆虐。很难想象在文明初期,这意味着怎样的浩劫。

直到战国时期(约公元前 239 年),基于对实践经验的总结,随着文明的进步,人们对瘟疫有了初步的认识。《吕氏春秋·季春纪》记载:"季春行夏令,则民多疾疫。"认为瘟疫成因是由于时令之气的异常,是由"非时之气"造成的,从宏观角度分析瘟疫出现的原因,然这种认知尚不完善。

后来《素问》提出:"厥阴不退位,即大风早举,时雨不降,湿令不化,民病温疫,疵废。风生,民病皆肢节痛、头目痛、伏热内烦、咽喉干引饮。"总结出瘟疫的发病与气候的反常相关,而且还指出瘟疫致病的特点,表明疫病的传染性、流行性、临床相似性、发病与气候相关性等。

明清时期,温病学家吴又可发现"疠气",它属天地间的一种"异气"。人在呼吸间,不经意吸入疠气,结于膜原,这有别于伤寒之邪由肌肤传入,它是由呼吸传入机体。

现代以来,人类借助显微技术,看到了瘟疫的本质,从微观角度认识了瘟疫病邪,意识到造成瘟疫流行的是一些毫不起眼的微生物。

(二)瘟疫的传播

温病学家吴又可认为自然界天然存在一种异气,它通过呼吸传入机体,现代角度看属于微生物学。地球具有生物多样性,各物种之间维持着共栖、共生、寄生、竞争、捕食等关系,以此维持生态平衡,其中微生物在显微镜出现之前是未知的。随着显微技术的成熟,人类清晰地看到了微观世界,微生物具有体积小、面积大、吸收多、转化快、生长旺、繁殖快、适应强、变异频、分布广、种类多的特点,微生物的这些特性,使得它们很容易在自然界生存、繁衍。世界的各个角落里充斥着各种各样微生物,它们种类各异,对人类自身而言,这些微生物有的可为人类所用,有的能与人的机体共生,有的却会破坏人的机体,使人生病甚至造成死亡。

自然界中随处可以见到微生物,只要有生命体的存在,就有微生物的身影。人的皮肤、口腔、鼻腔、消化道等处栖息着微生物群落,属于人体正常菌群,与人类是一种互惠关系,如寄生于肠道的肠道乳酸菌,对身体而言,它能形成屏障阻止致病菌侵袭肠上皮细胞,维持肠酸性环境助消化等。其中损害人类和(或)其他生命体的微生物,称为致病性微生物。这些致病性微生物通常潜伏于自然界,对原本宿主(如鸟类、黑猩猩、蝙蝠、果子狸、穿山甲等)有或无致病性,这其中有自然宿主(比如蝙蝠、老鼠),它是微生物在自然界中的一个蓄水池,本身携带致病性微生物但不发病,这些致病性微生物寄生在自然宿主里能够长期存在和进化。还有一些是中间宿主(如果子狸、家畜),只是致病性微生物的中继站,一旦被染上,极大可能会出现一系列传染病感染症状。当遇到合适的时机,比如温度、湿度、传播条件等，致病性微生物会逐步进入人类社会，随着社会活动在人群中扩散，如此瘟疫就形成了。以1910年关东大鼠疫为例，原因可能就是外来移民捕猎了生病的旱獭（蒙古土拨鼠），病原体由野生动物传播到人类活动区域，并疯狂繁殖，播散给更多的人。经后期实验证明，旱獭之间可以通过空气传播鼠疫杆菌，也就是说人与人之间可以直接传播病菌。正常情况下，病原微生物原本的宿主——野生动物，它们是远离人类生活圈的，当某些人因为私利、猎奇或饥饿，触碰到自然红线，会因此引来不必要的麻烦，酿成大祸。

中医理论倡导天人合一的思想，人与自然属于和谐共处的关系，这种平衡一旦被打破，会引来自然界的压制，而人类属于自然界的一部分，在很多灾害面前都显得束手无策，因此，维护人与自然的平衡可以减少自然灾害的发生。

（三）瘟疫的流行

现代医学认为传染病的流行需要具备三个基本条件：传染源、传播途径和易感人群。关联到这三个环节中的任何一个都可以形成流行的条件。

据统计，除去中国文明早期南方地区地广人稀、人口密度较低的原因，东晋之后中国南方疫病流行频数要多于北方，这是由于南方温暖潮湿的气候、丰沛的水源、多样的动植物，为各种微生物创造出天然的培养皿，病原微生物快速增殖。限于当时卫生、医疗环境，疫病很容易流行，这些是因为南方特殊的气候地理因素。还有自然灾害，《公羊传》记载"大灾之后必有大疫"，灾害过后人和牲畜的大量死亡，尸体得不到及时处理掩埋，容易发生腐烂，产生大量的致病菌，便形成了传染源。这种由人体腐烂产生的病菌特别容易感染人类，再加上灾害造成供应食水、医疗等方面的困难，不利于疫情的及时有效控制，身体抵抗力下降时疫病就会乘虚而入。

不稳定的政局及战争会增加疫病流行的机会。战争在古代并不少见，比如王朝交替时的战争、民族之间的争夺及大大小小的农民起义。据统计，朝代更迭年间瘟疫更容易流行。战争之后，不免尸横遍野，死伤无数，如果处理不周，很容易形成疫病，随着军队的流转、百姓的流亡造成瘟疫的传播，而战乱年代的医疗卫生条件可想而知，受伤的战士及孱弱的百姓无一幸免。这些是由社会动荡造成的瘟疫流行。

简单来说造成瘟疫流行的因素包含自然和社会因素。自然因素有气候、水域、地形、自然灾害（地震、洪涝、干旱、寒潮、严寒）等；社会因素有政治、经济、文化、医疗等。天灾、战争、人口失衡等都可能是瘟疫暴发的诱因，政局不稳—刀兵之祸—疫情暴发，三者之间形成恶性循环，使社会各方面局势恶化，百姓处于水深火热之中。历史证明，只有稳定的政治局势、繁荣的经济发展、昌盛的文明、先进的医疗及理念的国家才能有足够的能力抗击疫情，力挽狂澜。

（四）瘟疫的种类

瘟疫包含哪些疾病呢？我们所知的鼠疫、霍乱、伤寒、麻疹、天花、流感、登革热、埃博拉、新型冠状病毒感染等39种传染病皆属于瘟疫范畴,并按照这些疾病的传染性和严重程度予以分级,分为甲、乙、丙3类。造成这些疾病的多是微生物群体,比如细菌、病毒、寄生虫或真菌,微生物无处不在,只要是有生命的地方,都会有微生物的存在。其中细菌是非常古老的生物,大约出现于37亿年前,比人类的出现要早得多,是许多疾病的病原体,如肺结核、炭疽病、梅毒、鼠疫、沙眼等疾病都是由细菌所引发,感染方式包括接触、空气传播、食物、水和带菌微生物。病毒是一种依靠宿主的细胞来繁殖的类生物体,当病毒将宿主细胞的基因破坏到该细胞无法自我修复时,这个细胞就会凋亡,比如流感、水痘、埃博拉、艾滋病、乙型病毒性肝炎等都是病毒所引发的,传播方式多样,可以通过体液、飞沫、粪口、接触等方式传播。

(五)瘟疫的症状

不同种类的瘟疫会有不同的症状,以甲类传染病鼠疫、霍乱为例。

1. 鼠疫 鼠疫典型症状是突然发热、寒战、头和身体疼痛、虚弱、恶心和呕吐。

(1)肺鼠疫:感染肺鼠疫后很快便出现症状(有时在24小时内),除典型症状外,表现为呼吸短促和咳嗽等严重呼吸道症状,通常伴有血痰,是发展最迅猛的鼠疫类型,可通过飞沫在人之间传播,死亡率为30%~60%,如不及时诊断和治疗是致命的,但如及时发现和治疗(症状发作24小时内),治愈率很高。来源及防护特点:鼠疫来源动物为啮齿类,如老鼠、花栗鼠、草原犬鼠、兔子等。应避免与咳嗽者密切接触,减少在人群密集场所的逗留时间,在鼠疫流行地区不要接触死亡动物,并使用驱虫剂。

(2)腺鼠疫:腺鼠疫是全球最常见的鼠疫类型,由被感染跳蚤叮咬引发。除典型症状外,鼠疫杆菌从叮咬处进入机体,通过淋巴系统侵入局部淋巴结,并在淋巴结里进行繁殖,引起淋巴结发炎、肿胀和疼痛,称为"炎性淋巴腺肿"。在感染后期,淋巴结炎可能会出现化脓性病变,发展为开放性溃疡。腺鼠疫的人际传播较为罕见。腺鼠疫可进而发展到肺部,该类型被称为肺鼠疫,是更严重的鼠疫类型。来源及防护特点:同肺鼠疫。

(3)败血性鼠疫:败血性鼠疫由鼠疫杆菌经血液感染全身,患者高热,皮肤出现血斑,或脸部肿胀,最后全身长满黑斑而死亡。有专家推测,中世纪发生的黑死病就是败血性鼠疫,它的以上各种临床表现也是鼠疫被称为黑死病的原因,死亡率颇高。来源及防护特点:同肺鼠疫。

在我国鼠疫已十分罕见,近几年,我国每年的鼠疫病例已经被控制在个位数水平。

2. 霍乱 霍乱患者发热并不常见,早期阶段腹部不适、腹鸣和呕吐是常见症状。重型霍乱患者,大多数并发症与腹泻导致的体液和电解质大量丢失有关。来源及防护特点:霍乱弧菌存在于水中,最常见的感染原因是食用被患者粪便污染过的水。供应清洁水和适当的卫生设施是预防霍乱的根本,旅行至霍乱流行地区的旅行者,应避免喝自来水、吃街头小贩的食物、食用生的或未烹饪熟的海鲜和生的蔬菜等。21世纪以来我国霍乱每年发病数量整体呈现稳定下降趋势,多为外来输入病例,现已十分罕见。

二、疫为祸，天下惊

（一）中国抗疫史

中国最早记载瘟疫的发生是在公元前674年（东周），疫情在齐国境内。《春秋公羊传注疏》中提到："夏，齐大灾。大灾者何？大瘠也。瘠，病也，齐人语也。"之后大小疫情暴发不断，直到清朝末年，可查证的瘟疫史有2 681年，暴发瘟疫年数669年，平均约4年发生一次瘟疫。

司马迁《史记·秦始皇本纪》记载秦代瘟疫："十月庚寅，蝗虫从东方来，蔽天。天下疫。"《后汉书·志第十七·五行》记载汉代（公元2年）大瘟疫14次，其中记载发生确切时间的有9次："光武建武十三年，扬徐部大疾疫，会稽江尤甚""延光四年冬，京都大疫，民多病死，死有灭户。人人恐惧，朝廷焦心，以为至忧""建安二十二年，是岁大疫"等。东汉末年，瘟疫流行，张仲景宗族200多人，10年间死亡2/3，其中因"寒湿疫"死去的占七成。张仲景在伤心哀痛之余，积极抗疫，后来写成了《伤寒杂病论》，被后世尊称为"医圣"。

唐代史料中记载，从贞观十年（公元636年）至大顺二年（公元891年），255年中总共暴发21次瘟疫，此时期多发生部分地区小规模瘟疫流行，没有波及全国的大流行。如《旧唐书37·五行志》记载了永淳元年六月的一场瘟疫："关中初雨，麦田涝损，后旱，京兆、岐、陇螟蝗食苗并尽，加以民多疫疠，死者枕藉于路。"描述疫情与自然灾害并行。

宋代瘟疫发生较前代频繁，在319年间发生过70余次疫灾。《宋史62·五行志》记载："江南频年多疾疫；1232年，蒙古军队围攻汴京。"《金史》记载："汴京大疫，凡五十日，诸门出死者九十余万人。"

明清时期瘟疫更是频发，明朝共暴发大规模瘟疫75次，甚至还有一年暴发多次瘟疫的惨状。清朝也有大规模瘟疫78次。1893—1894年，华南地区鼠疫大流行，从广东高州蔓延到广州、香港，此后数年连续不断。《申报》记载，仅在1894年广东全省死亡达数万人，加上后来疫情10年间死亡近20万人。清末，暴发了京师直隶大疫、1902年黑龙江瑷珲霍乱流行、1910年关东大鼠疫三场大瘟疫。

1918年西班牙流感波及中国，《大流感》记载："流感在接近（1918年）5月底时到达上海，它如海啸一般席卷全国""很多人死于流感，但具体数目不详。例如在重庆，全城约有一半的人患上流感"。

中华人民共和国成立初期，中国多地暴发疫情，其中有几次大的流行。比如1954年夏天，石家庄市连降7天暴雨，天气潮热，暴发流行性乙型脑炎，病患死亡率高达50%，疫情一时难以控制。1964—1965年的河北霍乱疫情，发病率为0.48/10万人，死亡率为0.01/10万人，病死率为1.86%。1967年，全国暴发大规模的脑脊髓膜炎，全国的发病率为

403/10 万。2003 年暴发"非典"(SARS)疫情,2019 年暴发新型冠状病毒感染疫情。

纵观中国疫情史,有两次大的活跃期,第一次在公元 2—3 世纪,就是我们熟悉的东汉末年,当时战乱纷扰,民不聊生,因此瘟疫频发。张仲景在《伤寒论》中记载:"余宗族素多,向余二百,建安纪元以来,犹未十稔,其死亡者,三分有二,伤寒十居其七。"第二个活跃期就在公元 16—19 世纪,明清时期,这个时期也是我国历史上疫情暴发最密集的时候,疫情的强度也越来越大。《明史》记载:"永乐六年正月,江西建昌、抚州、福建建宁、邵武自去年至是月,疫死者七万八千四百余人。"明清时期几乎每年都会有地区暴发疫情。

(二)中国古代常见瘟疫

1. **疟病**　今之疟疾,《黄帝内经》就有记载:"疟之始发也,先起于毫毛,伸欠乃作,寒栗鼓颔,腰脊俱痛,寒去则内外皆热,头痛如破,渴欲冷饮。"指出疟病发热与恶寒交替往来,伴有头痛、乏力、烦渴等症状,并按其寒热发作形势分为寒疟、温疟、瘅疟等。

2. **伤寒病**　此处所述伤寒病不是现代医学认为的伤寒沙门菌引起的以发热和肠道反应为主的疾病,而是《伤寒杂病论》所记载的"建安纪年以来,犹未十稔,其死亡者三分有二,伤寒十居其七"的传染性、致死性极强的传染病。东汉末年处于新千年的第一冷期,北方出现极寒的气候条件,加上常年战乱,百姓饥荒,造成伤寒大规模流行。此处所述伤寒是广义的伤寒病,不是指表证之伤寒,限于当时自然环境、社会背景、医疗卫生条件,一场伤寒带走了数千万人的性命。

3. **霍乱**　《肘后备急方》记载:"凡所以得霍乱者,多起饮食,或饮食生冷杂物""卒得霍乱,先腹痛者。灸脐上……更度之"。阐述霍乱起病原因、症状,以胃肠道反应为主,表现为腹痛、腹泻、呕吐等,并且附以霍乱各阶段治疗方法。道光年间及后发生的是霍乱,之前大多为急性胃肠疾病。

4. **癞病**　今之麻风病,宋朝《太平圣惠方》使用"麻风"一词,并沿用至今。《黄帝内经》记载:"病大风,骨节重,须眉堕,名曰大风。刺肌肉为故,汗出百日,刺骨髓,汗出百日,凡二百日,须眉生而止鍼。"《肘后备急方》中记载:"初觉皮肤不仁,或淫淫苦痒,如虫行,或眼前见物如垂丝,或瘾疹赤黑。此即急疗。"造成这种症状的原因是疾病侵犯人体皮肤及周围神经,造成皮肤与神经的损害,还能影响视力,导致看到眼前物体像"垂丝"。葛洪在《肘后备急方》中不但确切描述了本病症状及体征,还附上治疗方法,"疗白癞,苦参五斤,酒三斗,渍,饮勿绝……效验"。

5. **虏疮**　虏疮就是现在的天花。葛洪在《肘后备急方》中记载:"比岁有病时行,仍发疮头面及身,须臾周匝,状如火疮,皆戴白浆,随决随生,不即治,剧者多死。治得瘥后,疮瘢紫黑,弥岁方减,此恶毒之气。"当时流行的本病,若不及时救治,病情严重的会死亡。葛洪以升麻治疗该病,以水浓煮升麻,绵沾洗之,苦酒渍弥好,但痛难忍。

6. **犬咬人**　犬咬人就是狂犬病。《肘后备急方》提到:"犬咬人,七日一发。过三七日不发,则脱也。"葛洪认为,被犬咬伤后"先嗍却恶血",或以"地榆根敷创面",或以"所咬犬脑敷之"。

7.大头瘟　大头瘟即流行性腮腺炎，多发于春季，以儿童多见。清代俞震篆记载本病："泰和二年四月，民多疫病，初觉憎寒壮热体重，次传头面肿甚，目不能开，上喘，咽喉不利，舌干口燥，俗云大头伤寒，染之多不救。"以头面掀赤肿胀，呈斑块状鲜红突起，灼热疼痛，并可伴有咽喉肿痛等为主要表现。清代俞根初在《重订通俗伤寒论》中指出本病乃感受"天行疠气"所致。

8.肺痨　肺痨即肺结核。葛洪认为该病"大略使人寒热……不的知其所苦，而无处不恶，累年积月，渐就顿滞，以至于死，死后复传之旁人，乃至灭门。觉知此候者，便宜急治之"，属于具有传染性的慢性消耗性疾病，需要及时救治。宋代陈言在《三因极一病证方论》中提出"虫啮其心肺"，这些"虫"又称"痨虫""瘵虫"，其实就是现代医学所说的结核分枝杆菌。

9.疙瘩瘟　今之鼠疫，又称为"疙疸病""核瘟"。清代《鼠疫抉微》曰："鼠疫又名核瘟，言是症之必见结核也。"以其腋、胯部有结核，肿痛红热，故名。有学者认为明末席卷华北地区的瘟疫实际就是鼠疫，《明季北略》描述了当时疫情的残酷："街坊间小儿为之绝影，有棺、无棺，九门计数已二十余万。"

上述是对我国曾经造成过重创的疫病，但仅仅只是很少的一部分。随着科技、医疗、经济等方面的进步，很多以往极具杀伤力的疫病现今能得到控制，可以被治愈，或是被消灭，如天花、鼠疫等。

（三）全球重大疫情史

疫病是对全世界人民健康和生命摧残最甚的一类疾病，从古至今令人闻名色变，常因其强烈的致病性和超强的传染性而致尸横遍野、民不聊生。瘟疫的可怕之处在历史、文学、医籍等书中皆有记载，我们从以下的真实事件中可以看出。

约公元前430年发生的雅典大瘟疫，有人用"人们像羊群一样地死亡着"来形容这次瘟疫，可见疫情的恐怖，希腊笼罩在疫情的恐惧阴影之下，近过半的希腊人惨死。

1347—1352年，欧洲这片大陆出现了闻名世界的黑死病，患者的皮肤会因为皮下出血变黑。当时治疗瘟疫的医师又称为"鸟嘴医生"，与其说是医治患者，他们更像是给予患者心理的抚慰，并不能控制疫情的发展。黑死病如幽灵一般悬浮于中世纪的欧洲，继而横扫欧亚、北非及大西洋沿岸，肆虐了3个多世纪，因其死亡人数超过7 500万。根据估计，瘟疫暴发期间的中世纪，欧洲有占人口总数30%～60%的人死于黑死病，导致欧洲人口急剧下降。这次疫情改变了欧洲的社会结构，疫病带来的恐怖情绪体现在当时欧洲政治、宗教、绘画、文学等方方面面。

瘟疫首次全球大流行发生于1918年，起源于美国的流感疫情，由美国堪萨斯州芬斯顿军营传至欧洲、澳大利亚乃至全世界。不同于普通流感，此次流感死者多是青壮年，多地记载有关这次疫情的严峻情况。在中国，《大公报》用"疫鬼正在高兴的时代"来形容当时的疫情,乡间更是常见"白布满村"的凄惨景象,死于这次疫情的人超过5 000万,比第一次世界大战的总死亡人数还多。谁又曾想过,这次疫情间接结束了第一次世界大战。

离我们较近的2003年"非典"(又称为SARS)疫情,是21世纪初的全球性传染病疫潮,在全球各地广泛扩散,有超过8 000人染病,近800人死亡,一度引起社会的恐慌。人人自危,社会各部门停工、学校停学等以应对疫情。SARS病毒具有相当强的毒性及传染性,患者以发热为首发症状,持续高热、全身酸痛、乏力、干咳、少痰,部分患者有气促、呼吸困难的症状。临床研究表明,该病毒可侵袭人体多种脏器,引起免疫系统对脏器的过度攻击,导致严重的脏器损伤。好在当时社会人员流动性很小,防控机构及早反应,阻止病毒的扩散,未酿成更加严重的祸患。经历了21世纪初的"非典"疫情,人们更加意识到公共卫生系统的重要性,自此国家的疾病预防控制系统、疫情监测体系逐步完善,这使得国家能够快速地应对将来突发的公共卫生事件。

以上所述只是全球瘟疫史的冰山一角,所载触目惊心的数字,曾是无数鲜活的生命。疫情导致无数的家庭破碎,造成经济衰退,影响社会文明的发展进程。瘟疫造成死亡,摧毁城市、政治、国家,瓦解文明,甚至可以歼灭族群、物种。瘟疫已经不是单纯医学问题,它关系到国家政令、法律规范、公共卫生、民众信仰等。

三、抗瘟疫,百家鸣

面对如此残酷的瘟疫,我们的先人是怎么应对的?瘟疫无情肆虐的同时,也催促了中医学的发展。实践证明,中医药在古代抗疫过程中发挥着重要的作用,对于控制瘟疫的流行和保障百姓生命安全等方面有着积极影响。以下我们将回顾中国抗击疫情的历史,从中探索中国抗疫史中涌现的各学派理论、代表医家及其防治疫病经验,以供世人参考。

(一)先秦及秦汉时期

首先从最早的中医古籍《黄帝内经》说起。《黄帝内经》是中医学的基础,奠定着中医学的理论。其中《刺热论》篇就有记载瘟疫的致病特点:"余闻五疫之至,皆相染易,无问大小,病状相似,不施救疗,如何可得不相移易者?岐伯曰:不相染者,正气存内,邪不可干……"指出瘟疫具有传染性,不分年龄大小皆可染病并且症状相似,不及时救治很容易传给他人。中医很早就认识到瘟疫的传染性,并提出当自身正气充足可以一定程度抵抗瘟疫毒邪,对疫病预防起到积极作用。

东汉末年,中原地区战争频发、气候寒冷、连年饥荒、瘟疫横行,导致哀鸿遍野。当时瘟疫平均每2~3年就暴发一次,这个时期是瘟疫第一个大活跃期。张仲景的《伤寒杂病论》就成书于这个纷乱的年代,正如书中序言提到的其宗族两百余人,多数被此病夺去生命。《后汉书》也有记载东汉末年人口的变化:"文帝受禅,人众之损,万有一存。"在那个动乱的时代,瘟疫是造成人口锐减的原因之一。此时,《伤寒杂病论》应运而生。张仲景从六经辨证角度辨治疾病,书中尚有论述杂病的证治。伤寒有广义伤寒和狭义伤寒,如《伤寒杂病论》太阳病篇载:"太阳病,或已发热,或未发热,必恶寒,体痛,呕逆,脉阴阳俱紧者,名为伤寒。"这里提到的伤寒就是狭义的伤寒,限定范围较小。而东汉末年大流行的瘟疫当从广义"伤寒"理解。文中指出:"客气邪风,中人多死。""客气邪风"是由于时令气候之太过不及所造成,他说:"有未至而至,有至而不至,有至而不去,有至而太过"。张仲景这种关于疾病气候病因说的认识为后世疫病病因说奠定了基础。文中提出疾病的转归及预后,如"伤寒一日,太阳受之,脉若静者,为不传;颇欲吐,若躁烦,脉数急者,为传也"。书中还记载了随其正气的强弱、体质的寒热、感邪的轻重、治疗的当否、有无宿疾等不同情况而出现了不传经而愈的现象,这些也都恰恰体现了瘟疫的发病特点,病情急骤、危笃等。张仲景在书中明确记载了霍乱的脉证并治,如"呕吐而利,此名霍乱""霍乱,头痛发热,身疼痛,热多欲饮水者,五苓散主之;寒多不用水者,理中丸主之",并附有霍乱各个转归可能的症状及方药。《伤寒杂病论》被后世医家奉为"方书之祖",书中"未病先防、既病防变、瘥(治愈)后防复"的理念为后世医家防治疾病提供了思路,《伤寒杂病论》对瘟疫的证治研究有了比《黄帝内经》更深入的认知。

(二)魏晋南北朝时期

东晋永昌元年(公元322年),东晋境内暴发天花。"比岁有疫情,天行斑豆,斑疮状如火烧疮,皆戴白浆,随决随生,不治,数日必死",葛洪在他的《肘后备急方》一书中也有提及,并且附方以治疗天花疫毒的感染,还设立"治瘴气疫疠温毒诸方"一章,记载了辟瘟疫药干散、老君神明白散、度瘴散、辟温病散等治疗、预防瘟疫的方剂。据历史学家考究,葛洪是世界上最早记录天花、结核病等传染病的人,比西方医学的阿拉伯医生雷撒斯的天花记载还要早上500余年。葛洪认为"伤寒,时行,瘟疫,三名同一种耳",并认为它们"大归终止,是共途也"。他认为三者发病时间及方式不同但本质一致,所谓瘟疫,便是"疠气"加上"鬼毒相注",他认为热性传染病是"温病"。虽然他对"疠气"没有深入论述,也没有将伤寒和温病明确区别开来,但已跳出了伤寒学说,也侧面反映了瘟疫的类型自先秦以来发生着变化,不再如《伤寒杂病论》中所记载的以外寒性症状为主,疾病类型倾向于多元复杂化。

(三)隋唐时期

此时期著名医家巢元方在其《诸病源候论》里记载了瘟病特征,他在《疫疠病诸候》篇中论述了疫疠病的病因及特征:"疫疠病候,其病与时气、温、热等病相类,皆由一岁之内,节气不和,寒暑乖候,或有暴风疾雨,雾露不散,则民多疾疫。病无长少,率皆相似,如有鬼厉之气,故云疫疠病""人有染疫疠之气致死,其馀殃不息,流注子孙亲族,得病症状,与死者相似"。疫疠之候因节气不和,人感乖戾之气而生病,且病气可以相互传染。他的学说引起后世医家注意,开始将温病与伤寒区别开来。

总的来说,秦汉到晋唐这段时期,医学界的发展多是在对方药的整理上,对瘟疫的防治处于初级阶段,尚属简朴的无系统状态。

(四)宋金元时期

宋代医家张从正《儒门事亲》指出:"又如正二三月,人气在上,瘟疫大作,必先头痛或骨节疼,与伤寒、时气、冒暑、风湿及中酒之人其状皆相类。慎勿便用巴豆大毒之药治之……夫瘟疫在表不可下,况巴豆之丸乎。"他认为"夫瘟证在表不可下……况复发以辛温之剂乎",是说温病在表时不可攻下,更不可使用辛温之药,对瘟疫的临床表现、治疗提出了自己的观点。

这一时期出现的"寒凉派",在理论上使得伤寒与温病划清了界限,在治疗上也有了根本性的突破,主张灵活运用经方,强调治疗温热证应以寒凉药为主。其中刘河间创新论、立新法、制新方,提出"六气皆从火化""六经传受,由浅至深皆是热证,非有阴寒证"的理论,他认为热病初期,不可单用辛温解表,应以寒凉清热为主,法当表里两解,并创制了双解散等方剂。无独有偶,元末王安道在《医经溯洄集》中对温病的病名、病理、治则提出了独特的见解。他从病名、病理、治则三个方面对寒温进行辨析,认为温病不得混称伤寒,温病与伤寒发病机制迥然不同,温病属里热外发、怫郁于表,清里热为主,解表兼之,吴鞠通称他"始能脱却伤寒,辨证温病"。

李东垣,脾胃学说的创始人,强调脾胃在机体的重要作用,又被称为"补土派"。他的医案集《李东垣医案拾遗》中有关于流行性腮腺炎的记载,《大头天行》一篇记载:"泰和二年四月。民多疫病。初觉憎寒壮热体重。次传头面肿甚。目不能开。上喘。咽喉不利。舌干口燥。俗云大头伤寒。染之多不救。"李东垣以普济消毒饮治疗,全活甚众。除却补脾土,他也善于用泻火之法治疗急性热病。

先秦至金元时期,疾病逐渐演变,瘟疫亦是,中医学在与疾病无硝烟的战争中积累经验。古代医家对瘟疫的认识渐渐地由《伤寒杂病论》之"伤寒"脱离出来,特别是经过宋金元时期的变革发展,当时医家认为伤寒学说已经不能完全满足当时医疗的需要,意识到伤寒与温病的区别,并提出新的理论、新的治法,不拘于经典,活用经典,善于思考,兼顾继承与创新,使得中医百家争鸣,中医对瘟疫毒邪的认识也更全面系统,为后世医家对温病学的研究奠定了坚实的基础。不过此处我们需要知晓,伤寒与温病不是相互对立的学派,两者互相补充,使得中医辨病辨证体系更加完善。疾病不会因为时代的进步而止步,总会出现让人意想不到的疫病,因此医学也需要同等的进步才能更好地防治疾病,解除疾病带来的痛苦。这种情况下就会有新理论的诞生,补充以往医学中的漏洞,或纠正以往医学体系中不恰当的认识,这也是一般事物的普遍发展规律——在实践中得到检验,螺旋式上升。中医的发展当然也不例外,相信随着科技的进步,借助现代技术,中医在应对瘟疫中会表现得更加出色。

(五) 明清时期

此时期是瘟疫的第二次大活跃期,这个时期也是我国历史上疫情暴发最密集的时期,疫情的强度也越来越大,仿佛又一次回到了东汉末年张仲景的那个时代。可是此时与张仲景所处时代不同的是传染病的种类不同了,张仲景的《伤寒论》已然不能应对当时严峻的疫情。历经唐、宋、元 1 500 年里,中国的医家在对瘟疫的认识上,进展较缓慢,甚至没有一部专门研究瘟疫的专著。当时的医家意识到,《伤寒论》所载不能尽为当时所用,解决不了当时的瘟疫问题。因此,诸医家潜心做学问,细心对临床,在临床诊疗中总结经验,秉承着"厚德博学、承古拓今"的精神,开创新的理论,创立新的治法。实践证明,中医运用温病学理论对瘟疫的治疗是行之有效的。

明清时期瘟疫的肆虐催生了温病学派,温病学在此时处于鼎盛阶段,医著如雨后春笋,这是中国医学著作大量面世、繁荣昌盛的时期。对温病的研究出现井喷现象,百家争鸣,形成了新的独立学科——温病学,有了一整套温病相关的理法方药。代表医家及作品有吴又可《温疫论》、叶天士《温热论》、吴鞠通《温病条辨》、薛雪《湿热病篇》、王孟英《温热经纬》等。

吴又可,首创"疠气"学说,脱却"六淫"致病因素,丰富和发展了温病病因学说。指出瘟疫有强烈的传染性,"无问老少强弱,触之者即病"。治疗上强调以祛邪为首要,提出"客邪贵乎早逐""邪不去则病不愈"。创疏利透达之法,如发病初期,即用达原饮疏利透达膜原;中期邪陷于胃,用三承气汤专主下夺,以邪尽方止;后期重在滋养津液,清解余邪。如用柴胡清燥汤、蒌贝养荣汤、清燥养荣汤等扶正祛邪。这些认识为后世温病学的发展提供了新的观点和依据,不仅在当时历史条件下是一重大创新,且至现在仍不失为先进的科学思想。

叶天士,创立了"卫气营血"温病辨证理论,如《温热论》原文所载:"创立用卫分、气分、营分、血分四个层次作为辨证的根据,并指出温病的传变模式有顺传与逆传两种:顺传由卫而气而营而血,逐步传入;逆传由卫分直入营分。至于卫、气、营、血如何分辨,主要是根据温病的诊断特点,运用察舌、验齿以及辨斑、疹、白,作为要点,然后结合证情,作出诊断,决定治法。"他认为邪在卫分,"在卫汗之可也",主要有发热、微恶风寒、无汗或少汗、头痛、咳嗽、口渴、脉浮数等肺卫见证,治疗宜用辛凉透解之品,使邪从外解;邪在气分,"到气才可清气",主要有身热,汗自出不恶寒,反恶热,口欲饮,苔黄燥,脉滑数等里热见证,治疗应予辛寒清气之品透热外达;邪在营分,"入营犹可透热转气",主要有烦躁不安、入夜不寐、斑疹隐现、舌质红绛等热伤营阴和心神被扰的见证,治疗宜用清营泄热之品,使其转出气分而解;邪在血分,"入血就恐耗血动血,直须凉血散血",主要有身热、吐血、便血、斑疹透露、舌质深绛等热盛动血见证,治疗应凉血活血、清热解毒。他还发展了温病的诊断方法:伤寒、金匮重视脉象,辨舌验齿。对辨舌验齿,辨斑疹、白痦有独到心得，对舌象论述详细简明，如"若舌白如粉而滑，四边色紫绛者，温疫病初入膜原，未归胃腑，急急透解，莫待传入而为险恶之症。且见此舌者，病必见凶，须要小心"。

薛雪，清代著名医家，与叶天士齐名。他提出湿热病是外感热病中的一大类型，是由于既感受湿邪，又感受暑热之邪，则成湿温。也有由于湿邪久留伏而化热，成为湿热之邪交织，而为湿温者。这种病的发生，与季节有很密切的关系。湿易与热邪相合，热邪由于湿邪的黏滞而难以消除，湿邪则由于热邪的弛张而弥漫上下，致使病情十分严重。湿热本证的主要表现为始恶寒，后但热不寒，汗出胸痞，舌白或黄，口渴不引饮等。湿邪在表，易伤表、侵袭肌肉、伤及经络。湿邪入里，易滞太阴、阳明。困遏膜原，则寒热如疟。他对湿热病的研究，突出了湿与热相合的特点，抓住了湿热二邪轻重不同的要害，结合脏腑、三焦、表里等辨证，有利于临床应用。治疗上，将温化、清泻、清热祛湿等与补阳、益气、养阴、生津诸法相配伍，临床用药平衡药性"清热不碍湿、祛湿不助热、扶正不碍祛邪、祛邪当注意扶正"等方面。他的理论对后世治疗湿热病影响深远。

吴鞠通，温病学派重要代表人物之一，编著了《温病条辨》一书，收取了前贤在温病学方面的成就，使叶天士温病学说更加系统化、理论化，从而便于学习、推广、运用。然而卫、气、营、血尚不能确切地反映温病与病变脏腑的关系，因而仅有卫气营血辨证还不能满足温病临床的实际需要。吴鞠通则以三焦来归纳温病错综复杂的辨证表现。他认为凡心肺之病属上焦，脾胃之病属中焦，肝肾之病属下焦。三焦辨证与卫气营血辨证，互为经纬，共同构成了温病的辨证理论体系。吴鞠通还总结了多种温病的病理发展规律，提出温病"始上焦，终下焦""上焦病不治，则传中焦，胃与脾也；中焦病不治，即传下焦，肝与肾也"。他认为"治上焦如羽（非轻不举），治中焦如衡（非平不安），治下焦如权（非重不沉）"，上焦部位最高，而近于表，所以治上焦的病，宜用如羽毛那样轻清升浮之品，否则药过病所；中正平和如秤杆之平衡，中焦处于上、下焦之间，是升降出入的枢纽，故中焦有病用药须不偏不倚，即不能用上焦轻清升浮，又不宜用下焦滋腻潜降；下焦部位最低，而偏于里，用药须重浊，犹如秤砣那样沉重之品，才能直达病所。总的来说，吴鞠通创立了三焦辨证，完善了温病的辨证体系；阐明温病的病机传变，提示了温病的发展规律；创制了治疗大法，丰富了温病治疗学内容。

王孟英，是一名出色的温病学家，他博采众方，一生出书无数。晚清时期，烈性传染病霍乱传入中国，在江南一带引起了大暴发，死亡率高，吞噬了无数中国人的生命。他观察到当时江南的卫生条件脏、乱、差，当地人还有一个最致命的陋习，就是江南水乡河道密布，取水方便，人们所有生活用水全从河里面取，就连刷洗马桶也是在河里，这样就给霍乱流行造成了可乘之机。王孟英认为霍乱等病的发生与环境污染、水源和饮食不洁有密切的关系，并认识到霍乱主要病变部位在中焦脾胃，治疗上主张从祛除病邪，恢复脾胃升降功能着眼。王孟英与周光远的故事更是后世传唱：周光远原任婺州盐务总管之职，他先后两次分别感染疟疾及霍乱，皆被王孟英治愈，后辞官南下，一直追随王孟英，帮王氏整理医集,成为佳话。"水源不清,则必成燎原之势",王孟英是第一个提出控制疫情一定要先从公共卫生做起,最根本的还是饮水问题。

　　总的来说,温病学派着重研究以发热为主的一类外感热病,源于四时温热邪气或疠气等。继承了《黄帝内经》《难经》《伤寒杂病论》的基本精神,进行了补充和发挥。大量的临床实践证实,温病学在治疗内科急重症、传染病等方面取得了较好的疗效,对于杂病有一定的指导意义。1956年,曾流行于河北的流行性乙型脑炎,治疗就是以白虎汤为主,重要药物有石膏、全蝎、蜈蚣、犀角、羚羊角、安宫牛黄丸等,取其清热解毒、养阴之法治疗,患者用药后都能在短时间内退热,1~2周治愈出院,很少有后遗症。次年北京流行该病,有医家分析当年北京阴雨连绵,湿热交蒸,因此属于暑湿偏盛,于是用杏仁滑石汤、三仁汤化裁,以通阳利湿,效果显著。

四、古经验,为今用

　　温病学在治疗瘟疫中发挥着重要的作用,据史料记载,我国古代人口数量相对恒定,瘟疫的流行没有引起人口数量大幅度下降。明清时期瘟疫的流行超过之前任何一个时期,但从现存文字记载来看,中国人口在乾隆年间达到2亿多,此时期温病学已在大江南北盛行。在古代,中医一直致力于守护中国人的健康,并且一直在发展,从未止步。

　　2003年"非典"疫情席卷全球,中国广东成为重灾区,邓铁涛所在的广州中医药大学第一附属医院共收治"非典"患者36例,绝大多数痊愈出院,医护人员也无一人受到感染。在21世纪初的抗击"非典"疫情中,中医显示出了重要的作用。那么纵观历史,中医在古代对于瘟疫的防治还有哪些值得我们借鉴之处呢?

(一)预防与隔离

　　首先要说到的是顺应节气。《礼记·月令》曾有记载:"孟春行秋令,则其民大疫;季春行夏令,则民多疾疫;仲夏行秋令,民殃于疫;孟秋行夏令,民多疟疾。"古人认为这是由于"阴阳失位,寒暑错时,是故生疫",他们在有所兴作时就很重视顺应节气。清代熊立品在《防疫全书》中提到"四毋原则",即"毋近患者床榻、毋凭死者尸棺、毋食病家时菜、毋拾死人衣物"。《鼠疫汇编》亦提出清洁卫生、掩埋死鼠、掩住口鼻、勿触其气等预防方式,和后世医家研究的鼠疫昆虫叮咬传播、飞沫传播相对。

　　早在《黄帝内经》刺热篇就记载了瘟疫的传染性的特征。瘟疫具有传染性,不分年纪大小皆可染病并且症状相似,不及时救治很容易就传给他人。秦代出现了收容病病的"疠迁所",而隔离的理念始于东汉,表明当时对瘟疫的传染性有了一定的重视。《汉书·平帝纪》记载的"元始二年,旱蝗,民疾疫者,舍空邸第,为置医药",可以被看作是对患者实行隔离措施的最早记录。晋代葛洪《治瘴气疫疠温毒诸方第十五》断温病令不相染:着断发仍使长七寸,盗着病患卧席下。隋代曾设立"疠人坊"专门收容、隔离麻风患者并治疗,此时则已成为制度。南北朝时期,《南朝齐会要·民政》有记载,萧齐时,太子长懋等人曾设立了专门的患者隔离机构"六疾馆",以隔离收治患病之人。宋代出现了大量官办养病机构,如越州病坊,《元丰类稿》越州赵公救灾记篇记载:"大疫,为病坊,处疾病。"北宋末年广泛设置安济坊,以专门隔离患者,效果显著。

(二)消毒

消毒对外科手术十分重要,随着外科医学的进步,消毒逐渐被医学界重视。我们一般将匈牙利裔产科医生伊格纳兹·塞麦尔维斯视为推行消毒方法的先驱,他要求医院医生接生前用漂白粉洗手,这大大降低了医院内产褥热的发生率。中医没有消毒一词,但中医所采取的一些理疗技术与现代医学的消毒不谋而合,中医称之为驱邪。例如烧熏法,这在今天看来就是对我们日常生活中的空气进行消毒。《本草纲目》记载:"今病疫及岁旦,人家往往烧苍术以辟邪气避疫。"《肘后备急方》记载"太乙流金方……中庭烧,温患者亦烧熏之"或是用药物制成香囊,随身携带,或挂于门户,或烧烟熏居,这对后世影响很大,流传甚广,有些至今仍然沿用。涂抹药物法,是将药物涂抹在身体表面部位。《伤寒总病论·天行温病论》曰:"入温家令不相染,研雄黄并嚏法。水研光明雄黄,以笔浓蘸涂鼻窍中,则疫气不能入,与患者同床,亦不相染。五更初洗面后及临时点之。凡温疫之家,自生臭秽之气,人闻其气,即时以纸巾探鼻中,嚏之为佳。"《肘后备急方》也记载了一些涂抹药物法的要方:"辟温气,雄黄散方……以涂五心额上、鼻、人中及耳门;辟温病,粉身散……以粉身。"涂抹部位一般为额上、鼻、人中及耳门等处。

(三)治疗

中医药之所以能够对瘟疫进行有效的防治,主要是强调天人相应、以人为本的思想,治疗中注重调和身体气血阴阳的平衡,和增强人体自身免疫能力、抗病能力。尽管伤寒和温病在诸多方面均有不同,但两者有千丝万缕的关系,并不是对立的。首先,两者的理论都基于《黄帝内经》《难经》,以脏腑、经络为核心,《伤寒杂病论》又是温病学的发展基础。吴鞠通《温病条辨》说"是书仿仲景《伤寒论》作法"。其次,在疾病传变规律上,伤寒虽着重强调表里传变,但也有上下,温病学说重在强调上下传变,也分表里,两者正好互补。再者,在疾病症状表现上,伤寒与温病早期都以表证为主,中期都有热象偏盛,末期伤寒以伤阳为主,温病以伤营阴、动血、动风为主。最后,疾病末期皆伤及正气。辨证上,三焦及卫气营血辨证补充六经辨证的不足。

中医的伤寒、温病学说支撑着古代医家治疗瘟疫邪毒,各种辨证都用于医类特定的疾病。六经辨证用于伤寒病;卫气营血、三焦辨证用于温热病、湿热病。然每种辨证有它明确的特定范畴,每一个辨证方法所辨的"证"必须与作为基础的"病"相结合,这就是中医"病""证"结合。首先明确疾病所属,了解病名,然后明察证候,找出最主要证候要素,施以辨证论治。

除此之外,中医还另辟蹊径,清代武荣纶写的《牛痘新书》中记载"唐开元间,江南赵氏始传鼻苗种痘之法"。种痘方法:痘衣(取患儿内衣穿着两三天)、痘浆(取新鲜痘浆塞入鼻孔中)、旱苗(取痘痂研末对鼻吹入)、水苗(取痘末捏团塞入鼻孔中)。其中水苗之法更可靠,这种方法是预防天花人工免疫疗法的先驱,是对我国医学的一大贡献。后来传入日本,康熙年间俄国人来中国学痘医,后又传入欧洲,在1796年牛痘接种法出现以前,这种方式一直是最有效的预防天花的方法。

(四)环境

首先提到公共卫生。虽然在很长时间内人们都将瘟疫的发生归因于瘟神作怪、阴阳失序,但随着时代的发展,人们逐渐认识到瘟疫的发生和公共卫生之间有着密切的关系,因此开始逐渐重视公共卫生事业。比如在南宋,真德秀任职泉州期间,鉴于泉州城内水沟湮阏岁久,"淤泥恶水,停蓄弗流,春秋之交,蒸为疠疫",因此开始兴工清理沟渠。又如前文所提到的清代的王孟英,他提出"水源不清,则必成燎原之势"。霍乱等病的发生与环境污染、水源和饮食不洁有密切的关系,保持饮水清洁、安全非常必要。

其次是关于尸体的处理。尸体是病毒和细菌借以大量繁殖的最主要载体,处理尸体,即是切断疾疫流行的一个重要渠道。早在《周礼》就有记载,从先秦时期开始,就有了处理无主尸体的做法。此后,凡遇大疫,官府一般都有组织掩埋死者尸体的行为。比如《南史》记载,南朝时期,郢城大疫,全城十余万口,"死者十七八",为了防止瘟疫的进一步传播,朝廷遂下令给死者赐棺椁收葬。到了宋朝发展更加完善,官方会在灾害过后招募一些僧侣掩埋尸体,并且用度牒作为奖励,比如江淮一带发生过大疫,官府招募僧侣志愿者,凡是掩埋尸体达到200人的会给一道度牒作为赏赐。北宋末年还在各地普遍设立漏泽园制度,以掩埋因贫困无法得到安葬的无主尸体。在宋以后,各朝各地都有效仿,普遍建立漏泽园,从而减少了病毒、细菌借助尸体繁殖传染的机会。

瘟疫的发生几乎是伴着整个人类发展文明史,人类与瘟疫的抗争从未停止过,瘟疫会在人类发展过程中反复来袭。虽然古代中医不明了引起各种传染病的病原体,但对于瘟疫传播途径中医是明了的,基于中医辨证与辨病相结合的特点,在瘟疫的防治中发挥了重要作用,能在紧急、特殊情况下发挥优势。而随着全球化的发展进程,瘟疫的致病性出现了很大变化,比如发病迅猛、变化快、病死率高等,一旦突发疫情会变得更棘手。显然,人类文明在进步,微生物也在进化,我们即将面临更严峻复杂的挑战,这就需要我们贯通古今,博采众长,以应对随时可能到来的危急时刻。

中医药治疗急性传染病的优势在于它并不像现代医学研制出的疫苗一样只针对某种传染病或者某种传染病的一种株型,中医的异病同治和同病异治概念不仅使每位患者可以取得个体化方案,且同一张方子对待不同传染性疾病的某一阶段或某一病理状态皆可取得良效。这无疑为我们以后应对任何一种传染病都能提供有力帮助,这便是中医药治疗急性传染病的最大优势所在。

第二节 中医治疗新型冠状病毒感染

一、新型冠状病毒的认识

2019 年暴发的新型冠状病毒感染疫情(简称新冠疫情),相信绝大多数人已亲身经历,更有甚者发展成为"长新冠",经久未愈。这种消耗型疾病造成很多人体能下降、免疫力降低、原有慢性病加重发展等,但大多数人选择中医药治疗后取得良好效果。这更能说明一个问题,中医是古老的,但并不是一成不变的,新时代中医药站在宏观角度应对流行性疾病能更大程度地发挥能动作用,为人类健康做出巨大贡献。

2019 年末,武汉市上报不明原因肺炎,其后该病在武汉市出现大范围传播,并且蔓延及全国。新冠疫情导致全球超过 300 万人染病,造成超过 20 万人死亡,是 21 世纪以来,人类首次面临的全球性公共卫生挑战,给全世界带来了重创。中国疾病预防控制中心很快对引起这次疫情的病毒进行基因测序,发现造成此次疫情的是新型冠状病毒(简称新冠病毒),是冠状病毒的抗原性异变病毒,区别于其他呼吸道病原体。

冠状病毒是一个大型病毒家族,是 RNA 病毒,属于冠状病毒科冠状病毒属,因病毒包膜上有向四周伸出突起,形如皇冠而得名。从武汉市不明肺炎患者下呼吸道分离出的冠状病毒是一种新型冠状病毒,在基因测序同源性上来说,更加接近 2003 年造成 SARS 流行的 SARS-CoV(SARS 冠状病毒),两者同源性达 85% 以上。相比 SARS,新冠病毒在致死率和传染性上相对温和。但由于新型病毒易发生抗原变异,人群对变异病毒株缺少免疫力,很容易就在人群中流行。相关机构研究表明,该病毒对热敏感,56 ℃加热30 分钟,乙醚、75% 乙醇、含氯消毒剂、过氧乙酸和氯仿等脂溶剂均可有效灭活病毒。

冠状病毒是一种来自自然界的病毒,很多野生动物都可能携带该病原体,成为传染疾病的传播媒介。新冠病毒的主要传播方式是飞沫传播、接触传播(包括手污染导致的自我接触)以及不同大小的呼吸道气溶胶近距离传播,后有相关证据表明,尚存在一定的粪口传播。阻断传播途径是预防新冠病毒感染的最佳方式。老年人、有慢性病病史的人及抵抗力差的人感染概率会更大。该病在老年人、孕产妇、肝肾功能障碍人群中进展更快、更严重。《黄帝内经》中提到"肺者,五脏六腑之盖也。"中医学家叶天士亦指出"温邪上受,首先犯肺",肺的位置最高,与外界相通,诸邪最易侵袭。中医认为"肺为娇脏",肺脏清虚而娇嫩,吸之则满,呼之则虚,不容纤芥,不耐邪气之侵。新冠病毒属于冠状病毒株的变异病毒,能够特异性入侵我们的肺泡上皮细胞,首先破坏人体肺部组织细胞,引起肺部发病。因肺部与外界相通,病毒极易通过咳嗽、呼吸被带出肺部,在空气中散播,引起更多人发病,在社会上造成广泛的流行。

咳嗽具有清除呼吸道异物和分泌物的保护性作用，属人体非特异性症状，是一种保护性的动作。新冠病毒侵袭肺部后迅速进入肺泡，激活炎症反应，攻击肺部组织，此时白细胞等血液成分以静脉为中心向四周深入，肺泡内灌有大量液体，影响肺组织的气体交换，氧气交换的场所变小，因此患者会感觉到胸部憋闷不适，机体会出现缺氧状况，各器官功能降低。病理及尸检报告显示，新冠病毒主要侵袭肺脏，造成肺脏不同程度实变。肺内支气管黏膜部分上皮脱落，腔内可见黏液栓形成。少数肺泡过度充气、肺泡隔断裂或囊腔形成。除此之外，新冠病毒还可以引起其他脏器的损伤。脾、肺门淋巴结和骨髓：脾明显缩小，淋巴结细胞数量较少，可见坏死。骨髓三系细胞数量减少。心脏和血管：心肌细胞可见变性、坏死，部分血管内皮脱落、内膜炎症及血栓形成。肝和胆囊：肝体积增大，呈暗红色。胆囊高度充盈。肾：肾小球球囊腔内见蛋白性渗出物，肾小管上皮变性、脱落，可见透明管型，间质充血，可见微血栓和灶性纤维化。其他器官：脑组织充血、水肿，部分神经元变性。肾上腺见灶性坏死。食管、胃和肠管黏膜上皮不同程度变性、坏死、脱落。

新冠病毒感染存在一定的病死率，但绝大多数是可以治愈的。调查研究表明，全国中医药参与救治的确诊病例约占 85.20%。中医讲求机体的平衡，在驱邪的同时兼顾机体正气的调护，中医药及中医药理疗等技术的参与，能够祛除病邪并增强机体的抵抗力，有助于机体的快速恢复。临床研究表明，中西医结合治疗的患者，临床治愈率提高了33%。客观数据亦说明，中西医结合更加有助于新冠病毒感染的治疗。

新冠疫情暴发突然，该病的康复很大程度上是依靠患者自身的免疫系统。那么患者一旦确诊，机体是怎么一步步康复的？我们的特异性免疫系统——淋巴细胞功不可没。白细胞的组成部分，包含 B 淋巴细胞和 T 淋巴细胞，B 淋巴细胞表面存在众多 Y 形蛋白质（就是抗体），这种抗体可以有多达几百万种形态，作为鉴别器，B 细胞通过其表面蛋白对未曾见过的病原体进行识别，当该病原体刚好与其中一种 B 细胞结合，B 细胞就会被激活，然后疯狂复制，产生一种作战细胞——效应 B 细胞。效应 B 细胞一方面大量合成独立游动球蛋白抗体，攻击病毒蛋白质外壳，与之结合，限制病毒对细胞的入侵；另一方面诱导吞噬细胞前来吞噬病毒，进而消灭体内细胞外病毒。另一种是记忆 B 细胞，作为记录员，它能特异性识别病毒，在机体再次遭遇该病毒侵袭时能够极快产生大量抗体，短时间内消灭病毒。B 淋巴细胞主要消灭细胞外病毒，那么细胞内病毒该如何消灭呢？这就要靠我们的 T 淋巴细胞啦！T 淋巴细胞中的杀伤性 T 淋巴细胞负责清除的正是被病毒侵入的细胞。如此，病毒就被我们的免疫系统彻底消灭了。

虽然机体免疫系统能有效清除病毒，但不代表不需要就诊。因为人体的免疫系统识别病原体需要一定的时间。这就好比病毒与机体之间的抗衡，当感染病毒数量过多、毒性过强或当机体不耐病毒攻伐等情况时，会造成病毒占据主导地位，天平倾斜到病毒一方，引发病情危重，进而导致死亡。与病毒较量的过程中，医生是站在患者一方的坚实守卫者,主要作用就是在与病毒抗争的这段时间,保证天平向机体倾斜,直到病毒被消灭殆尽。

疾病潜伏期就是接触病原体(微生物、化学制剂、辐射等)后,症状和体征有明显的表现前所经过的时间。简单来说就是病原体侵入人体到最早出现临床症状的这段时间。不同疾病的潜伏期长短不一,短至只有几分钟,长者能达几十年。潜伏期内的传染病有可能同样具有传染性。

中医学关于疾病潜伏期的认识,清代医家刘吉人根据《黄帝内经》伏邪发病的理论,著书《伏邪新书》,总结伏邪的以下情况:"感六淫而不即病,过后方发者总谓之曰伏邪;已发者而治不得法,病情隐伏,亦谓之曰伏邪;有初感治不得法,正气内伤,邪气内陷,暂时假愈,后仍复作者亦谓之伏邪;有已发治愈,而未能尽除病根,遗邪内伏后又复发亦谓之伏邪"。简单来说就是,感受外邪时发病;病发不得治继而隐匿;治疗不得当疾病内陷后复发者;病愈后邪气未尽再发者。潜伏期的长短与以下因素有关:人体感染病原体的种类、数量;病原体的毒力;毒素产生和传播所需要的时间;机体免疫力的强弱等。病原体的数量多、毒力强则潜伏期短,反之,潜伏期就会适当延长。比如霍乱潜伏期1~3天、流行性感冒潜伏期1~3天、SARS潜伏期最多10天等,病原体不同潜伏期会有所差异。临床研究表明,新冠病毒感染的潜伏期为1~14天,平均潜伏期为5.1天,潜伏期内有人传人的可能。

新冠病毒感染与季节性流感有较大区别。第一,新冠病毒的传播效率低于季节性流感病毒。无症状感染者是流感病毒的主要传播者,而新冠病毒并非如此。有证据表明只有约1%的确诊病例没有症状,且这些病例中的大多数会在2天内出现症状。第二,与流感病毒相比,新冠病毒引发的疾病更严重。事实上很多人已经具备对季节性流感病毒毒株的免疫力,而新冠病毒是一种新型变异病毒。这就意味着新冠病毒感染的易感人群更多,有些人会出现重症。第三,目前还没有对付新冠病毒的特效药物或疫苗,很容易造成疾病严重程度难以控制。第四,流感不可控,但新冠病毒感染可以得到控制。

二、中医辨新冠

关于新冠病毒感染,我们知道它属于中医温病中的瘟疫范畴,先确定"疫病"病名,非伤寒也非普通温病,然后辨证论治,将普通感冒、流感等抛开。本病病因为感受疫疠之气,"疬气兼秽浊之邪",即湿邪疫毒,属湿温类疫病,谓之湿毒疫。病位在肺。病理因素:寒、湿、热、毒、瘀、虚。病机重点:以"湿邪"为主,湿郁肌表则发热、身困酸痛;湿遏肺卫则咳、痰、胸闷而喘;湿困中焦则纳差、乏力、便溏。湿多兼夹它邪,呈现寒湿或湿毒疫,其夹寒夹热,或寒化热化,与气候、地域、病程、患者体质相关。关于其病性,更倾向于疫毒本身没有明显的寒热属性,各个患者在感受病邪之后所呈现的寒热特征不一,因此更值得注意的应该是寒热的变化,就像清代钱潢《伤寒溯源集》所说:"外邪之感,受本难知。发则可辨，因发知受"。病原体只能作为中医辨证论治的根据之一，诊治的关键在于辨证论治。治疗原则：宣肺止咳、清热化湿、解毒祛邪。临床需要"三因制宜""扶正祛邪"，灵活思辨。该病总的治则：扶正祛邪、平衡阴阳、标本兼治、三因制宜，适用于所有病例。

三、十方疗效显

在中医漫长的疫病发展史和疫情斗争史上，处处闪现着抗疫者的身影，涌现了诸多著名医家及治疫特效方药。几乎每次疫情流行，都有无数医者奋不顾身、亲临一线，实践出真知，总会有一个或几个名方问世。这些方药经过千百年的临床实践，证实是真实有效的。徐灵胎云："一病必有一主方，一方必有一主药。"一气一戾总有共性，认准病机，就可专病专方，辨病施治。疫情中的普适方，易于推广，就像影视剧里呈现的场景，大锅熬药，疫民排队喝药。今总结"降瘟十方"以为借鉴。

（一）达原饮

出自吴又可《温疫论》。吴又可提出温疫初起，病邪在伏脊之前、肠胃之后，此为表里分界处，不可解表发汗，更不可下之，汗则伤表、下则伤胃，创立达原饮治邪伏于半表半里之症。达原饮方：槟榔6克、厚朴3克、果仁1.5克、知母3克、芍药3克、黄芩3克、甘草1.5克。槟榔消磨疏利除伏邪；厚朴破戾气所结；草果辛烈气雄，除伏邪盘踞；三味协力直达巢穴，速离膜原，是以为达原也；热伤津液，加知母以滋阴；热伤营血，加白芍以和血；黄芩清燥热之余；甘草为和中之用。新冠病毒经飞沫快速传播，初期正邪交争于半表半里，此时恶寒发热或无热、干咳、咽干、胸闷、脘痞，或呕恶、便溏，舌淡、苔白腻，脉濡。方用达原饮以开达膜原、辟秽化浊。治疗温疫初期，邪伏于膜原者。曾在抗疫一线取得较好疗效的肺炎1号方、清肺排毒汤中皆含此方，方以行散开通膜原、辟秽化浊，而驱邪外出。

（二）不换金正气散

出自徐春甫的《古今医统大全》："不换金正气散善解一切山岚瘴气，八般疟疾，四时伤寒，五种膈气……不分阴阳，尤宜多服。"主治如原文所载，现亦常用于治疗消化系统疾病，所治之病者不分阴阳，皆可用之。不换金正气散方：厚朴（姜炒）3克、苍术（米泔水泡）3克、陈皮（去白）3克、半夏（制）3克、藿香叶（净）3克、甘草（炙）3克、草果1.5克。方中用苍术燥湿止泻，藿香化湿止呕，陈皮理气健脾燥湿，厚朴下气，半夏燥湿降逆止呕，甘草和中益气。新冠病毒感染患者初起症状较轻，常发热恶寒或轻微发热，乏力伴胃肠道不适者可选用此方，以和脾胃、温中焦、止吐泻、下痰饮。本方重在缓解疫毒之邪客于脾胃，以致脾土失运，不得运化所致腹泻者，临床运用此方须辨证论治，随证加减。

（三）人参败毒散

出自宋《太平惠民和剂局方》："治伤寒时气，头痛项强，壮热恶寒，身体烦疼，及寒壅咳嗽,鼻塞声重,风痰头痛,呕哕寒热,并皆治之。"主治伤寒表证明显而正气不足者,患者出现头项、肢体烦痛,壮热恶寒,脉浮而无力等症。人参败毒散方:柴胡、川芎、前胡、甘草、人参、桔梗、羌活、独活、茯苓、枳壳各900克,制为粗末,每服6克,水一盏,入生姜、薄荷各少许,同煎七分,去滓,不拘时候。新冠病毒感染属"寒湿瘟疫",易伤阳气,初期外感表寒明显,患者身体素虚,此次感受疫毒表证明显,脉浮无力,此正虚邪实,退邪无力者适用本方,治以解表去湿、益气扶正。

(四)甘露消毒丹

出自叶桂述《医效秘传》:"故凡人之脾胃虚者,乃应其疠气,邪从口鼻皮毛而入……或舌心干焦者,湿邪犹在气分,用甘露消毒丹治之。"为湿温时疫之主方,湿热、时疫交蒸于气分,致湿与热并重,患者多发热、倦怠、肢体酸沉、胸闷、腹胀等症,本方最合适。甘露消毒丹方:飞滑石450克、淡黄芩300克、茵陈330克、藿香120克、连翘120克、石菖蒲180克、白豆蔻120克、薄荷130克、木通150克、射干120克、川贝母150克,研末或糊丸,每服9克。由温病卫气营血辨证来看,新冠病毒感染患者的发热、倦怠乏力、胸闷等症,因与时疫毒邪郁于气分,化热伏于内,与湿交蒸,困厄脾土,失于运化而发为发热、倦怠乏力;气机受阻,疫毒停聚,发为胸闷或喘促,此时选用本方,可清热解毒,化湿祛浊,以驱邪外出,缓解发热、胸闷倦怠等不适症状。

(五)藿朴夏苓汤

出自石寿堂《医原》。原书中无方名,由《感证辑要》引原方组成记载"藿朴夏苓汤,以淡豆豉代丝通草,为具有理气化湿,疏表和中功效的湿存气分方",主治湿温初起,邪在气分,湿偏重者,出现身热不扬、肢体困倦、胸闷、大便溏等症。藿朴夏苓汤方:藿香6克、半夏5克、茯苓9克、杏仁9克、生苡仁12克、白蔻仁3克、通草3克、猪苓9克、淡豆豉9克、泽泻5克、厚朴3克。新冠病毒感染患者早期出现纳差、脘腹痞满、胸闷、大便稀软不爽或便溏者,此为寒湿郁闭脾肺,适用本方以理气化湿、疏表和中。

(六)麻杏石甘汤

出自张仲景《伤寒论》:"发汗后,不可更行桂枝汤,汗出而喘,无大热者,可与麻黄杏仁甘草石膏汤。"主治外感风邪、邪热壅肺之症。麻杏石甘汤方:麻黄9克、杏仁9克、炙甘草6克、石膏18克。麻黄宣肺而泄邪热;配伍石膏宣肺不助热、清肺不留邪,使肺气肃降有权,喘急可平;杏仁降肺气,助麻黄、石膏清肺平喘;炙甘草益气和中调诸药。新冠中期疫毒内闭于肺,肺气不利,邪气郁闭于内而化热,此时身热不退或寒热往来,咳嗽痰少或黄痰,胸闷气促,咳嗽憋闷,动则气喘,舌红,苔黄腻或黄燥,脉滑数,此时选用麻杏石甘汤,治以辛凉宣肺、清热平喘,重在缓解疫病胸闷、喘促有热者,治疗温疫时邪常与他方合用。

(七)银翘散

出自吴瑭《温病条辨》。吴鞠通认为"治上焦如羽,非轻不举",外感温病初期用轻清宣透之法,用药选择质轻性浮之品,时疫毒邪多从口鼻而入,直趋肺脏。银翘散方:连翘30克、银花30克、苦桔梗18克、薄荷18克、竹叶12克、生甘草15克、荆芥穗12克、淡豆豉15克、牛蒡子18克。银花、连翘辛凉透表以清热,兼具芳香辟秽解毒;荆芥穗、豆豉辛温助银花、连翘开皮毛而逐邪;桔梗宣肺利咽;甘草清热解毒;竹叶清上焦热;芦根清热生津。新冠病毒传染性强,病情进展迅速,多数患者初起以阴证为主,正邪抗争于外,表证明显,中期疫毒内闭,郁而发热,多以发热、干咳等为主,病情较轻者仅出现低热、轻微乏力症状,此时可选辛凉平剂银翘散以清热解毒、宣肺透邪。

(八)升降散

出自龚廷贤《万病回春》。后经陈良佐、杨璇改分量、变服法,并更名为升降散,是治疗传染病的常用方。雍正年间,河南热疫流行,陈良佐编撰《二分析义》一书,择定数方以普济世人,其中本方便是其中核心方剂。升降散也是治疗SARS初期的常用方剂,亦用于流感病毒的治疗,如甲型流感病毒肺炎。升降散方:白僵蚕(酒炒)6克、全蝉蜕(去土)3克、川大黄(生)12克、广姜黄(去皮,不用片姜黄)1克。方中僵蚕、蝉蜕祛风解痉、疏风散热、宣降肺气,宣中有清;大黄、姜黄行瘀消积、清邪瘀热,解温毒,降阴之浊阴;黄酒为引,蜂蜜为导,名为升降,实为表里双解之方,无寒热升降之偏颇,外感疾病无论寒热皆可用之。新冠病毒主要侵袭肺脏,"温邪上受,首先犯肺",病邪入里,郁于内,弥漫三焦,郁热不得透达,肺气升降失司,升降散能升降人体之气机,通达内外,对于改善新冠中期发热、咳嗽喘憋、胸闷喘促等症状亦有一定疗效。

(九)宣白承气汤

出自吴瑭《温病条辨》。中焦篇:"喘促不宁,痰涎壅滞,右寸实大,肺气不降者,宣白承气汤主之。"主治阳明温病,毒热内结,痰涎壅滞。肺气郁闭不通,肃降失权,肺与大肠相表里,肺气不降则腑气不通,发为喘促不宁、大便闭结之症。宣白承气汤方:生石膏15克、生大黄9克、杏仁粉6克、瓜蒌皮4.5克。方中生石膏清泄肺热;生大黄泻热通便;杏仁粉宣肺止咳;瓜蒌皮润肺化痰。新冠病毒感染患者中期常常表现为胸闷喘促,或伴有腹胀、便秘等,舌质红,苔黄腻或黄燥,脉滑数,疫毒之邪郁闭脏腑,久而化热,灼液为痰,阻滞气机,影响脏腑气机有序升降。方选宣白承气汤,治以清热定喘、泻热通便,上下合治,使肺气得畅、腑气得通。本方当区别于麻杏石甘汤,二者都治疗邪热壅肺之喘咳,然宣白承气汤系肺与大肠同病,而非单纯邪热壅肺,属脏腑合治之剂。新冠病毒感染患者中期疫毒闭肺,胸闷喘促伴腹胀、便秘时可选用此方,临床不宜久服,中病即止。

(十)小柴胡汤

出自张仲景《伤寒论》:"伤寒五六日,中风,往来寒热,胸胁苦满,默默不欲饮食,心烦喜呕……或咳者,小柴胡汤主之。"本方为伤寒少阳证所设,善解半表半里之邪,辛开苦降,补泻兼施,和解少阳枢机,是古代治疗发热性疾病的主要方剂,现代临床亦多有运用。

基于方证相应理论,小柴胡及柴胡类方剂临床运用价值较高,临床据证加减调方,可用于多个系统疾病的治疗。小柴胡汤方:柴胡 24 克、黄芩 9 克、人参 9 克、甘草炙 6 克、生姜切 9 克、大枣 12 枚、半夏(洗)9 克。据文献报道,新冠病毒感染患者多见发热、咳嗽,腹泻、呕吐较少见,常有乏力、不欲饮食、情绪低落等症状,或患者出现胸胁满闷、口苦、咽干者,皆可选用此方加减运用。因于方轻病重,治疗新冠病毒感染多不单独使用,须联合他方。肺炎 1 号方、清肺排毒汤中皆包含此方,其中清肺排毒汤为中药复方,包含中医经典方剂麻杏石甘汤、麻黄射干汤、小柴胡汤、五苓散等,由经方组合而成。据初期临床研究显示,本方可用于治疗新冠病毒感染的轻型、普通型、重型患者,在危重症患者救治中也可结合患者实际情况合理使用。新冠病毒感染病位在肺,涉及肠胃,疫毒侵袭于肺,邪热郁于内,发为高热,热灼伤肺,发为喘促;邪毒客于脾胃则食欲减退,机体失于濡养则体乏无力,脾之运化失常则腹痛、便溏。该方兼顾上中下三焦,以驱邪外出,兼顾正气。

四、中医治疗"长新冠"

有些传染病患者在恢复期结束后,某些器官功能长期都存在未能恢复正常的情形。新冠疫情已导致全球大量人群感染,处于感染康复期的人群日益增多。越来越多的数据提示,在新冠病毒急性感染后可能出现各种各样的临床症状,可称为"新冠后遗症"(本书中称为"长新冠")。有一部分因感染住院的患者在出院后症状持续至少 2 个月甚至更长时间,有的长达 12 个月。

研究表明,63%"阳康"的人,普遍存在一段漫长的恢复期,主要有疲劳(58%)、干咳(43%)、动则气促(36%)、注意力不集中(28%)、肌肉疼痛(26.5%)等。据临床评估,常见的后遗症有低热,咳嗽,疲惫乏力,活动后气喘,味觉障碍,嗅觉障碍,食欲减退和体重下降,腹泻,胸痛或胸部不适,关节痛或肌痛或头痛,耳鸣和听力下降,鼻炎,出汗,脱发,性欲降低,抑郁、焦虑,失眠,头晕,健忘、注意力不集中、思维变慢(脑雾),肺纤维化,肺部栓塞等。这些症状可以持续数周、数月甚至更长时间。

(一)原因

造成"长新冠"的原因,我们认为是单一因素或多种因素叠加导致。①病毒因素:新冠病毒具有特殊性,引起的症状多而重,对人体伤害较大,对于正气亏虚者病程会有延长,主要症状不能在短时间内消退。②生活因素:饮食起居不当,如在没有较好保暖措施下洗澡,再次受凉感冒;过早劳作,使病情反复。③治疗因素:如过度发汗治疗发热,烧虽然退了,但汗出不止反伤正气;用抗生素及激素消炎治疗,虽然缓解了急性炎症反应,但却降低了免疫功能,使得病程延长;若疾病早期痰多的情况下使用镇咳药治疗咳嗽,由于痰液不能及时排出,使咳嗽的病程延长;过度抗病毒治疗,抗病毒中药多属寒性药,如果用于寒性的病症,其结果适得其反,易出现腹痛、腹泻等;西药抗病毒药的副作用也会引起许多症状。④情绪因素:新冠病毒所致发热、周身疼痛、鼻塞、食欲减退、腹泻、便秘等不适症状,使人产生的各种不良情绪及对新冠的恐惧心理导致焦虑、失眠,都会在具体的疾病中有所表现。

(二)好发人群

出现"长新冠"最多的人群就是老年人,其特点为持续时间最长、症状最复杂、恢复期最久,其具体症状多表现为和基础疾病相结合,或可出现新症状;或可加重原有的基础疾病症状。其次是中年女性,患者人群较多,主要多为虚证,具体表现为胸闷、气短、心慌、乏力、动则气喘等症状。然后是体质较差的青中年人群,这类人群后遗症状虽持续时间较久,但表现较为单一,多为呼吸系统症状,如间断性发热、咳嗽、咳痰等。

(三)中医诊治效果佳

对于"长新冠"的各类证候,中医药的治疗效果还是很显著的。在此,本人结合自己在临床中所遇到的各种症状,大体将各种患者分为以下几种类型。

1. 与肺系相关的症状　主要表现为患者出现间断性发热、咳嗽、咳痰,痰色或黄或白,质黏稠或清稀,怕风怕冷,头身疼痛,胸闷,不自觉汗出,活动后气喘等。此时部分胸部 CT 结果可显示有白肺显影。此等症状多与风寒犯肺、饮停于肺、肺虚不固、肺脾气虚等原因有关。主要遣方:小柴胡汤、桂枝汤、小青龙汤、归脾汤、射干麻黄汤等。

2. 与脾胃系相关的症状　主要表现为食欲减退、乏力气短、脘腹胀满、胸脘腹疼痛、纳少、恶心呕吐、嗳气、肠鸣腹泻、便秘、胃寒胃痛等。此等症状多与脾胃虚寒、脾气亏虚、胃气上逆等原因有关。主要遣方:归脾汤、补中益气汤、理中汤、开胃进食汤、逍遥散等。

3. 与心系相关的症状　主要表现为患者出现心慌心悸、胸闷胸痛、气短乏力、动则气喘等症状。此时部分患者心电图异常,因病毒侵袭而导致患者出现心肌损伤、心肌炎、心律失常等病变。此等症状多与气阴两虚、心脾两虚、瘀热互结、痰热内扰等原因有关。主要遣方:炙甘草汤、四参定悸饮、温胆汤、归脾汤、瓜蒌泻白半夏汤等。

4. 与脑系相关的症状　主要表现为患者出现间断性头晕、头痛、耳鸣、失眠、情绪低落、抑郁、焦虑、记忆力下降、脱发、反应迟钝、嗅觉味觉丧失等症状。此等症状多与痰湿中阻、肝气郁结、痰热内扰、气血亏虚等因素有关。主要遣方:半夏白术天麻汤、八味解郁汤、黄连温胆汤、归脾汤、逍遥散等。

(四)案例举隅

案例一(发热)

周某,女,87 岁。病案号:7686872。

主诉:发热半月余。

现病史:患者于半月前"阳康"后出现持续性低热,体温在 37.3 ℃ 左右,自服"小柴胡颗粒"退热,热势不退,痰少,伴乏力、口苦,纳眠可,小便可,大便干。舌淡红,苔薄白,脉沉弦。

小柴胡汤加减:北柴胡15克,黄芩15克,姜半夏10克,生姜10克,党参15克,甘草10克,大枣15克,炒莱菔子30克,酒大黄6克,炒槟榔10克,姜黄6克,蝉蜕3克,炒僵蚕6克。共5剂,每日1剂。

服用5剂后患者复诊,诉服药后低热已痊愈,仍有乏力、口苦,纳眠可,二便调。舌淡,苔腻,脉沉。遂即转投开胃进食汤以治余症。

案例二(咳嗽)

方某,女,74岁。病案号:146394。

主诉:发热伴咳嗽、乏力1周。

现病史:1周前无明显诱因出现发热,体温最高38.7℃,伴咳嗽、乏力,患者自服"布洛芬缓释胶囊",体温渐降。后仍反复发热,最高体温37.6℃,遂至我院。入院症见:神志清,精神一般,咳嗽、黄痰,全身乏力,时有心慌,口苦,纳差。舌稍红,苔薄黄,脉弦。有高血压病史10年。

小柴胡汤加减:北柴胡15克,黄芩15克,姜半夏10克,生姜10克,党参15克,甘草10克,大枣15克,鸡矢藤25克,紫苏叶6克,夏枯草15克,麸炒枳壳10克,醋郁金10克,焦神曲15克,炒山楂15克,炒麦芽15克。共5剂,每日1剂。

患者诉3剂药后未再发热,又服2剂,咳嗽渐失。

案例三(乏力)

董某,男,68岁。病案号:7696398。

主诉:乏力、犯困3月余。

现病史:患者于3月前"阳康"后出现乏力、犯困,伴有咳嗽、咳痰,痰色白、质黏稠,咽痒,晨起口干、口苦,纳食无味,二便可。眠可,舌淡红,苔薄白,脉弦稍数。

六君子汤和苇茎汤加减:陈皮12克,法半夏15克,党参20克,炒白术15克,茯苓25克,炙甘草6克,苇茎25克,炒薏苡仁30克,白豆蔻12克,杏仁10克,荆芥6克,防风6克,连翘15克,竹茹15克,桔梗10克,黄芪35克,炒麦芽30克,炒山楂20克。共7剂,每日1剂。

服完7剂药后,患者复诊自诉诸症悉减。查其舌脉,舌淡红,苔薄白,脉弦。

遂守上方续加炒白芥子6克,炒莱菔子10克。

后未再诉有其余不适。

案例四(汗证)

唐某,女,58岁。病案号:554380。

主诉:发热汗出1周,加重2天。

现病史:患者感染新冠病毒后,出现低热、汗出,伴轻微咳嗽、咳痰、胸闷,于当地诊所输液(具体药物不详),效果不佳。2天前上述症状加重,汗出、头晕、全身乏力,遂来我院。刻诊：汗出、咳嗽、头晕、胸闷气短、全身乏力、四肢冰凉。舌淡红，苔薄白，脉细。有高血压病史30年。

归脾汤加减：党参20克，麸炒白术15克，黄芪35克，当归15克，甘草10克，龙眼肉15克，大枣10克，茯神30克，炒枣仁10克，木香10克，白芍15克，龙骨30克，煅牡蛎30克。共4剂，每日1剂。

药后患者诉汗量减少。守原方加浮小麦50克，麻黄根5克。共5剂，每日1剂。

药后患者诉效果显著。

案例五（郁证）

朱某，男，75岁。病案号：7406923。

主诉：心情不舒、入睡困难1月余。

现病史：患者1月前感染新冠病毒，出现情志不畅，时心烦，急躁，没耐心，入睡困难，甚则彻夜难眠，口苦无味，时时太息，脚踝肿。舌稍暗，苔薄，脉弦。

逍遥散加减：柴胡10克，白芍15克，当归15克，茯神30克，白术15克，泽泻20克，川芎12克，合欢皮30克，首乌藤30克，薄荷（后下）6克，益母草30克，牡丹皮10克，栀子15克，贯叶金丝桃12克。10剂，每日1剂。

二诊：服药后情绪稍稳定，睡眠有所改善，头懵，偶尔头晕。守方去牡丹皮、栀子，加桃仁10克、三棱15克、丹参20克。7剂，每日1剂。

三诊：诉服药后症状好转，仍有头懵、脚踝肿。守方去丹参，加香附15克、防己15克。10剂，每日1剂。诸症悉减。

后随访患者，未诉特殊不适。

案例六（异常感觉）

王某，女，35岁。病案号：7681522。

主诉：异常感觉半月。

现病史：患者半月前新冠康复后出现乏力、腰酸，自诉"食肉及甜食后有气上顶""做扩胸运动时自觉胸中有气呼呼上冲"。怕冷，平素冬天手脚冰凉，二便可，眠可。舌稍红，苔薄腻，脉沉。

八味解郁汤加减：柴胡15克，白芍15克，枳壳15克，甘草5克，姜半夏15克，厚朴15克，茯苓15克，紫苏梗15克，香附10克，贯叶金丝桃15克，炒麦芽50克，大枣20克，炒杜仲25克，桑寄生25克。共7剂，每日1剂。

服药后患者前来复诊，自诉诸症皆减轻，偶有心慌。舌淡红，苔薄白，脉沉。

守上方加苦参20克，黄柏20克，车前草25克。14剂，每日1剂。

后未见患者再至。

案例七（耳鸣）

李某，女，51岁。病案号：4787641。

主诉:耳鸣、耳聋1个月。

现病史:患者于1个月前感染新冠病毒后出现耳鸣、耳聋,愈后耳鸣、耳聋仍在,且较严重,平素急躁易怒,怕风,自诉"说话时提不起劲""生气时大脑一片空白",偶有口干,夜尿3次,腰膝酸痛,大便正常。舌淡红,苔薄白,脉沉。

六味地黄丸加减:熟地黄24克,山药12克,山茱萸12克,牡丹皮9克,茯苓12克,泽泻25克,知母15克,黄柏15克,炒杜仲25克,怀牛膝30克,石菖蒲15克,磁石30克,蝉蜕6克,葛根15克,麻黄3克,覆盆子20克。共5剂,每日1剂。

患者自诉服药后感觉有效,遂自己又再服用7付后前来复诊,诉症状减轻,仍有轻微耳鸣、腰膝酸痛,纳可,大便正常。舌淡红,苔薄白,脉沉。

遂守上方加川芎15克、苍耳子15克。共10剂,每日1剂。

案例八(心悸)

陈某,男,65岁。病案号:553603。

主诉:心慌1周,加重伴胸闷、喘息1天。

现病史:患者新冠康复后,出现心慌,并伴有轻微咳嗽、咳痰。某医院心电图示"快速性心房颤动";胸部CT提示肺部有炎症。今日上述症状加重,胸闷、喘息,甚至张口抬肩,呼吸困难,遂来我院就诊。入院时症见:神志清,精神一般,心慌,咳嗽咳痰,呼吸喘促,甚至张口抬肩,伴胸闷气短,全身乏力,头晕头懵,纳眠差,二便一般。舌质暗,苔薄白,脉沉。既往史无特殊可载。

四参定悸饮:太子参15克,丹参15克,苦参20克,北沙参15克,醋郁金12克,百合30克,莲子心30克,茯神15克,茯苓15克,龙齿24克,茶树根30克,回心草20克,鹿衔草20克,炙甘草15克,生地黄20克,麦冬15克,炒火麻仁10克,生姜8克,大枣10克。共7剂,每日1剂。

药后患者诉心悸症状有明显改善。守原方去炒火麻仁,再服7剂。

此后又随证加减数剂,病情稳定出院。

直至今日,临床上仍可见有诸多患者饱受新冠后遗症的影响。由于新冠病毒对人体免疫系统的影响及患者存在个体差异,所出现的后遗症不尽相同。对于新冠后遗症,我们应尽早诊断,及时、恰当地治疗。目前关于新冠后遗症的症状及机制并不完全明确,治疗方法也需要进一步完善,为临床实践提供更好的指导。在今后的研究中,需要对患者进行定期随访,密切关注病情变化,使患者尽早恢复健康状态,达到痊愈的目的。

第三节　中医治疗急危重症

当今社会普遍有这样的声音出现:"西医治标,中医治本""西医救急,中医治慢"……这样的认识甚至已经成为普罗大众的下意识想法或观念。但事实果真如此吗?

急危重症具有发病急、传变快、病情重、随时危及生命的特点,其治疗应迅速解除生命威胁,维持生命体征稳定。在急危重症救治中更强调救命的重要性和紧急性。由于现代科学技术与试验手段的支撑,西医在医学客观基本原理和方法学上得到了有力的支持,使得西医学迅速发展,并有了长足的进步。反观中医方面,许多人认为中医是"慢郎中",只能治慢病,不能医治急危重症。这种观点是片面的,中医在急危重症的治疗方面同样具有较好的临床疗效。

一、中医药治疗急危重症的历史

纵观中医数千年来历程,历代都涌现出了涉及急危重症治疗的名著和名医。《黄帝内经》中诸多内容与急症临床症状、病位病性、病名等相关,例如中医病证"真心痛"的症状描述与现代医学所介绍的急性心肌梗死、心绞痛基本吻合。东汉末年张仲景所著《伤寒杂病论》中有300余条原文是论及急症的,其中不乏猝死、食物中毒等急救方法的记载;此外,本书提出以六经和脏腑指导急症辨证治疗,创立了中医急诊学的辨证论治的学术思想,拯危重于顷刻,救黎民于水火。东晋中医学家葛洪编撰的《肘后备急方》整理总结了魏晋南北朝时期临床各科治疗急危重症的经验,是中医第一部具有实际价值的急救手册,如青蒿素治疗疟疾的应用基础即出自本书。隋唐年间巢元方的《诸病源候论》和孙思邈的《备急千金要方》进一步发展和充实了中医急诊医学的病机说,并且扩充了大量急救方药。金元时期,中医急重症学理论百家争鸣,尤其突出的还是"金元四大家"对于急症、危重症治疗的独特创见。至明清时期,中医学术界兴起的温病学说,极大地补充和完善了中医急诊学有关理论,那时的温病便是如今的烈性传染病,属于危重症的范围,后世叶天士、吴鞠通、王孟英、薛生白,创立卫气营血及三焦辨证体系,为中医治疗急危重症做出了贡献。近代以来,中医在治疗急腹症、急性心肌梗死、多器官功能障碍等急症方面的研究相继取得了不可否认的进展与疗效,如大承气汤治疗急性肠梗阻、安宫牛黄丸治疗急性缺血性脑梗死。临床实践已证明,中医能治疗急危重症,且在某些方面有不可或缺的作用。

二、中医并非"慢郎中"

大多数人之所以普遍存在"西医救急,中医治慢"的错误观念,是因为目前大家对于中医急诊的认识仍停留在高热惊厥、中风发作、急腹症领域,对于其他急性病的诊治研究和思考就尤为单薄,对一些棘手的危重病患者无从下手。不得不承认,目前中医治疗慢性病的优势仍然保存,治疗急危重症的空间却在缩减。但这并不代表中医治不了急危重症。

造成中医治疗急危重症空间缩小这一现象的原因有很多。首先,以往医学分科不细,很多中医都有机会接触急危重症患者,积累了很多经验,过去中医治疗急危重症比较普遍,很多名医都有使患者起死回生的病例。但现在分科太细,急症患者大都选择去西医院医治,中医无急症可医,在某种程度上影响了中医治疗急危重症的发展。其次,在如今的背景下,仅仅使用中药而未用西药,需要承担较大责任,这无疑极大地限制了中药的使用,以及中药药效的观察研究。再次,基于中医的复杂性、特殊性,对于中医的规范化、标准化工作研究基础薄弱,中医治疗急危重症如果离开了中医的理、法、方、药的统一思维,单纯认为活血化瘀药物通过扩张血管来治疗冠心病或心绞痛,清热解毒的中药可以通过杀菌来治疗感染性疾病,与中医辨证论治的临床思维背离,受到较大程度的思维限制。且急危重症患者大都病史复杂、兼证多、病情重、体质差,导致短时间内明确患者疾病的病因、病机、病位和病势十分困难。单一中医医师对急危重症的诊疗决策能力受限于自身的知识储备、临床经验和主观认知影响,诊疗方案难以复制及推广。加上如今中药、西药混用,甚至滥用,这并不能使人们正确认识到中医治疗急危重症的确切疗效和优势环节所在。最后,中医药治疗急危重症的方法不被现在大众所接受,如《儒门事亲》中用牛粪催吐之法效果立竿见影,现在此方式方法从多角度评估并不可取;某些中药材口感较差,如五灵脂、苦参、乳香、没药等,不能入口或食入即吐,又如何治病? 谈何疗效? 诸多原因单一或叠加造成了单纯使用中医药治疗急危重症的空间逐渐缩小的现状。

随着抗生素的问世,急、慢性感染性疾病疗效不断提高,但是随之而来的细菌耐药、过敏等问题,仍为中医治疗急、慢性感染性疾病留有广阔的空间,这为中医治疗急危重症的发展提供了突破口。掌握扎实的西医理论知识和救治操作技能,对中医在救治急危重症过程中可以弥补技术手段上的不足,治疗急危重症很大程度上需要中西医联合。救死扶伤,降低患者的病死率是医学的最高宗旨,故中西医结合这条必经之路,强调了中医急诊人才在熟练中医急救和善用中医临床思维诊治急危重患者的同时,需要使用更多先进的辅助设备和技术,为中医诊疗提供更多的救治辅助手段。

更加重要的是政府层面持续重视中医急诊的发展,在国家的扶持下,我国不断地成立和发展中医急症中心、中医急诊临床建设单位等,为中医药治疗急危重症的发展提供了越来越多的平台,使其学术道路越走越宽。我们无比期待中医治疗急危重症新模式、新机制,期待真正实现中西医优势互补,极致发挥中医治疗急危重症的优势。

参考文献

［1］王键.中医基础理论［M］.2 版.北京:中国中医药出版社,2016.

［2］王俊,闫奎坡.中医治疗帕金森病的研究进展［J］.内蒙古中医药,2024,43(6):163-166.

［3］苗伟.糖尿病的中医调养［N］.医药养生保健报,2024-04-29(006).

［4］石庆波.希波克拉底与西方医学人文传统的萌芽［J］.淮北师范大学学报(哲学社会科学版),2017,38(6):36-39.

［5］柳雨.盖伦放血疗法研究［D］.西安:陕西师范大学,2018.

［6］潘秋予.现代医学模式下中医药事业发展构想［J］.中国医疗管理科学,2017,7(5):5-10.

［7］蔓蔓.药物治病也能致病当心药物伤肝［J］.肝博士,2005(3):40-41.

［8］周映夏,黄琳.未病可先防有病能早治［N］.中山日报,2023-11-08(008).

［9］陈剑明,连博,陈腾飞,等.从中医药对新冠肺炎的诊治现状看中医急危重症医学的发展策略［J］.时珍国医国药,2021,32(2):388-393.

［10］陈腾飞,高子恒,刘清泉,等.论中医治疗急危重症之临床理念［J］.中国中医急症,2024,33(3):537-539,545.

［11］张仕娜,高远,郑爱华,等.中医急危重症诊疗知识融合路径探析［J］.中国中医急症,2024,33(2):332-335.

［12］熊兴江.经方治疗急危重症内涵、关键科学问题及体系构建［J］.中国实验方剂学杂志,2023,29(20):169-174.